健康・栄養科学シリーズ

解剖生理学

人体の構造と機能及び疾病の成り立ち

監修　国立研究開発法人 **医薬基盤・健康・栄養研究所**

編集　**上嶋　繁 / 濱田　俊**

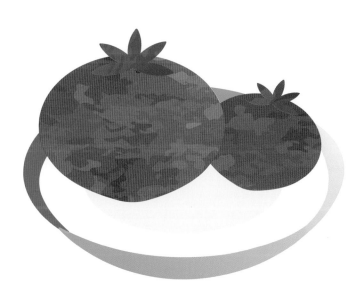

南江堂

● 編　集

上嶋　繁	うえしま　しげる	近畿大学名誉教授
濱田　俊	はまだ　しゅん	福岡女子大学国際文理学部食・健康学科教授

● 執筆者一覧 （執筆順）

松尾　理	まつお　おさむ	近畿大学名誉教授
濱田　俊	はまだ　しゅん	福岡女子大学国際文理学部食・健康学科教授
吉浦健太	よしうら　けんた	共立女子大学家政学部食物栄養学科教授
羽生大記	はぶ　だいき	大阪公立大学大学院生活科学研究科教授
上嶋　繁	うえしま　しげる	近畿大学名誉教授
小倉裕範	おぐら　やすのり	奈良女子大学生活環境学部食物栄養学科教授
藤岡由夫	ふじおか　よしお	神戸学院大学栄養学部栄養学科教授
森田純仁	もりた　すみひと	大妻女子大学家政学部食物学科教授
中西員茂	なかにし　かずしげ	昭和女子大学生活科学部管理栄養学科教授
都筑馨介	つづき　けいすけ	文教大学健康栄養学部管理栄養学科教授
日暮陽子	ひぐれ　ようこ	名古屋学芸大学管理栄養学部管理栄養学科准教授
置村康彦	おきむら　やすひこ	神戸女子大学家政学部管理栄養士養成課程教授
尾形真規子	おがた　まきこ	東京家政大学家政学部栄養学科教授
圦　貴司	ゆり　たかし	（元）甲子園大学栄養学部栄養学科教授
二川　健	にかわ　たけし	徳島大学医学部医科栄養学科教授
西良浩一	さいりょう　こういち	徳島大学大学院医歯薬学研究部運動機能外科学教授
宮城　亮	みやぎ　りょう	徳島県立中央病院整形外科副部長
今　淳	こん　あつし	青森県立保健大学健康科学部栄養学科教授

"健康・栄養科学シリーズ" 監修のことば

　世界ではじめて国立の栄養研究所が創設された4年後の1924（大正13）年に栄養学校が創設され，その第一期生が卒業した1926（大正15）年が日本における栄養士の始まりとなる．どちらも日本の「栄養学の父」と称される佐伯矩博士の功績である．その後，栄養士は1947（昭和22）年の栄養士法の制定をもって正式に法的根拠のあるものになった．さらに，傷病者，健康の保持増進のための栄養指導，病院・学校等における給食管理などの高度な栄養指導を担う管理栄養士の制度が1962（昭和37）年に設けられた．そして，2000（平成12）年4月の栄養士法改正で管理栄養士は医療専門職の国家免許資格として定められた．

　栄養士が最初に取り組んだのは，当時の国民病であった脚気を代表とする栄養失調の克服を目指した栄養指導であった．一方，近年，中高年を中心としたメタボリックシンドロームだけでなく，高齢者のフレイルティやサルコペニア，そして若年女性のやせと低体重新生児の問題など，多様な栄養課題が混在し，栄養リテラシーの重要性が叫ばれている．また，インスタント食品やファストフードの蔓延などは，過食や運動不足に起因する疾病の増加と同様に喫緊の課題となっている．これに立ち向かうべくなされている，管理栄養士による，エビデンスに基づいた健康弁当，健康レシピの開発などの取り組みは，今後さらに重要な役割を果たすものと期待される．栄養学，医学，保健科学の専門的知識と技術を備えた管理栄養士の活躍なくして，栄養リテラシーに関する社会的課題を解決することは不可能であろう．

　国家免許資格となった管理栄養士の資質を確保するために，2002（平成14）年8月に管理栄養士国家試験出題基準が大幅に改定され，2005（平成17）年度の第20回管理栄養士国家試験から適用された．本 "健康・栄養科学シリーズ" は，このような背景に沿い，国立健康・栄養研究所の監修として，元理事長 田中平三先生のもとに立ち上げられた．そして国家試験出題基準準拠の教科書として，管理栄養士養成教育に大きな役割を果たし，好評と信頼に応え改訂を重ねてきた．

　管理栄養士国家試験出題基準は2019（平成31）年3月，学術の進歩やこの間の法・制度の改正と導入に対応し，「管理栄養士としての第一歩を踏み出し，その職務を果たすのに必要な基本的知識及び技能」を問うものとして内容を精査した改定がなされた．そこで本シリーズもこれまでの改訂に重ねて改定国家試験出題基準準拠を継続するかたちで順次改訂しているところである．各科目の重要事項をおさえた教科書，国家試験受験対策書，さらに免許取得後の座右の書として最良の図書であると確信し，推奨する．なお，本シリーズの特徴である，①出題基準の大項目，中項目，小項目のすべてを網羅する，②最適の編集者と執筆者を厳選する，③出題基準項目のうち重要事項は充実させる，④最新情報に即応する，という従来の編集方針は，引き続き踏襲した．

　管理栄養士を目指す学生諸君が，本シリーズを精読して管理栄養士国家資格を取得し，多岐にわたる実践現場において患者ならびに健常者の求めに応え，保健・医療専門職として活躍し，国民のQOL（生活の質，人生の質）の保持増進に貢献することを祈念する．

2019年6月

国立研究開発法人 医薬基盤・健康・栄養研究所

理事　阿部　圭一

はじめに

　管理栄養士は「傷病者に対する療養のために必要な栄養の指導」および「個人の身体の栄養状態に応じて，健康の保持・増進のための栄養指導」を行うことを業とします．傷病者や個人はいずれもヒトであり，病院や福祉・介護施設での栄養指導や栄養マネジメント，および給食施設における栄養改善指導などのヒトを対象とする業務に就くためには，まず対象となる人体の正常な構造と機能を理解することが第一歩になります．人体の正常な構造と機能が破綻することによって疾病や傷病をきたすことから，疾病の成因（成り立ち）を理解するには，人体の構造と機能を理解しておくことが必要とされます．また，管理栄養士は医療現場での活躍も期待されることから，医療に携わる医師，薬剤師，看護師などとチームを組んで患者のケアに当たる機会があります．そのため，管理栄養士はチーム医療の遂行に必要な知識を修得し，栄養管理においてはこのチーム医療の中でリーダー的な存在としてイニシアチブを取ることが要求されます．

　本書は，このような管理栄養士としての資質を修得するために，管理栄養士養成課程で教鞭を取られている先生方を中心に執筆をお願いしました．また，本書は，『管理栄養士国家試験出題基準（ガイドライン）』に掲げられた「人体の構造と機能及び疾病の成り立ち」の中で，医学的には「解剖学」と「生理学」に相当する項目を網羅しており，国家試験対策には十分な教科書として使用できるものと自負しています．人体の構造と機能を理解しやすいように図や表を多く配置し，各章末には国家試験を意識した穴埋め問題と記述式問題を掲載して，知識の理解と定着が図れるようにしました．「人体の構造と機能」は，「疾病の成り立ち」すなわち病態生理を理解する上での基盤となることから，疾病との結びつきや関連性を具体的に解説した「臨床医学へのリンク」を掲載しました．これらの工夫により本書が，「人体の構造と機能」領域の重要性とその延長線上にある臨床疾患の病因や病態の理解の一助になれば幸いです．

　なお，本書は国家試験対策だけではなく，免許取得後の現場においても基礎知識を調べるための参考書として役立つように，最新の知見やトピックスなども盛りこんでいます．「人体の構造と機能」の領域は日進月歩で新たな発見があり，今後も新たな発見が続くと考えられます．本書が，そのような知の探究に興味を持ち，新たな知見の創造への橋渡しになることを願っております．

2020 年 3 月

編集者を代表して

上嶋　繁

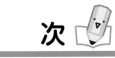

臨床医学 への リンク

コラム

序章 人体の構造と機能を学ぶにあたって

O━ Key words

調節機構，ホメオスタシス，恒常性，ネガティブフィードバック，ポジティブフィードバック，
フィードフォワード

この章で学ぶこと

● 人体は多くの臓器・器官とそれを構成する細胞からなっている．それらの機能が正常に働くように
数多くの調節機構があり，その結果，細胞にとって環境がほぼ一定になっている（ホメオスタシス）．

● 調節の仕方にポジティブフィードバックとネガティブフィードバックとがあり，調節を司る機構に
神経系を介するものと内分泌系を介するものとがある．

● 体内環境（内部環境）は正常な範囲内に収まるように調節されていて，その範囲から逸脱すると病
的な状態になり，対処（治療）が必要となる．

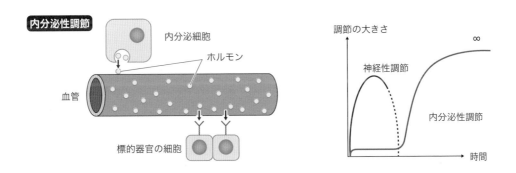

概略図 神経性調節と内分泌性調節

Ⓐ 調節機構とは

　人体には非常にたくさんの細胞（約37兆個）とそれらが分泌する多数の物質がある．ヒトは，**調節機構**の観点から最も高度に進化した生き物といえる．それぞれの細胞，臓器・器官が機能を効率的に発揮するために必要な構造がある．言い換えれば，人体の構造と機能は車の両輪であり，双方を同時に理解することが重要である．

　健康成人では多くの物質（Na$^+$，K$^+$，Cl$^-$などの電解質，各種ホルモン，血糖など）が，ある**一定の範囲内**に収まるように調節されている．すなわち人体を構成する成分は，Input（入力）＝Output（出力）という条件下では，ほぼ一定に保たれる仕組みがある．この場合，物質の産生がInputであり，消費（代謝）がOutputということになる．

　それぞれの物質の正常値を**基準値**といい，おおむね範囲が決まっているが，これは多数の検査結果から得られた分布範囲である．その範囲を逸脱すると病的な状態と呼ばれる．

　基準値の範囲を上に逸脱すると，例えば血圧が正常範囲よりも高すぎると高血圧，甲状腺が極端に機能しすぎると甲状腺機能亢進症といわれる．いずれも病的な状態であり，臨床的に何らかの対応（治療）が必要になる．逆に，基準値の範囲を下に逸脱すると，例えば低血圧（ショック）あるいは甲状腺機能低下症のように病的な状態になり，何らかの治療が必要となる．言い換えれば，正常な機能が営まれているということは，正常な細胞・器官・臓器からなる健康な人体であるといえる．

Ⓑ 神経性調節と内分泌性調節

　具体的に調節を行うメカニズムとして，**神経**が主に作用する場合（**神経性調節**）と，**ホルモン**が主に作用する場合（**内分泌性調節**）とに分けることができる（☞概略図）．どちらにしても，正常な範囲から逸脱すると，その逸脱を打ち消そうとする反対方向の作用を発揮して，正常範囲に戻そうとする．この反対方向の作用の仕組みが**ネガティブフィードバック**である（図1）.

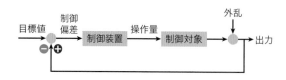

図1 フィードバック機構

➕：出力の情報が目標値に加算される．これがポジティブフィードバックである．
➖：出力の情報が目標値に対して引き算される．これがネガティブフィードバックである．

　反対に，正常な範囲を逸脱すると，その逸脱した方向にさらに逸脱させようと作用する仕組みが**ポジティブフィードバック**である．ポジティブフィードバックが作用し続けると，その調節機構は最終的に破綻し，生体に重篤な障害が起こりうる．

　生体の機能の理解には調節機構の理解が一番重要で，この基本を理解しておけば，本書の各章で扱う内容を理解しやすい．

C ホメオスタシス

　生体の種々の調節機構が正常に働いていれば，生体が遭遇する様々な外乱（外傷，疾患の罹患，発がん，感染など）に対して素早く上手に対応でき，生体がその機能を維持し続けることができる．その結果，生体を構成する多くの細胞に必要な酸素や物質が供給され，代謝産物などが排出されていく．このような，細胞にとって細胞を取り巻く環境がほぼ同じ状態であることを，**ホメオスタシス**（**恒常性**）が維持されているという．

　このホメオスタシスは，生体が絶えず正常な機能を維持していくために必須である．ホメオスタシスが維持されることによって，細胞にとっての状況，すなわち内部環境が正常に維持される．具体的には，血液のpH，浸透圧，各種電解質濃度，ホルモン濃度など，多くの物質がある範囲内に維持されているのである．

　ホメオシタシスを維持していくために，ある物質の産生と消費が釣り合っている必要がある．もしそのバランスが崩れると，正常な範囲から逸脱することになる．毎日の生活で摂取する食事は体内で代謝されていくが，身体を構成している細胞が代謝しているので，偏った食事は最終的に身体に悪影響を及ぼす．食事の重要性は食育として認識され，日常生活で絶えず摂取する食事の質と量，さらに回数などの重要性を物語っている．

　ホメオスタシス（homeostasis）という言葉から分かるように，ホモ（homo，同一の）ではなくてホメオ（homeo，類似の）であることが，生体の動的な状態を表しているといえる．すなわち，もしある物質の濃度が一定の範囲ではなくて特定の数値だとすると，その数値を維持（ホモ）することが現実的には不可能であり，そのような生物は生きられない．言い換えれば，ホメオであるがゆえに，車のハンドルの遊び（ゆとり）のように余裕を持って調節に当たることができる．もしハンドルに遊びがなければ，ハンドルと車輪の動きが硬直し，車を運転することが非常に難しくなるのと同じである．

　そういう意味で，われわれヒトの恒常性維持機構は，多くのシステムが余裕（遊び）を持って関与しているといっても言いすぎではない．

Ⓓ 調節機構の破綻の例

⓵ 出　血

▶ 血管の傷害で血液が流出すると出血という状態になる

　交通事故などで**大出血**すると，循環血液量が著減し，血圧が正常範囲から下へ逸脱する．出血が止まらなければ，血圧の低下がさらにひどくなって**ショック**状態になる（**図2**）．このような場合，生体は血圧を上昇させるメカニズムを総動員して正常範囲内に戻そうとする（**血圧調節機構**）（☞5章C-**❸**）.

　同時にその他の多くのメカニズム，例えば止血系やホルモン系などが作用して出血を止め，減少した血液量を回復させようと働き出す．言ってみれば，チームプレイが生体の異常事態に対して発揮できるようになっているのである.

　多くの調節系はネガティブフィードバックによって行われている．では，ポジティブフィードバックによって行われているものには，どんなものがあるか調べてみよう．生体では非常に少ないので，それが分かると人体の機能がいっそう面白く理解できる.

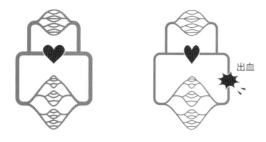

出血

図2　循環系の正常な状態と出血性ショックの状態

血液の分布，血流，血圧などが正常な場合（左図）に比して，出血性ショックの場合（右図）には血液量が減少し，血流，血圧も低下している.

⓶ 糖尿病

▶ 血糖調節機構が破綻すると糖尿病になる

　糖尿病は，血糖調節がうまく作用せず，血糖値が一定の基準を超えている状態である（**図3**）．血糖値は，様々なホルモンの働きによって常に一定範囲内に調節されている．血糖を下げるホルモンは**インスリン**であり，血糖を上げるホルモンには**グルカゴン**，アドレナリン，コルチゾルなどがある．色々な原因によって**血糖調節機構**が破綻すると，高血糖が持続し，糖尿病に

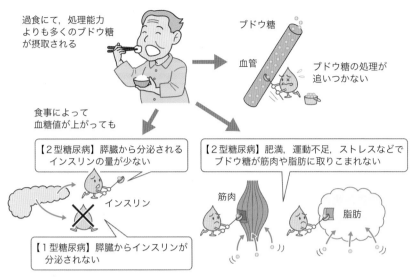

過食にて，処理能力よりも多くのブドウ糖が摂取される

ブドウ糖

血管

ブドウ糖の処理が追いつかない

食事によって血糖値が上がっても

【2型糖尿病】膵臓から分泌されるインスリンの量が少ない

【2型糖尿病】肥満，運動不足，ストレスなどでブドウ糖が筋肉や脂肪に取りこまれない

インスリン

筋肉

脂肪

【1型糖尿病】膵臓からインスリンが分泌されない

インスリンの分泌不足や働きが悪くなり，血糖値が下がらない

図3　糖尿病で高血糖が続く機構

なる．人類は長い歴史の中で，飢餓（きが）に対応するため食料があるときに飽食し，普段からエネルギーを貯蔵する行動がある．そのためか，糖尿病患者数は世界中で年々増加し，2035年には5億9千万人にもなるという．

　糖尿病はその原因により**1型糖尿病**と**2型糖尿病**の2つに大別される．1型糖尿病は，膵臓からインスリンが分泌されないため血糖が高くなる．2型糖尿病ではインスリン分泌が十分量でなかったり，筋肉や脂肪へのブドウ糖の取りこみ（この取りこみで血糖が下がる）が十分でなく，血糖が高くなる．

3 フィードフォワード

▶ もう1つの調節機構としてのフィードフォワード

　調節系はほとんどフィードバックと述べたが，フィードバックではなく**フィードフォワード**によって調節するものもある．すなわち，変化が起こる前にそれを予測して作用する調節機序で，例えば運動しようとすると，実際に運動をする前に呼吸や血圧調節機構がすでに準備して働いている．また，冷房が効いた部屋に入って冷気に触れると，途端に身ぶるいが起こる．これは体温が実際に変動する前に対応しているのである．

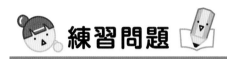

Q1 空欄に当てはまる語句を入れてみよう．

・（　①　）が作用し続けると，変化が増幅し続け，その結果，調節機構は最終的に破綻し，生体に重篤な障害が起こりうる．

Q2 交通事故などで大出血した後に，生体に起こる対応機序を説明してみよう．

1 人体の概観と細胞・組織

Key words

基準面，体腔，細胞，細胞膜，トランスポーター，細胞質，チャネル，ミトコンドリア，リボソーム，小胞体，ゴルジ装置，飲食小胞，リソソーム，プロテアソーム，細胞骨格，核，クロマチン，核小体，分化，細胞分裂，染色体，幹細胞，上皮組織，腺，支持組織，筋組織

この章で学ぶこと

● 人体のおおまかな構成，基準となる姿勢・面，人体における方向の表し方を学ぶ．

● 細胞にみられる構造とその機能について学ぶ．

● 人体を構成する細胞の分化過程の概要を理解する．

● 細胞分裂の過程と染色体の構造について学ぶ．

● 基本となる4つの組織のうち，上皮・支持・筋組織の構造と機能の概要を学ぶ．

● 特殊な上皮組織である分泌腺について学ぶ．

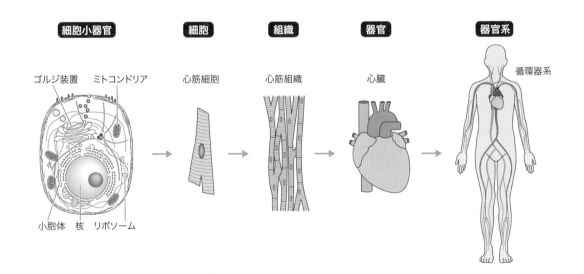

細胞小器官	細胞	組織	器官	器官系

ゴルジ装置　ミトコンドリア　心筋細胞　心筋組織　心臓　循環器系

小胞体　核　リボソーム

概略図 階層性

Ⓐ 人体の構成

　人体の構造を学ぶとき，まずおおまかな構成について理解し，その名称を知っておく必要がある．また，人体での方向の表し方などを知っておくと，次章以降の学習に役立つ．

1 人体の区分（図1）

▶ 人体は区分けされ，各部に名称が付けられている

　人体は大きく，中央部分の**体幹**と，そこから伸びる**体肢**に分けられる．体幹は，さらに頭部，頸部，胸部，腹部，骨盤部に分けられる．頸部を後ろから見た部分を項部という．同様に，胸部・腹部・骨盤部を後方から見た部分を，それぞれ背部，腰部，殿部という．

　体肢は**四肢**とも呼ばれ，**上肢**と**下肢**に分けられる．上肢は，体幹に近い方から**上腕**，**前腕**，手に分かれる．上腕の体幹への付け根にはくぼみがあり，**腋窩***という．上腕と前腕の結合部の前面にみられるくぼみを肘窩と呼ぶ．手は，手のひらである手掌と，その反対側の手背（手の甲）に分かれる．下肢は，体幹に近い方から**大腿**，**下腿**，足に分かれる．大腿と下腿との結合部の後面のくぼみは膝窩と呼ばれる．大腿の体幹への結合部は**鼠径部**と呼ばれる．足は，さらに足底と足背に分かれる．

＊腋窩
いわゆる「腋の下」のことで，「窩」はくぼみを表す．体温測定に利用され，腋窩で測った体温のことを腋窩温という．リンパ節が集まっている場所でもある（腋窩リンパ節）．

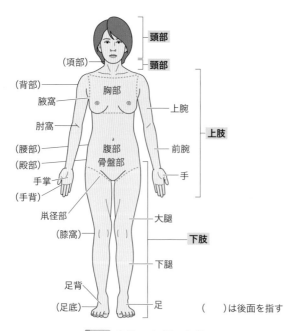

図1 身体の各部の名称

（頭部）
（頸部）
（項部）
（背部）
胸部
腋窩
肘窩
（腰部）
腹部
骨盤部
（殿部）
手掌
（手背）
鼠径部
（膝窩）
足背
（足底）
上腕
上肢
前腕
手
大腿
下肢
下腿
足
（　）は後面を指す

② 基準姿勢と基準面，方向を表す用語

▶ 人体の構造や位置関係を示す用語は，基準姿勢・基準面をもとにして考える

人体には，基準となる姿勢（**図2**）がある．直立し，つま先と額を前方に向け，両腕を身体の横に下ろし，手のひらを前方に向けた姿勢である[1]．

また，人体の構造などを表す上で便利な3つの基準面，**水平面**，**前頭面（前額面）**，**矢状面**がある（**図2**）．水平面は，立っている面と平行で，人体を上下に分ける面である．前頭面は，前頭部（額）に平行な面という意味で，身体の左右を走り，身体を前後に分ける面である．矢状面は，身体を前後に走り，身体を左右に分ける面である．これらの基準面は，それぞれ平行な多数の面を考えることができる．とくに，身体をちょうど左右半分で分ける矢状面を**正中面**[2]と呼ぶ．

人体上で上下，前後というときは基準姿勢をもとにして考える．前後は，それぞれ**腹側**・**背側**と表現されることも多い．また正中面に近づく方向を**内側**，遠ざかる方向を**外側**と表現する（例：眼は鼻より外側にある）．

主に体肢で用いられる方向を示す用語として**近位**と**遠位**がある．体幹に近い方を近位，遠い方を遠位という（例：上腕は前腕よりも近位にある）．

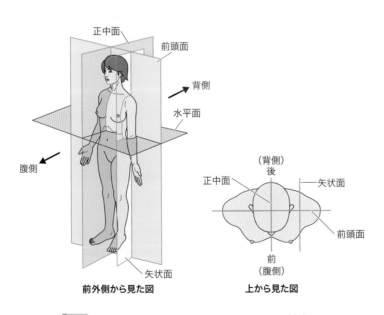

前外側から見た図　　　**上から見た図**

図2 **人体の構造の記述に利用される3つの基準面**
正中面は矢状面の1つで正中矢状面とも呼ばれる．

---

[1] 解剖学的正位という．
[2] 正中矢状面ともいう．

3 体　腔

▶ 体幹の内部には器官を収める空間である体腔がある

　体幹の内部には，器官を収めている空間，**体腔**[3] がある（**図3**）．体腔は，中枢神経系*を収めるものと，胸部・腹部の器官を収めるものとに大別することができる．

　中枢神経系を収める体腔は，脳を収める**頭蓋腔**と脊髄を収める**脊柱管**があり，この2つの体腔は連続している．頭蓋腔は**頭蓋骨**に，脊柱管は脊柱*を構成する骨に覆われている．

　胸部・腹部の器官を収める体腔には，胸部の**胸腔**と腹部の**腹腔**がある．胸腔と腹腔は横隔膜で仕切られている．腹腔は骨盤部まで広がっており，骨盤部の腹腔をとくに骨盤腔と呼ぶことがある．胸腔・腹腔の空間は，ほとんどが器官によって占められており，その表面の大部分は**漿膜***に覆われている（**図4**）．器官の表面を覆う漿膜は，器官へ出入りする血管などが集まっているところで，胸腔・腹腔の壁面に移行している[4]．漿膜は，覆う器官・体腔によって異なった名称で呼ばれ，心臓を覆う漿膜は**心膜**，左右の肺と胸腔を覆う漿膜は**胸膜**，腹腔と腹腔内の器官を覆う漿膜は**腹膜**と呼ばれる．

*中枢神経系
脳と脊髄．

***脊柱**
いわゆる背骨のこと．椎骨という骨が積み重なってできている．

***漿膜**
表面が平滑な薄い膜で，器官や体腔壁に密着している．漿膜表面には少量の液体があり，漿膜で覆われている器官同士，あるいは器官と体腔壁が接触しても滑らかに動くことができる．

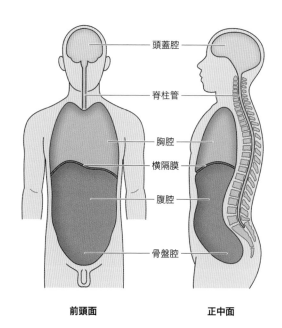

前頭面　　　　　　　正中面

図3　主な体腔

---

[3] 体腔には，体内の器官を収める空間を表す一般的な用法と，漿膜腔（☞脚注4）のみを体腔とする用法（発生学などで使われる）があり，ここでは前者の意味で用いている．
[4] このため，漿膜は全体としてひとつながりの袋状の構造，漿膜腔を形成する．心膜，胸膜，腹膜が形成する漿膜腔は，それぞれ心膜腔，胸膜腔，腹膜腔という．

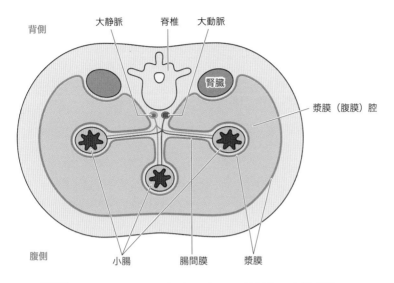

図4 漿膜（腹膜）の器官（小腸）との関係を示す模式図

腹腔を水平面で見た図．腹腔の小腸の表面と腹腔の内壁は漿膜（オレンジ線）に覆われている．
実際には，腹腔の大部分が器官によって占められているため，漿膜腔はこれほど広くない．

4 人体の階層性

▶ 人体には構造の階層がある

　生物の最小の機能単位は**細胞**（cell）である．細胞は体の外に取り出して
も，条件さえ整えれば代謝を行い，構造をかなりの期間維持することができ
る．

　人体を構成する細胞には多くの種類があり，それぞれ大きさや形，機能が
異なっている．人体は膨大な数の細胞が集まってできているが，細胞が無秩
序に集まってもヒトの体にはなりえない．また，細胞と細胞との間の物質，
細胞間物質も人体を構成する重要な要素になる．

　1種類ないしは数種類の細胞がある規則に従って配置された細胞の集まり
を，**組織**（tissue）と呼ぶ．複数の組織が組み合わさり，特定の機能を発揮
する，肉眼で見えるような構造を**器官**（organ）という．さらに，特定の機
能を果たすために共同して働く複数の器官をまとめて**器官系**という．例えば，
尿を産生し体外へ導くことに関わる器官の集まり，腎臓，尿管，膀胱，尿
道は1つの器官系である泌尿器系を形成する．主な器官系を**表1**に挙げる．
本書は，おおよそ器官系ごとに章が構成されている．

＊**細胞間物質**
細胞と細胞との間にある物質の
総称．細胞間質ともいう．

＊**尿管**
腎臓と膀胱をつなぎ，尿を運ぶ
管状の器官．尿道は，膀胱から
体外へ尿を導く器官である．

表1 主な器官系

器官系	構成する主な器官
運動器系	骨，骨格筋，関節，軟骨，靭帯
呼吸器系	鼻腔，咽頭，喉頭，気管，気管支，肺
消化器系	口腔，咽頭，食道，胃，小腸，大腸，肛門，肝臓，膵臓
循環器系	心臓，血管，リンパ管
造血器・リンパ系	骨髄，脾臓，胸腺，リンパ節，リンパ管
神経系	脳，脊髄，末梢神経
感覚器系	眼球，耳，鼻腔，舌，皮膚
泌尿器系	腎臓，尿管，膀胱，尿道
内分泌系	松果体，下垂体，甲状腺，膵臓，副腎
生殖器系	精巣，前立腺，乳腺，卵巣，子宮

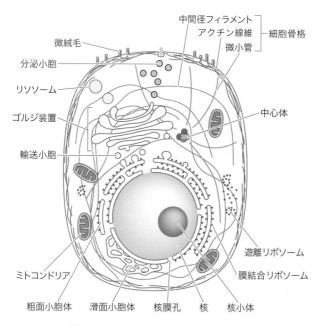

図5 動物細胞にみられる主な構造

Ⓑ 細胞の構造

　細胞には，核を持たない原核細胞*もあるが，ここでは動物細胞を取り上げ，主な構造について説明する．図5は，細胞の構造を模式的に表したものである．細胞は，大きく**細胞膜**，**細胞質**，**核**の3つの要素に分けることができる．

＊**原核細胞**
核膜を持たない細胞．核膜だけでなく，ミトコンドリア，小胞体，ゴルジ装置など膜で構成される細胞小器官を持たない．細菌は原核細胞生物である．

C 細胞膜（cell membrane）

1 構　造

▶ 細胞膜は脂質二重膜とたんぱく質から構成される

　細胞膜は主に**リン脂質**で構成される**脂質二重膜**（lipid bilayer）（**図6**）に，膜たんぱく質が挿入された構造をしている（**図7**）．細胞小器官の膜も同じ構造で，まとめて**生体膜**と呼ばれる．

　リン脂質は，リン酸基を含む親水性の頭部と，脂肪酸からなる疎水性の尾部2つを持っている．リン脂質は疎水性の尾部同士を向かい合わせ，親水性の頭部を膜の外に向けた形で細胞膜を構成する（**図6**）．細胞膜を構成する主なリン脂質[5]は，**グリセロリン脂質**[*]である．リン脂質以外に，**コレステロール**も細胞膜を構成する脂質として重要である（**図7**）．

　細胞膜のたんぱく質は，脂質二重膜を貫通したり，細胞膜の表面に結合したりするなどの形で存在している．これらのたんぱく質は脂質二重膜内を移動するものもあるが，細胞内のたんぱく質に固定されているものもある．また，膜たんぱく質の細胞外部分には糖鎖が結合していることが多い（**図7**）．

＊**グリセロリン脂質**
グリセロールに脂肪酸とリン酸がエステル結合してできる．

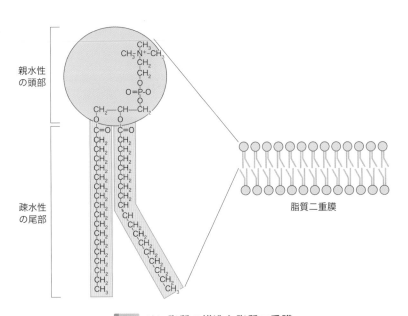

図6 リン脂質の構造と脂質二重膜

左：細胞膜を構成する代表的なリン脂質の構造．疎水性の尾部を形成する脂肪酸のうち片方は不飽和脂肪酸であり，屈曲している．
右：リン脂質が集まって，脂質二重膜を形成する．

---

[5] 細胞膜を構成するリン脂質には，グリセロリン脂質以外にスフィンゴシンを骨格とするスフィンゴリン脂質がある．

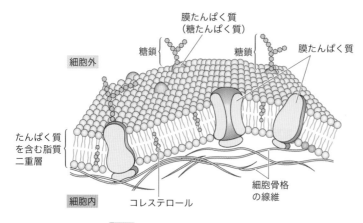

膜たんぱく質
（糖たんぱく質）
糖鎖　　　　糖鎖　　　　膜たんぱく質
細胞外
たんぱく質
を含む脂質
二重層
細胞骨格
の線維
細胞内　　　コレステロール

図7 細胞膜と膜たんぱく質

膜たんぱく質の細胞外部分には，糖鎖が結合することが多い．膜たんぱく質の中には細胞内の
たんぱく質（細胞骨格など；☞本章 D–⑨）によって固定されているものがある．
〔河田光博ほか（著）：シンプル解剖生理学，南江堂，2004 より作成〕

② 機　能

> ▶ 細胞膜は，物質輸送，代謝，ホルモンなどの受容，細胞接着などの場に
> なる

　細胞膜は，細胞内の分子が外界へ拡散するのを防ぎ，代謝などの生命活動
に適した細胞内環境を維持するのに必須の構造である．また，細胞膜では，
膜たんぱく質の働きにより，細胞膜を介した物質輸送，代謝，ホルモンや神
経伝達物質などの受容，細胞同士の接着などが行われている．

ⓐ 物質輸送
　脂質二重膜は，酸素や二酸化炭素など小さな非極性分子*やステロイドホ
ルモンなどの疎水性分子以外は通しにくい．このため，生体膜を介した物質
のやり取りには，**チャネル**（channel）と**トランスポーター**（**輸送体**，
transporter）という膜たんぱく質が使われる（**図8**）．チャネルやトランス
ポーターは，細胞膜だけでなく，細胞小器官の生体膜を介した物質輸送にも
必要である．

1）チャネル
　チャネルは，たんぱく質でできた細胞膜の穴であり，複数のサブユニット
で構成されている．多くのチャネルでは，通す分子やイオンの種類が決まっ
ている[6]．穴が常に開いているチャネルもあるが，細胞内外の電位差に反応
して開閉する電位依存性チャネルや，神経伝達物質などの分子が結合すると
開くチャネルもある．

＊非極性分子
分子内で電子の分布が偏ってい
ない分子，あるいは局所的に電
子の偏りがあっても，分子全体
でみると対称性によりその偏り
が打ち消されているような分子
を，非極性分子という．

---

[6] 水だけを選択的に通す水チャネルや，特定のイオンを選択的に通すチャネル（Na チャネルや K
チャネルなど）がある．

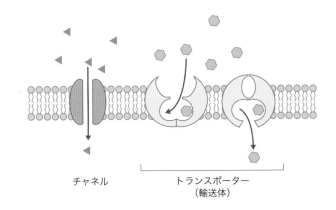

図8　チャネルとトランスポーター

チャネル（左）は，膜たんぱく質でできた細胞膜の穴である．トランスポーター（右）は，膜たんぱく質の立体構造変化により生体膜を横切って物質を輸送する．

チャネルによる物質移動は，電荷を持たない分子の場合，膜をはさんだ濃度差（濃度勾配）に応じて起こる．イオンのように電荷をもつものは，濃度差に加えて，膜をはさんだ電位差（電気的勾配）の影響も受ける．このような，濃度勾配や電気的勾配に応じて行われる輸送は**受動輸送**と呼ばれる．

2）トランスポーター

トランスポーターに，運搬されるイオンや分子が結合すると，たんぱく質の立体構造の変化を起こし，結合したイオンや分子が膜を横切って輸送される．チャネルと同様に，受動輸送を行うものもあるが，濃度勾配・電気的勾配に逆らった**能動輸送**を行うものもある．能動輸送を行う代表的なトランスポーターは，**Na⁺-K⁺ ATP アーゼ**[*]である．Na⁺-K⁺ ATP アーゼは，アデノシン三リン酸（adenosine triphosphate，ATP）[*]の分解時のエネルギーを利用し，細胞内のナトリウムイオン（Na⁺）を細胞外へ，細胞外のカリウムイオン（K⁺）を細胞内へと能動輸送する．この働きにより，細胞内は細胞外よりも Na⁺ が少なく，K⁺ の多い状態が維持されている．

能動輸送によって作られたイオンなどの細胞内外の濃度勾配を利用する，二次性の能動輸送もある．例として，小腸の上皮細胞（☞本章G-**1**）の Na⁺・グルコース共輸送体を挙げることができる．このトランスポーターは，Na⁺ に対する受動輸送とグルコースの輸送を一緒に行うことで，グルコースを濃度勾配に逆らって輸送する（**図9**）．

＊ Na⁺-K⁺ ATP アーゼ
ナトリウムポンプ（Na⁺ ポンプ）あるいはナトリウム−カリウムポンプ（Na⁺/K⁺ ポンプ）ともいう．

＊アデノシン三リン酸（ATP）
アデノシンに3個のリン酸基（黄色部分）が図のように結合した分子．リン酸基が2個結合したものは，アデノシン二リン酸（ADP）という．

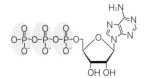

細胞が代謝により産生したエネルギーは，無機リン酸と ADP から ATP を合成することに使われる．エネルギーは ATP 分子内の高エネルギーリン酸結合（赤の波線）として蓄えられる．細胞が行う様々な仕事は，ATP の高エネルギーリン酸結合が切断される際に生じるエネルギーを使って行われる．

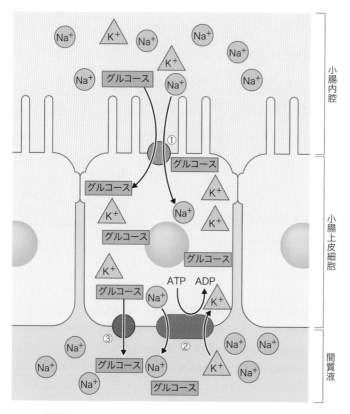

小腸内腔

小腸上皮細胞

間質液

図9 小腸でみられる二次性能動輸送の例

小腸内腔のグルコースは，Na⁺・グルコース共輸送体（①）により小腸上皮細胞に取りこまれる．グルコース濃度は内腔よりも細胞内の方が高いので能動輸送になるが，細胞内より細胞外の濃度が高い Na⁺ と一緒に輸送することで，このトランスポーター自体はエネルギーを使わずにグルコースを能動輸送できる．細胞内外の Na⁺ の濃度勾配は Na⁺-K⁺ ATP アーゼ（②）により維持されているので，Na⁺-K⁺ ATP アーゼが使ったエネルギーを間接的に利用してグルコースを輸送していることになる．上皮細胞内から小腸の細胞外液へのグルコース輸送は，濃度勾配に従った受動輸送（③）によって運ばれる．

臨床医学へのリンク

糖尿病と Na⁺・グルコース共輸送体阻害薬

　糖尿病では，血液中のグルコース濃度が高くなり，様々な合併症が生じる．糖尿病の薬として，腎臓でのグルコースの再吸収を阻害する薬が使われる．グルコースは腎臓の糸球体という場所で水分とともに濾し出され，尿細管を通る間に再吸収される．この再吸収は尿細管内面を覆う細胞の主に Na⁺・グルコース共輸送体2（sodium-glucose cotransporter 2，SGLT2）の働きにより行われる．Na⁺・グルコース共輸送体には SGLT1〜3 の3種類があるが，SGLT2 は尿細管にのみ存在しているので，SGLT2 の働きを抑える薬（阻害薬）を使うと，体の他の部分でのグルコース輸送に影響を与えることなく，血液中のグルコースを尿へ排泄させ，血糖値を下げることができる．

b 物質代謝

　細胞膜には様々な酵素が膜たんぱく質として存在しており，物質代謝を行っている．小腸内腔に面した細胞膜には，糖，ペプチド，脂肪を分解する酵素が結合している．これらの酵素による食物由来物質の分解は**膜消化**と呼ばれる（☞2章E-**3** c）[7]．細胞膜の酵素による物質代謝は，以下で述べるホルモンなどの受容の際にも働く．ホルモンなどが受容されると，細胞膜の酵素により，細胞内で情報を伝える分子が合成されたり，情報伝達に関わるたんぱく質の修飾[8]が起こる（☞9章A-**2** a）．

c 膜たんぱく質によるホルモンなどの受容・細胞接着

　細胞は，ホルモンなど[9]が作用すると，その代謝や機能が変化する．ホルモンのうち，親水性ホルモンは細胞内に入ることができないので，これらの作用は**受容体**（receptor）と呼ばれる膜たんぱく質と結合することから始まる．受容体にホルモンなどが結合すると，その信号が細胞内部へと伝達され，細胞の機能や代謝が変化する（☞9章A-**2** a）．

　細胞が一定の秩序に従って集まることで組織が作られる．そのためには，特定の細胞同士を接着させる必要がある．このような働きをする膜たんぱく質を**細胞接着分子**と呼んでいる．

D 細胞質（cytoplasm）

　細胞膜の内側の部分で，核を除いた部分は**細胞質**と呼ばれる．細胞質は，さらに**細胞小器官**（organelle）とその周囲の特に構造を持たない**細胞質基質**（cytosol）に分けることができる．細胞質基質は，アミノ酸や糖，たんぱく質などの生体分子やイオンが溶けた水溶液である．細胞質基質は化学反応の場となっており，解糖経路などの代謝はここで行われる．

　細胞小器官[10]は，細胞質にみられる構造体である．以下，主な細胞小器官について説明する．

---

[7] 7章で学ぶアンジオテンシン変換酵素（☞7章E-**2**）も血管内腔を覆う血管内皮細胞の細胞膜に結合している．

[8] 修飾の代表例に，アミノ酸（セリン，トレオニン，チロシン）側鎖の水酸基にリン酸基を結合する反応，リン酸化がある．

[9] ホルモン以外には，神経伝達物質，サイトカイン（☞3章B-**1**）やオータコイドと呼ばれる分子がある．

[10] 細胞小器官は，細胞内の生体膜で囲まれた構造体とするのが一般的であるが，本章ではリボソームや中心体，細胞骨格なども細胞小器官に含めている．

1 ミトコンドリア（mitochondrion）

> ▶ ミトコンドリアは ATP 産生を行うとともに，脱共役により熱産生を行うことがある

a ミトコンドリアの構造

　ミトコンドリアは，外膜と内膜の二重の生体膜からなる細胞小器官である（図10）．内膜の内側は**マトリックス**と呼ばれる．内膜はところどころで，マトリックスに向けて**クリステ**と呼ばれるヒダ状あるいは管状の突出を作る．内膜と外膜の間の空間は，**膜間腔**と呼ばれる．

　ミトコンドリアは，細胞内に寄生した原核生物が細胞小器官になったものと考えられており，独自の DNA やリボソームをもつ．また，細胞とは独立に増殖できる．呼吸が盛んな細胞では，ミトコンドリアの数や大きさが増大する．

　受精の際，精子のミトコンドリアは受精卵に侵入しないため，子は母親のミトコンドリアのみを受け継ぐことになる．

b ミトコンドリアの役割
1）ATP 産生

　ミトコンドリアの主な機能は栄養素の好気的代謝*による ATP の産生である（図10右）．解糖により生じたピルビン酸は，ミトコンドリアのマトリックスへ運ばれ，アセチル補酵素 A（アセチル CoA）となり，**クエン酸回路**［**トリカルボン酸（TCA）回路**］での代謝により高エネルギーの電子を

＊**好気的代謝**
呼吸代謝とも呼ばれる．分子状酸素（酸素分子）の消費によりエネルギーを生み出す代謝のこと．

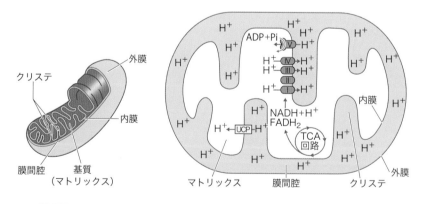

図10 ミトコンドリアの立体的模式図（左）とエネルギー代謝（右）

I〜IVは電子伝達系，Vは ATP 合成酵素，UCP は脱共役たんぱく質である．TCA 回路で生じた高エネルギーの電子は電子運搬体である NADH（還元型ニコチンアミドアデニンジヌクレオチド）や FADH₂（還元型フラビンアデニンジヌクレオチド）を介して内膜の電子伝達系に運ばれる．高エネルギー電子は，電子伝達系を順番に移動し，最終的には酸素分子に受容される．この過程で，電子のエネルギーはマトリックスから膜間腔にプロトン（H⁺）を汲み上げるのに利用される．ATP 合成酵素は，膜間腔からマトリックスにプロトンが戻ろうとするプロトン駆動力を利用し，ADP と無機リン酸（Pi）から ATP を合成する．

生じる．脂肪酸もミトコンドリアへ運ばれ，マトリックスでβ酸化*を受け，高エネルギー電子とアセチルCoAを生じ，アセチルCoAはクエン酸回路で代謝される．

クエン酸回路やβ酸化で生じた高エネルギー電子は，電子運搬体*によって内膜の**電子伝達系**に運ばれる．高エネルギー電子は，電子伝達系の各複合体を伝わり，最終的には酸素分子に受容される．この過程で，膜間腔にプロトン（H^+）が輸送され蓄積する．**ATP合成酵素**は，膜間腔に溜まったH^+のプロトン駆動力*を利用し，ADPと無機リン酸を結合させATPを産生する．

2）熱産生

膜間腔に溜まったH^+が，ATPの産生ではなく，熱の発生に利用されることがある．この現象は，電子伝達系とATP合成酵素との連携が断ち切られるという意味で，**脱共役**（uncopuling）と呼ばれている．脱共役はミトコンドリア内膜の**脱共役たんぱく質**（uncoupling protein，UCP）によって行われる．UCPが働くと，膜間腔に蓄積されたH^+がATP合成酵素を通ることなく，マトリックスに戻る（**図10右**）．このとき，ATP合成に使われるはずだったエネルギーが熱となる．新生児や乳児[11]は体温を維持するため，脱共役による熱産生を専門に行う**褐色脂肪組織**（brown adipose tissue）*が発達している．UCPには複数の種類があるが，褐色脂肪組織のミトコンドリアはそのうちの1つ，UCP-1による脱共役で熱を産生する．

2 リボソーム（ribosome）

▶ リボソームはたんぱく質合成の場である

リボソームRNA（ribosomal RNA，**rRNA**）とたんぱく質からなる直径15～30 nmの構造体で，サブユニットと呼ばれる大小2つの粒子が集まってできている．リボソームでは，**メッセンジャーRNA**（messenger RNA，**mRNA**）の塩基配列に従って，**転移RNA**（transfer RNA，**tRNA**）*が運んできたアミノ酸をつなげ，ポリペプチド鎖を合成している（☞図15）．この過程を**翻訳**（translation）という．リボソームは，小胞体に付着しているかそうでないかによって**膜結合リボソーム**と**遊離リボソーム**に分けることができる[12]（☞図5）．膜結合リボソームで作られるたんぱく質は，次に述べる小胞体の内腔あるいは生体膜に組み込まれる．

＊β酸化
脂肪酸の繰り返し行われる酸化反応で，1回の反応ごとに脂肪酸の炭素鎖は炭素数2ずつ短くなるとともに，アセチルCoA，$FADH_2$，NADHを1分子ずつ生成する．

＊電子運搬体
細胞の中で呼吸基質の酸化などで生じた高エネルギー電子を受け取り，他の分子に伝える役割をする分子．ニコチンアミドアデニンジヌクレオチド（NAD^+）やフラビンアデニンジヌクレオチド（FAD）がある．

＊プロトン駆動力
膜間腔にプロトンが溜まると，プロトン濃度とともに膜間腔の電位もマトリックスより高くなる．この膜間腔とマトリックスの間の濃度的電気的勾配に従ってプロトンがマトリックスに戻ろうとするポテンシャル（仕事をする潜在能力）をプロトン駆動力という．

＊褐色脂肪組織（☞9章I-3 b）
通常の脂肪組織（白色脂肪組織）とは異なり，ミトコンドリアを多く含み，肉眼で褐色に見える脂肪組織．成人でも肩甲骨の間，頚部，大動脈のそばなどに分布している．

＊転移RNA
運搬RNAとも呼ばれる．80ヌクレオチド前後の小型のRNAで，各tRNAは決まったアミノ酸と結合する．mRNAの遺伝情報（コドン）に結合するアンチコドンを持っており，mRNAの遺伝情報に対応したアミノ酸をリボソームに運搬する役割をもつ．

---

[11]新生児や乳児は体重に対する体表面積が大きいので体温が奪われやすい．
[12]翻訳が行われていないリボソームは遊離リボソームの状態で存在している．分泌・膜たんぱく質などの翻訳が始まると，翻訳されたポリペプチドの先頭（アミノ末端）に小胞体への結合を促すアミノ酸配列（シグナルペプチド）が出現し，膜結合リボソームとなる．

3 小胞体（endoplasmic reticulum）

> ▶ 粗面小胞体は分泌・膜たんぱく質の合成に関与し，滑面小胞体はカルシウムイオン（Ca^{2+}）の貯蔵・疎水性物質の代謝を行う

　小胞体は，生体膜でできた扁平な袋や管からなるひとつながりの構造で，核膜（☞本章 E-1）とも連続している（図5）．小胞体は，リボソームの付着した**粗面小胞体**と付着していない**滑面小胞体**に分かれる．**粗面小胞体**は膜結合リボソームを伴う扁平な小胞体で作られたたんぱく質は，輸送小胞*でゴルジ装置へと運ばれる（図11）．

　滑面小胞体は管状であることが多く（☞図5），その機能は大きく2つに分けられる．1つは，細胞内の様々な反応を調節する Ca^{2+} を貯蔵し，必要に応じて細胞内に放出する機能である[13]．骨格筋や心筋などではとくに発達しており，**筋小胞体**と呼ばれる．もう1つは，ステロイド*合成などの脂質代謝や薬物代謝など疎水性物質の代謝の場としての機能である．

＊**輸送小胞**
分泌・膜たんぱく質などを細胞内で輸送するのに利用される生体膜でできた袋．

＊**ステロイド**
ステロイド骨格をもつ分子の総称．コレステロール，胆汁酸，副腎皮質ホルモン，アンドロゲンやエストロゲンなどの性ホルモンがある．

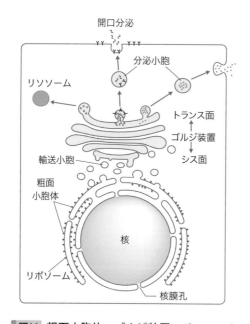

図11　粗面小胞体，ゴルジ装置，リソソーム

粗面小胞体で作られたたんぱく質は，輸送小胞でゴルジ装置に運ばれる．ゴルジ装置の中で，たんぱく質には糖や脂肪酸などが付加される．その後，各たんぱく質はそれぞれの目的の場所へ小胞で運ばれる．リソソームもゴルジ装置で作られる．

---

[13]細胞質基質の Ca^{2+} は，ホルモンや電気活動による刺激などがないときは，滑面小胞体やミトコンドリアに能動輸送され，きわめて低い濃度に保たれている．

④ ゴルジ装置（ゴルジ体，Golgi apparatus）

▶ 粗面小胞体で作られたたんぱく質を修飾し，適切な場所へ向けて送り出す

　ゴルジ装置は，生体膜でできた扁平な袋が4〜20枚積み重なってできた細胞小器官である（図5，図11）．粗面小胞体で作られたたんぱく質は，ゴルジ装置へと運ばれる．粗面小胞体からの輸送小胞は，ゴルジ装置の一方の面（シス面）からゴルジ装置の生体膜へ融合し，運んできたたんぱく質をゴルジ装置に受け渡す．これらのたんぱく質はゴルジ装置の中を移動しながら，糖鎖や脂肪酸などが付加される．ゴルジ装置で修飾されたたんぱく質は，シス面の反対の面であるトランス面から目的の場所へ向けて分泌小胞で運ばれる．膜たんぱく質や分泌たんぱく質は，分泌小胞が細胞膜と融合して起こる**開口分泌（エキソサイトーシス，**exocytosis）により，細胞外液中あるいは細胞膜へと移行する．⑥で述べるリソソームもゴルジ装置で作られる（**図11**）．

⑤ 飲食小胞とエンドソーム

▶ 細胞は，飲食作用により細胞外液中に溶解している物質や異物を取りこむ

　細胞は，細胞膜の陥入により，細胞外から液体や分子，微生物などを小胞に取りこんでいる．この働きを**飲食作用（エンドサイトーシス，**endocytosis）という．形成される小胞の大きさにより，飲食作用はさらに**飲作用**（pinocytosis）と**食作用**（phagocytosis）に区別される．

　飲作用で形成される小胞は飲小胞と呼ばれ，大きさが150 nm未満の小型の小胞である．細胞は飲作用を盛んに行っており，細胞外液とそこに含まれる物質を細胞内に取りこんでいる．飲作用により，細胞は無差別に細胞外液中の物質を取りこむ（**図12** 飲作用）．

　その一方で，細胞は必要とする物質を飲作用により選択的に取りこむ仕組みも持っている．例えば，低比重リポたんぱく質（low density lipoprotein, LDL）*は，コレステロールを輸送するたんぱく質であるが，その取りこみには受容体を介した飲作用が関与する．LDLが細胞表面の受容体に結合すると，その場所で飲作用が起こり，受容体と一緒に効率よく細胞内に取りこまれる（**図12** 受容体仲介飲作用[14]）．

　食作用で形成される小胞は食小胞と呼ばれ，飲小胞よりも大きい（**図12** 食作用）．体内に侵入した微生物や死んだ細胞などは，食作用によって食細胞*に取りこまれる．

---

[14] ビタミン B_{12} は，内因子というたんぱく質と結合して細胞内に取りこまれるが，その際にもこの仕組みが利用される．

＊**低比重リポたんぱく質（LDL）**
血中で脂質はたんぱく質と複合体を形成して運ばれる．この複合体をリポたんぱく質という．リポたんぱく質は密度によって分類される．LDLはコレステロール含有量の高いリポたんぱく質で，細胞膜の形成などに必要なコレステロールを細胞に供給する．

＊**食細胞**
食作用を示す細胞．白血球である好中球・単球，単球に由来するマクロファージ，樹状細胞が代表的な食細胞である．

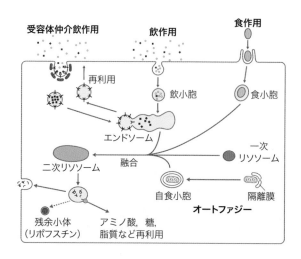

図12 飲食作用やオートファジーにより形成された小胞内容物の消化

飲・食小胞やオートファジーで形成された自食小胞は，最終的にリソソームと融合し，内容物が分解され，分解産物が細胞に回収・利用される．分解できず残ったものは，開口分泌で細胞外へ放出される．一部は残余小体となり，細胞内に蓄積する．寿命の長い細胞では，リポフスチンとして光学顕微鏡で観察できるようになる．

　飲食作用により生じた小胞の多くは，まずエンドソームという生体膜で構成される細胞小器官に輸送される．輸送小胞で運ばれてきた物質や膜たんぱく質はエンドソームで選別される．分解する必要がある物質は，エンドソームから次に述べるリソソームへと輸送され，再利用される膜たんぱく質は細胞膜へと運ばれる．

6 リソソーム（lysosome）

▶ **飲食作用やオートファジーで取りこんだ物質を加水分解する**

　リソソームは生体膜で囲まれた細胞小器官で，内部にたんぱく質・核酸・糖・脂質などを分解する約40種類の**加水分解酵素***を含んでいる．リソソームはゴルジ装置で作られるが（**図11**），これをとくに一次リソソームという．飲食作用により取りこまれた物質の大部分は，一次リソソームと融合し，二次リソソームとなり加水分解される（**図12**）．生じた分解産物はリソソームの膜に存在するトランスポーターにより細胞質へと輸送され，再利用される．ヒトの神経細胞や心筋細胞のように長寿命の細胞では，分解できなかった遺残物を含む小体がみられる[15]．大量に蓄積すると光学顕微鏡でも褐色の顆粒として見えるようになり，リポフスチン（lipofuscin）と呼ばれる．

　リソソームは，細胞外から取りこんだ物質の分解だけではなく，細胞自身の分解にも関わっている．この現象は，**自食作用**あるいは**オートファジー**

***加水分解酵素**
A-B＋H_2O → A-H＋B-OH の反応形式で表される加水分解反応を触媒する酵素の総称．ペプチダーゼ，エステラーゼ，グリコシダーゼ，ヌクレアーゼなどが含まれる．

---

[15]残余小体（residual body）と呼ばれる．

（autophagy）と呼ばれる．細胞がアミノ酸欠乏状態になったり，細胞小器官が老化などで不要になったりすると，細胞質や細胞小器官が二重の生体膜（隔離膜）で囲まれて，**自食小胞**が形成される（**図12**オートファジー）．自食小胞はリソソームと融合し，細胞小器官や細胞質に含まれる物質が分解され，細胞に再利用される．

7 プロテアソーム（proteasome）

> ▶ ポリユビキチン鎖の付いたたんぱく質を分解する

　プロテアソームは，33種66個のサブユニットからなるたんぱく質でできた円筒形の構造体で，リボソームに匹敵する大きさをもつ．プロテアソームの機能は，たんぱく質の分解である．

　細胞は，損傷したたんぱく質や立体構造に異常を生じたたんぱく質，あるいは短寿命でなくてはならないたんぱく質を分解する必要がある．このようなたんぱく質に対し，細胞は，**ユビキチン**（ubiqutin）*という小さなたんぱく質が多数つながった**ポリユビキチン鎖**を付加する仕組みを持っている．プロテアソームは，ポリユビキチン鎖が付いたたんぱく質を選択的に取りこんで分解する．

＊ユビキチン
76個のアミノ酸からなるたんぱく質．至るところに存在する（ubiquitous）という意味で命名された．ユビキチンが多数結合したものが，ポリユビキチン鎖である．

8 細胞骨格（cytoskeleton；図13）

> ▶ 細胞内にはたんぱく質の骨格があり，形の維持や運動に用いられ，モーターたんぱく質のレールにもなる

　細胞は複雑な形をとることがあるが[16]，これは細胞質にあるたんぱく質でできた骨組み，**細胞骨格**によって可能となる．細胞骨格は，**アクチン線維**[17]，**中間径フィラメント**，**微小管**（microtubule）の3つに分けることができる．アクチン線維や微小管は，単に骨格を形成するだけでなく，モーターたんぱく質*のレールとしても働く．細胞小器官や小胞は，モーターたんぱく質と細胞骨格を使って細胞内を移動できる．

＊モーターたんぱく質
ATP分解のエネルギーを利用し，アクチン線維や微小管などの上を移動するたんぱく質．

a アクチン線維

　球状のアクチンが重合して形成される．アクチン線維は細胞質の周辺領域，細胞膜の直下に多くみられる．線維の末端でアクチンが重合あるいは脱重合することにより，アクチン線維は伸長あるいは短縮する．例えば，細胞がアメーバ運動*で移動するときには，アクチン線維の伸長・短縮を利用して移動している．その一方で，アクチン線維に他のたんぱく質が結合することで

＊アメーバ運動
微生物のアメーバが，運動性のある突起（仮足）を伸ばし，その方向に這うように進む運動．

---

[16] とくに複雑な形をもつ細胞の例として，神経細胞や糸球体の足細胞などがある．
[17] 細いので微細線維あるいはマイクロフィラメントと呼ぶこともある．

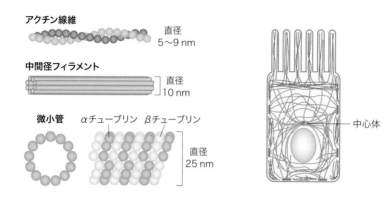

図13 細胞骨格

左：アクチン線維は，球状のアクチンが重合してできる．中間径フィラメントは，線維状のたんぱく質が束になってできる．微小管は，αやβチューブリンの重合によりできた管状の線維である．

右：細胞内でのアクチン線維（赤），微小管（緑），中間径フィラメント（青）の分布様式．

安定した構造をとることもできる．小腸の上皮細胞にみられる微絨毛（☞本章G-**1** **b**）は，アクチン線維により形が維持されている．

筋細胞のアクチン線維は，モーターたんぱく質のミオシンとともに筋収縮にも関わっている（☞本章G-**3**）.

b 中間径フィラメント

中間径フィラメントは，アクチン線維と微小管の中間の太さであるため，この名称で呼ばれている．中間径フィラメントは，機械的な力に対する強度を細胞に与えている．中間径フィラメントを構成するたんぱく質は複数あり，細胞の種類などによって異なっている．代表的な中間径フィラメントたんぱく質としては，上皮細胞のケラチンや神経細胞のニューロフィラメント，核膜の裏打ちを構成するラミンなどがある．

c 微小管

微小管は，**チューブリン**というたんぱく質が重合してできた管状の線維である．微小管を形成するチューブリンには，αとβチューブリンがあり，それぞれ1つずつが結合したチューブリン2量体が，微小管を構成する単位となっている．アクチン線維と同様，線維の末端でのチューブリンの重合・脱重合により，伸長あるいは短縮する．また，アクチン線維と同様に，他のたんぱく質の作用で安定した線維となることもできる．微小管もモーターたんぱく質のレールになり，細胞小器官や小胞の輸送に重要な役割を果たす．細胞内の微小管は，主に**中心体***を起点として伸びている（**図5**，**図13**）．細胞分裂に先立って，中心体は複製され，**紡錘糸***の起点となる．また，微小管は，精子のべん毛や気道*などの表面を覆う上皮細胞の線毛（☞図20）のように，運動性を示す突起の骨格となる．これらのべん毛や線毛は，微小管と微小管に結合するモーターたんぱく質のダイニンの働きで動く．

＊**中心体**
短い微小管からなる1対の中心小体とその周囲のたんぱく質からなる構造体．

＊**紡錘糸**
細胞分裂の際に形成される微小管で，染色体に付着する（☞図18）.

＊**気道**
体内の空気の通過する部分の総称で，鼻腔，咽頭，喉頭，気管，気管支からなる．

E 核

1 核膜（nuclear envelope；図14左）

▶ 核は二重の生体膜からなる核膜により覆われる

核膜は二重の生体膜で構成されている．核膜は，中間系フィラメントでできた層[18]により裏打ちされている．核膜には，核内と細胞質とをつなぐ孔がみられる．この孔は**核膜孔**と呼ばれ，核内と核外との物質移動の通路になっている．核膜は，小胞体と連続しており，核膜の細胞質に面した部分にはリボソームが付着している．

2 クロマチン（chromatin）

▶ DNA は，ヒストンなどのたんぱく質と結合してクロマチンとなり，核内に収納されている

a クロマチンの構造（図14右）

核膜の内部にはクロマチン[19]が存在している．クロマチンは，遺伝情報を担うデオキシリボ核酸（deoxyribonucleic acid，DNA）とたんぱく質からなる．遺伝情報は，DNA 中の 4 種類の塩基*，アデニン，グアニン，シトシン，チミンの配列によりコードされている．クロマチンに含まれるたんぱく質の大部分は，**ヒストン**（histone）*である．DNA は，数塩基から約 80 塩基対の間隔で 4 種類 8 個のヒストン・たんぱく質で構成されるヒストン 8 量体に 1.7 回巻き付き，ヌクレオソームという構造の単位をとる（**図14右**

＊塩基
核酸化学では，炭素と窒素からなる環状構造をもつ分子を塩基という．

＊ヒストン
DNA に結合するたんぱく質の中で最も多く，クロマチンには DNA とほぼ同じ質量のヒストンが含まれる．ヌクレオソーム・コアを形成するヒストン（H2A, H2B, H3, H4）と，ヒストン 8 量体に巻き付いていない DNA（リンカーDNA）に結合するヒストン（H1）がある．

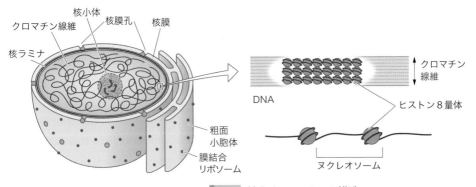

図14 核とクロマチンの構造
左：核を切って内部をみたところ．核膜は中間径フィラメントでできた核ラミナに裏打ちされている．
右上：DNA は，ヒストンなどのたんぱく質とともにクロマチン線維を形成する．
右下：クロマチン線維をほどいたところ．DNA は，一定間隔でヒストン 8 量体に巻き付いている．この単位をヌクレオソームという．

[18]核ラミナと呼ばれ，中間径フィラメントたんぱく質のラミンで構成される．
[19]日本語で染色質とも表記される．

下）．核内では，このヌクレオソーム線維が，他のヒストンおよび非ヒストン・たんぱく質とともに，さらに折りたたまれたクロマチン線維の状態で存在していると考えられている（**図14右上**）．この折りたたみにより，合計で長さ2mにも及ぶ核内のDNAが数μmほどの核内に収納できるようになる．

　クロマチン線維の折りたたまれ方は均一ではなく，クロマチン線維が高度に凝集している部分は**ヘテロクロマチン**と呼ばれる．一方，あまり凝集していないクロマチンは**ユークロマチン**と呼ばれる．遺伝子の情報が利用される際には，まずDNAの配列がmRNAに**転写**（transcription）される必要があるが，転写はユークロマチンの領域で起こる[20]．

b 遺伝子の転写・翻訳（図15）

　転写されるDNAの領域が遺伝子の実体である．転写は，遺伝子領域DNAの上流に存在する**プロモーター**（promoter）と呼ばれる塩基配列に，RNAポリメラーゼ*が結合して開始される．真核生物の場合には，遺伝子領域のDNAは，アミノ酸配列の情報を含む**エキソン**（exon）と，含んでいない**イントロン**（intron）からなる[21]．このため，転写直後はイントロンも含まれたRNAが作られる．その後，**RNAスプライシング***により，イントロンが除去されて成熟したmRNA[22]になると，核外へ搬出され翻訳が行われる．mRNAの塩基配列は3つの塩基の並びで1つのアミノ酸を指定しており，**コドン**（codon）と呼ばれる．tRNAはコドンと相補的に結合する**アンチコドン**をもち，コドンに対応したアミノ酸をリボソームへと運搬する．リボソームはmRNAの指示に従って，tRNAが運んできたアミノ酸を結合させてたんぱく質を産生する．

3 核小体（図14左）

> **核小体ではrRNAが転写され，リボソームのサブユニットが作られる**

　核の中央に近い部分に，核小体という球状の領域がみられる．核小体では，rRNAの転写が行われ，リボソームのサブユニットが作られている．作られたリボソームのサブユニットは核外に輸送され，細胞質で大サブユニットと小サブユニットが合体し，リボソームとなる．

＊ RNAポリメラーゼ
DNAを鋳型にして，相補的なRNAを合成する酵素．真核細胞には，RNAポリメラーゼⅠ～Ⅲの3種類がある．mRNAは，RNAポリメラーゼⅡにより転写される．tRNAはRNAポリメラーゼⅢ，rRNAはRNAポリメラーゼⅠとⅢで転写される．

＊ RNAスプライシング
単にスプライシングともいう．イントロンが含まれた未成熟のmRNAで，イントロンとエキソンの境界を切断し，エキソンのみをつなぎ合わせる反応のこと（**図15**）．

---

[20]ヘテロクロマチンはDNAが高度に凝集しているため，転写が起こらない．
[21]遺伝子の中には，たんぱく質を指定せず，RNAのみを生じるものもある（rRNAやtRNAの遺伝子など）．
[22]成熟mRNAには，その他に，先頭（5'末端）にキャップ構造，末尾（3'末端）にポリA配列が付加される．

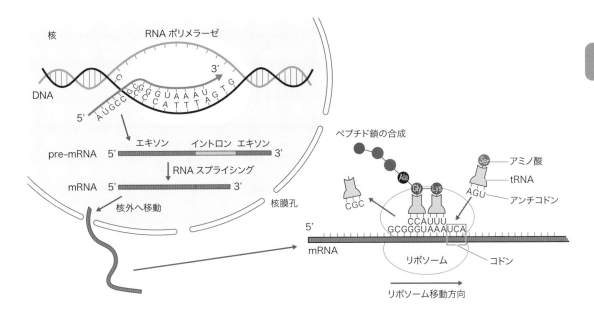

図15 遺伝子の転写から翻訳の過程

Ⓕ 細胞・組織の分化と細胞分裂

1 細胞・組織の分化

> ▶ 発生の過程で，細胞や組織が特定の形や機能を獲得する過程を分化という

　人体にみられる多種多様な細胞は，1つの受精卵から発生する．発生の過程で，細胞や組織が特定の形や機能を獲得する過程を**分化**と呼ぶ．

　受精卵は細胞分裂を繰り返し，5日ほどで胚盤胞[＊]になる（**図16上**）．胚盤胞では，身体を構成する細胞になる**内細胞塊**と，胎盤などを構成する細胞になる栄養膜が分化する．内細胞塊は，受精後3週中には，**外・中・内胚葉**の3種類の組織に分化する．身体の組織は，この3つの胚葉のいずれかが，さらに分化することで生じる（**図16下**）．

　受精卵は当然のことながら，すべての種類の細胞へ分化する能力を持っており，この分化の能力を**全能性**という．内細胞塊の細胞は，胎盤などを除く身体を構成するすべての細胞になることができる能力をもち，この能力を**多能性**という．一方，より分化が進んだ細胞は，通常は限定された種類の細胞にしか分化できない．

＊**胚盤胞**
高等学校生物の動物の発生で学ぶ「胞胚」に相当する．内部の空洞は胚盤胞腔と呼ばれる．

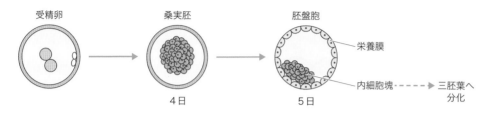

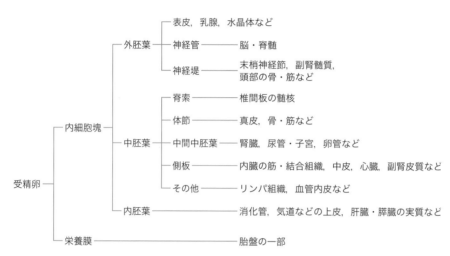

図16　人体の発生の概要

上：受精卵は，桑実胚を経て胚盤胞となる．胚盤胞の内細胞塊から身体の組織が分化する．
下：内細胞塊からは，外・中・内胚葉の組織が分化し，各組織・器官が形成される．

② 細胞分裂と染色体

▶ 増殖する細胞は，細胞周期を繰り返し，分裂期には染色体が出現する

　細胞は細胞分裂によって増殖する．細胞分裂には 2 種類ある．精子や卵子が形成される過程でみられる**減数分裂**（meiosis）と，体細胞[*]が行う**体細胞分裂**（mitosis）である．ここでは，体細胞分裂の過程を説明する．

[*]**体細胞**
生殖細胞以外の細胞のこと．

　増殖している細胞は，細胞分裂を行っている期間の**分裂期**（**M 期**[23]）と，それ以外の期間の**間期**を繰り返している．細胞が分裂する際には，まず間期のある時期に DNA の複製が行われる．この時期は **DNA 合成期**（**S 期**[24]）と呼ばれる[25]．S 期の後，少し時間が経ってから M 期に入るため，間期は S 期に加えて，S 期の前の **G_1 期**[26] と，S 期の後の **G_2 期**に分かれる（**図 17**）．

　G_2 期が終わり M 期に入ると，核膜の消失が始まり，クロマチンは高度に

---

[23]M は mitosis に由来する．
[24]S は synthesis に由来する．
[25]S 期には中心体も複製される．
[26]G_1 期と G_2 期の G は gap に由来する．

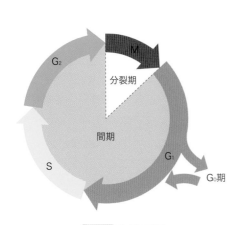

図17 細胞周期

細胞分裂を繰り返している細胞は，分裂期（M期）と間期を繰り返している．間期はさらに，G_1 期，DNA合成期（S期），G_2 期に分けることができる．細胞分裂を停止した細胞は，G_0 期にあるという．

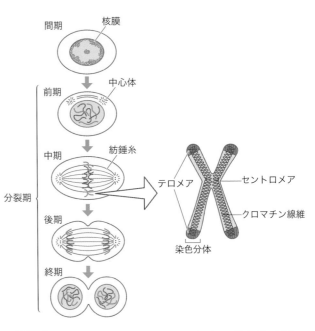

図18 分裂期（M期）の進行過程（左）と染色体（右）

染色体は，2本のクロマチン線維が高度に凝集して生じる．1本のクロマチン線維に相当する部分を，染色分体という．2本の染色分体はセントロメアで結合し，染色体を形成する．染色体の末端領域はテロメアと呼ばれる．

凝集し**染色体**（chromosome）となる（**図18**）．ヒトの体細胞分裂では，46本の染色体が形成される．特殊な染色法により，染色体は互いに区別することができ，46本のうち44本は相同な2本1組の染色体（**相同染色体**）からなり，**常染色体**と呼ばれる．残りの2本は，性の決定に関与するので**性染色体**と呼ばれ，女性ではX染色体が2本，男性ではX染色体とY染色体がそれぞれ1本ずつからなる．

　M期の1つの染色体（**図18右**）は，複製された2本のクロマチン線維からなり，1本のクロマチン線維に相当する部分を**染色分体**という．2本の染色分体は1ヵ所で互いに結合していて，その領域を**セントロメア**（centromere）という．一方，染色分体の末端領域は**テロメア**（telomere）と呼ばれる．

　分裂中期になると，分裂しつつある細胞の中央の平面に染色体が並ぶ（**図18左**）．この面を赤道面，中心体の位置する場所を極と呼ぶ．染色体の動原体[*]に，極の中心体から伸びた紡錘糸が付着する．その後，染色分体同士をつなぎとめているたんぱく質が分解され，染色分体は微小管の短縮に伴って2つの極に向かって移動する．核膜が再び形成され，染色体は再びクロマチンに戻っていく．最後に，細胞質にくびれが生じ2つの娘細胞[*]に分かれる．

　M期が終了すると，細胞は再び G_1 期に入る．この G_1 期からS期，G_2 期，M期を経て再び G_1 期に戻る過程を**細胞周期**（cell cycle）と呼んでいる（**図17**）．ただし，成人の身体を構成する細胞の多くでは細胞周期が停止してい

[*] **動原体**
細胞分裂のときに紡錘糸が付着する部分．染色体のセントロメアの領域にたんぱく質が集まり形成される．

[*] **娘細胞**
細胞分裂により生じた細胞のこと．

る．このような状態の細胞は G_0 期にあると表現される．心筋細胞や神経細胞のように終生 G_0 期の細胞もあるが，肝細胞などのように組織の損傷に伴って再び細胞周期が動きだす細胞もある．

3 幹細胞

▶ 幹細胞は，分化した細胞を生み出すとともに，自己複製により未分化な状態を維持する

　成人の多くの細胞は G_0 期にあるが，常に細胞分裂を行っている細胞もある．例えば，血球や消化管の上皮を生み出している細胞は生涯にわたって細胞分裂を行っている．これらの細胞は，細胞分裂によって生じた片方の細胞は分化した細胞（例えば赤血球など）を生み出すと同時に，もう片方の細胞は未分化な状態を保つ．このような細胞を**幹細胞**（stem cell）[27] と呼ぶ．

　内細胞塊の細胞を体外に取り出し培養することで，多能性をもつ幹細胞である胚性幹細胞〔embryonic stem（ES）cell〕を作り出すことができる．ES細胞のもつ多能性を利用し，疾病や怪我などで失われた細胞や組織，器官を人工的に再生し利用する医療，再生医療が可能になると考えられた．しかし，ヒト ES 細胞を作成するためには，胎児を利用する必要があり，倫理的な問題があった．2006 年，体細胞に特定の遺伝子を人工的に導入することで，ES 細胞のような多能性をもつ**人工多能性幹細胞**〔induced pluripotent stem（**iPS**）cell〕*を作成できることが示された．iPS 細胞による再生医療の大きな進歩が期待されている．

＊**人工多能性幹細胞（iPS 細胞）**
体細胞に人工的に 4 つの遺伝子（*Oct3/4*, *Sox2*, *Klf4*, *c-Myc*）を導入することで作られた多能性幹細胞．

🔍 G 組　織

　1 種類ないしは数種類の細胞がある規則に従って配置された細胞の集まりを組織と呼び，組織は細胞と細胞間物質からなる．細胞間物質は細胞が産生した物質からなり，組織学的に**線維**（fiber）と**基質**（matrix）の 2 つに区別される．組織を顕微鏡で観察したとき，細長い構造に見える物質を線維[28]といい，それ以外の無構造の物質を基質という．

　組織は構成する細胞・線維・基質によって特徴づけられ，**上皮組織，支持組織，神経組織，筋組織**の 4 種類に大別される．各器官は，これら 4 種類の組織が組み合わさって構成される．ここでは，上皮組織，支持組織，筋組織について概要を述べる[29]．

---

[27] 多能性幹細胞と区別するため，このような特定の組織の細胞を生み出す幹細胞はとくに**組織幹細胞**という．

[28] 神経線維や筋線維は細胞であるが，細胞間物質の線維は細胞外のたんぱく質が集まってできている．

[29] 神経組織については 8 章の神経系で記述する．

1　上皮組織

▶ 上皮は身体の表面を覆う組織で，細胞の重なり方と最外層の細胞の形で分類される

　身体の表面を覆う組織が**上皮**（epithelium）である．身体の表面には，表皮*以外に，消化管や血管，尿路や体腔の内面なども含まれ，これらも上皮で覆われている．上皮は，①外部環境からの体内環境の保護，②身体が必要とする物質の吸収と不要な物質の排出，③分泌物の産生と放出，④感覚の受容，などの機能を担っている．

　上皮は，**基底膜**（basement membrane）*という細胞間物質でできた膜の上に形成される．上皮組織に含まれる細胞間物質はごくわずかであり，血管はみられない．

a　上皮の分類（図19）

　上皮は，一層の細胞で構成される**単層上皮**と基底膜の上に細胞が積み重なってできる**重層上皮**の2つに大別される．さらに，最も外側の細胞の形に基づいて，**扁平・立方・円柱上皮**の3種類に分類される．

1）単層上皮

①**単層扁平上皮**：血管の内腔を覆う上皮や漿膜の上皮でみられ，それぞれ**血管内皮・中皮**と呼ばれる[30]．また，腎臓のボーマン嚢（☞7章）などでもみられる．

②**単層立方上皮**：腎臓の尿細管*や集合管（☞7章），甲状腺の濾胞（☞9章）の上皮などでみられる．

③**単層円柱上皮**：立方上皮の細胞よりも背が高い細胞からなる．消化管・卵管・子宮の上皮でみられる．

④**多列円柱上皮**：単層円柱上皮の一種であるが，核の並び方によって一見重

*表皮
皮膚の上皮のこと．

*基底膜
基底板（basal lamina）ともいう．Ⅳ型コラーゲン（非線維性のコラーゲン）でできた網目状のシートを主体とし，細胞の接着に必要な糖たんぱく質などが含まれる．

*尿細管
高等学校生物では細尿管とされているもの．尿の生成では，まず水分と一定の大きさ以下の小分子（イオン，糖，アミノ酸など）が糸球体で濾し出され，原尿が作られる．次に，原尿が尿細管を通る間に，必要な小分子が尿細管の上皮を介して回収される．

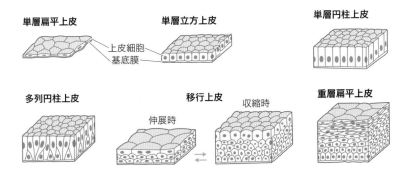

図19　主な上皮

---

[30]多くの上皮組織は外胚葉あるいは内胚葉由来であるが，血管内皮と中皮は中胚葉に由来する．

層上皮のようにみえる上皮である．気道の粘膜[*]などでみられる．気道の
多列円柱上皮は，表面に線毛（☞下記b-1）をもつため，**多列線毛上皮**と
呼ばれる．

⑤**移行上皮**：重層上皮のようにみえるが，細胞はすべて基底膜に結合してお
り，単層上皮の一種である．伸展に適応した上皮で，伸展すると最外層の
大型の細胞は扁平化するとともに，下層の細胞は重なり数が減少する．膀
胱や尿管に存在している．

＊粘膜
消化器，呼吸器，泌尿器，生殖
器系の中空性器官の内腔を覆う
膜で，表面は粘液などで湿潤で
ある．中空性器官内腔以外に眼
の結膜や外陰部の表面などにも
ある．

2）重層上皮

重層上皮のうち，人体で多くみられるものは**重層扁平上皮**である．基底膜
に接している細胞は円柱状で，上層に向かうに従って扁平化する．皮膚，口
腔，食道といった摩擦などの機械的刺激を受けることの多い部分にみられる．
皮膚の重層扁平上皮は，表層の細胞が**角化**[*]している．一方，口腔や食道な
どの上皮は角化しない．

＊角化
重層扁平上皮細胞は，基底膜に
近い部分で幹細胞から生じ，ケ
ラチン（中間系フィラメント・
たんぱく質）を産生しながら表
層へ移動する．皮膚の表層で
は，細胞内がケラチン線維で満
たされた扁平で強固な死細胞と
なり，これらが積み重なって角
質層という皮膚を保護する層を
形成する．角質層が形成される
過程を角化という．

b 上皮にみられる構造 （図20）

上皮細胞は極性[31]をもつため，細胞小器官の分布や細胞膜の機能が場所
によって異なっている．とくに細胞膜は，場所によって構造に大きな違いを
示す．上皮細胞の細胞膜は以下の3つの部分に分けることができる[32]．以下，
頂端面と外側面にみられる主な構造について説明する．

・**頂端面（自由面）**：外界に面した，何にも接していない面
・**外側面**：隣接する細胞に接している面
・**基底面**：基底膜に接した面

1）頂端面にみられる構造

①**微絨毛**（microvilli）：小腸や尿細管の上皮などでみられる[33]．上皮細胞の

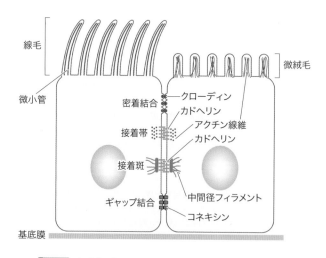

図20 上皮細胞の頂端面と外側面にみられる構造

---

[31] 細胞に向きがあること．
[32] 重層上皮では，頂端面や基底面をもたない細胞もある．
[33] これらの上皮は物質の吸収を行う．

頂端面から伸びる，多数の棒状の突起で，長さは1μm前後のものが多い．突起は，アクチン線維による細胞骨格により形が維持されている．微絨毛により細胞表面積が増大し，物質の吸収に適した構造となる．次に述べる線毛と似ているが，線毛のような顕著な運動性はない．

②**線毛（cilia）**：気道や卵管*の上皮細胞の頂端面にみられる．頂端面から突出した多数の棒状の突起であるが，線毛は微絨毛よりも長い（7〜10μm）．内部の細胞骨格は微小管で構成されており，波打ち運動と呼ばれる運動を行う．この運動により，上皮表面の粘液に流れが作り出される．この流れにより，気道の粘膜では異物が上方へ（☞6章図7），卵管では受精卵・卵子が子宮へと輸送される．

2）外側面にみられる構造 [34]

①**密着結合（tight junction）**：閉鎖帯あるいは密着帯とも呼ばれる帯状の構造で，外側面の頂端面に近い部分に形成される．隣り合う細胞の細胞膜がクローディンという膜たんぱく質により互いに密着しており，上皮細胞の間の隙間を，物質が自由に通れないように塞いでいる．

②**接着帯（adherence junction）**：密着結合の基底面側にある帯状の構造である．細胞膜たんぱく質であるカドヘリン*により，隣り合う上皮細胞同士の細胞膜を接着させている構造である．接着帯の細胞質側にはアクチン線維が付着している．

③**接着斑（desmosome）**：接着帯と同様に，カドヘリンにより細胞同士を接着させる構造だが，帯ではなく，限局した円盤状の構造である．接着斑の細胞質側には，中間径フィラメントが付着している．

④**ギャップ結合（gap junction）**：隣り合う細胞膜の間隔が2nmと接近しており，コネキシンという膜たんぱく質によってできた小さな通路 [35] が集まっている円盤状の結合である．この通路は，分子量1,500以下の小分子やイオンが通過できる．心筋細胞や平滑筋細胞の間にも存在していて，収縮を起こす興奮の伝搬に働いている．

C 腺

　分泌物を産生し，体内あるいは体外に放出する組織を**腺**（gland）という．分泌物を体液中に放出する腺は**内分泌腺**（endocrine gland），体外へ放出する腺は**外分泌腺**（exocrine gland）という．いずれも多くは，上皮が体表から落ちこんで形成される [36]．ここでは，外分泌腺の一般的な構造について説明する．

　外分泌腺は，分泌物を作る**腺房** [37] と分泌物を体外へ導く**導管** [38] からなる（図21左）．乳腺や汗腺，涙腺などでは，腺房は収縮性のある**筋上皮細胞***

---

[34]ここで挙げた構造のうち，密着結合以外は上皮細胞以外の細胞間でもみられる．
[35]コネキシンが6個集まってできたチャネルが2つ結合してできている．
[36]副腎皮質のように，上皮に由来しない内分泌腺もある．
[37]終末部とも呼ばれる．
[38]腺によっては通常の導管とは異なる構造の介在部や線条部という管状部を導管と腺房の間に有するものがある．

側注

***卵管**
子宮から伸びる管状の器官．卵巣から放出される卵子を受け入れ，子宮まで運ぶ．

***カドヘリン**
細胞同士を物理的に接着させる膜たんぱく質で，多くの種類がある．主に同じカドヘリンを表面に発現している細胞同士が接着する．接着帯と接着斑では，使われるカドヘリンのグループが異なっている．

***筋上皮細胞**
平滑筋細胞のように不随意に収縮する細胞だが，平滑筋細胞と異なり上皮細胞であり，外胚葉に由来する．

縦書き右側
1
人体の概観と細胞・組織

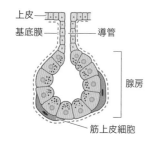

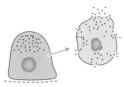

上皮
基底膜　　導管
腺房
筋上皮細胞

漏出分泌
（メロクリン分泌）

離出分泌
（アポクリン分泌）

全分泌
（ホロクリン分泌）

図21 外分泌腺の模式図（左）と分泌細胞の分泌様式（右）

外分泌腺は，腺房（分泌部）と導管から構成される．

により取り囲まれている．筋上皮細胞は，ホルモンや自律神経の作用により収縮し，腺房内の分泌物の放出を促す．

　外分泌腺は，分泌物の性状から，大きく**漿液腺**，**粘液腺**，**脂腺**に分類される．漿液腺は，酵素などのたんぱく質と電解質*を含む粘性の少ない分泌物を放出する．粘液腺は糖たんぱく質*[39]を主成分とした粘性の高い粘液を放出する．粘液腺は，口腔から大腸に至る消化管，鼻腔から気管支に至る気道などに多数存在しており，粘液で上皮を覆っている．漿液腺と粘液腺が混在している外分泌腺も多数あり，混合腺と呼ばれる．脂腺は，脂質を分泌する．

　腺房細胞が分泌物を放出する様式は，光学顕微鏡で見た分泌細胞の形の変化から，**漏出分泌**，**離出分泌**，**全分泌**に分けることができる（**図21右**）．

①**漏出分泌**[40]（**メロクリン分泌**）：分泌細胞の形の変化を伴わない分泌．主に開口分泌により，分泌物が放出される．多くの外・内分泌腺でみられる．胃酸やステロイドホルモンの分泌のように細胞膜の形の変化をまったく伴わないものを，とくに透出分泌と呼ぶ．

②**離出分泌**（**アポクリン分泌**）：細胞の一部が大きく突出し，分泌物になる分泌で，乳腺や腋窩などにある一部の汗腺でみられる．アポクリン分泌をする汗腺は，アポクリン汗腺*と呼ばれる．

③**全分泌**（**ホロクリン分泌**）：細胞全体が分泌物となり，放出される分泌で，脂腺でみられる．

***電解質**
水に溶けるとイオンになる物質．塩化ナトリウムなど．

***糖たんぱく質**
糖鎖の結合したたんぱく質のこと．

***アポクリン汗腺**
身体の大部分の汗腺は漏出分泌を行うエクリン汗腺であるが，腋窩や陰部にはアポクリン分泌を行う汗腺が存在しており，アポクリン汗腺と呼ばれる．

② 支持組織

▶ 細胞間物質を豊富に含む組織で，結合組織，骨・軟骨組織がある．結合組織は，他の組織・器官の間を埋める

　支持組織は，細胞がまばらで細胞間物質を豊富に含む組織であり，**結合組織**（connective tissue），**骨組織**（bone tissue），**軟骨組織**（cartilage tissue）

---

[39] 粘液の主成分は，ムチンと呼ばれる非常に多くの糖鎖が結合したたんぱく質である．
[40] 部分分泌ともいう．

に分類される[41]．支持組織の性質は，含まれる線維と基質の種類と量で決まる．

支持組織の線維には，**膠原線維**（こうげん）（collagen fiber），**細網線維**（さいもう）（reticular fiber），**弾性線維**（elastic fiber）がある．膠原線維は，主にⅠ型コラーゲン*からなり，径が 2～20 μm と太く，支持組織に強度を与える線維である．細網線維は，主にⅢ型コラーゲンからなり，30 nm と細く，支持組織内に三次元的な網目構造を作る．弾性線維は，エラスチンを主成分とし，支持組織に弾性を与える．

基質は，特殊な糖たんぱく質であるプロテオグリカン*や長い糖鎖を形成しているヒアルロン酸*などが含まれる．これらの分子は集合体を形成し，水を引きつける性質があり，ゲル状になる．この他，骨ではリン酸カルシウムの一種であるヒドロキシアパタイトが基質に加わり，硬い基質が形成される．

支持組織にみられる細胞は，線維と基質を産生する細胞が主体であり，結合組織では**線維芽細胞**（せんいが）（fibroblast），骨では骨芽細胞*，軟骨では軟骨細胞（こつが）が，その役割を担っている．

ⓐ 結合組織

支持組織全般を結合組織と呼ぶこともあるが，ここで述べる結合組織は，他の組織の間を埋めている支持組織を指す．結合組織に含まれる主要な細胞は線維芽細胞であるが，それ以外に免疫に関わる細胞が含まれている．

1）マクロファージ（macrophage）

白血球の一つ，単球に由来する（☞3章C-**2**ⓑ）．死細胞や体外から侵入してきた微生物などの異物を食作用により取りこむ．貪食*（どんしょく）した異物などはリソソームで分解される．

2）樹状細胞（dendritic cell）（じゅじょう）

長い枝をもつ細胞で，血球系の細胞から分化した細胞である．異物などに対して食作用を示し，抗原提示を行う主要な細胞である（☞4章A-**5**ⓕ）．

3）肥満細胞（mast cell）

肥満細胞は，細胞質内に多数の顆粒を持っている．この顆粒には，ヒスタミン*やその他の化学物質が含まれている．アレルギー[42]の際には，肥満細胞からヒスタミンなどの顆粒内容物が放出され，血管の拡張や血漿成分の漏出などの反応が引き起こされる（☞4章D）．

4）形質細胞（plasma cell）

B 細胞*が分化し，抗体産生に特化した細胞である．

＊コラーゲン
全身のたんぱく質の 25 ％を占める．α鎖と名付けられたポリペプチドが 3 本より合わさった 3 重らせん構造でできている．α鎖は 40 種類以上あり，コラーゲン・たんぱく質の種類も多いが，結合組織や骨組織の線維を形成するⅠ型コラーゲンが圧倒的に多い．

＊プロテオグリカン
コアとなるたんぱく質に硫酸基とカルボキシル基を多数含む多糖（コンドロイチン硫酸やヘパラン硫酸など）が多数結合している．

＊ヒアルロン酸
N-アセチルグルコサミンとグルクロン酸の二糖単位が繰り返してできた長鎖の多糖．水があると膨張し大きな体積を占めるようになる．

＊骨芽細胞
骨形成の際に盛んに線維と基質を産生する細胞．自らが産生した骨基質に埋没し骨細胞となる．

＊貪食
好中球やマクロファージなどの食作用を示す細胞が，死細胞や微生物などの異物を取りこむこと．

＊ヒスタミン
ヒスチジンから作られる化学物質で，血管に作用すると，血管を拡張させるとともに血管の透過性を高め，血漿成分が組織内に漏出する．

＊ B 細胞
リンパ球の一種で抗体（免疫グロブリン）を産生する細胞である．

---

[41] 血液やリンパも支持組織に分類されることがある．
[42] このアレルギーは，食物アレルギーや蕁麻疹（じんましん）などのⅠ型アレルギー反応のことである．

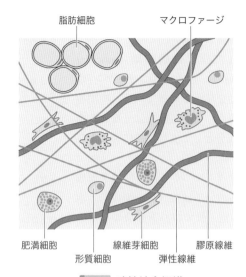

脂肪細胞　マクロファージ

肥満細胞　形質細胞　線維芽細胞　弾性線維　膠原線維

図22　疎性結合組織

疎性結合組織を伸展して観察した様子を模式的に表したもの.

b 結合組織の分類

　線維の密度と種類により，疎性および密性結合組織，細網組織，弾性結合組織などに分類される.

1）疎性結合組織

　最も普通にみられる結合組織である（**図 22**）. 疎性結合組織には，線維芽細胞と免疫に関わる細胞以外に，細胞質に中性脂肪を蓄える**脂肪細胞**が含まれることがある. とくに組織の大部分が脂肪細胞で占められた疎性結合組織を**脂肪組織**（adipose tissue）という.

2）密性結合組織

　疎性結合組織に比べて膠原線維の量が多く，細胞が少ない結合組織であり，腱*や真皮*にみられる.

3）細網組織

　リンパ節や胸腺，骨髄などの組織でみられる. 細網線維でできた三次元の網目構造の中に血球に由来する細胞が分布している.

4）弾性結合組織

　線維として多量の弾性線維を含む. 人体では少なく，脊柱を支える靱帯や動脈壁の一部などでみられる.

***腱**
骨格筋と骨をつなぐ結合組織.
膠原線維に富む.

***真皮**
表皮のすぐ深部にある，膠原線維に富む結合組織.

3 筋組織

▶ 筋組織には，骨格筋，心筋，平滑筋の３種類がある

　骨格筋，**心筋**，**平滑筋**の３種類の筋組織が存在する. いずれの筋細胞も，アクチン線維と，アクチン線維上を動くモーターたんぱく質のミオシンの働きによって収縮する. 筋細胞の中では，ミオシンは集合してミオシン線維となっ

ており，アクチン線維とミオシン線維との間ですべりが生じ，筋細胞が収縮する．アクチン線維とミオシン線維は交互に規則正しく配置され，束となり，**筋原線維**を形成する．心筋細胞や骨格筋細胞では，筋原線維が束になり，光学顕微鏡でミオシン線維の多い部分が暗い帯として見える．これを横紋という．このため，心筋と骨格筋を**横紋筋**という．一方，平滑筋細胞の筋原線維はミオシン線維が少なく，配置も規則正しい束になっていないので，横紋はみられない．機能的には，骨格筋は**随意筋**※であるが，心筋・平滑筋は**不随意筋**である．以下に，骨格筋，心筋，平滑筋の構造の特徴を挙げる（**図23**）．

1）骨格筋（skeletal muscle）

骨格筋細胞は，筋芽細胞が互いに融合してできた多核の細胞である．非常に細長く，10 cm にもなることから，**筋線維**とも呼ばれる．骨格筋細胞の内部には，ミオシン線維とアクチン線維が束になってできた筋原線維が多数束になって存在している（☞ 11 章 D-**3**）．また，核は筋線維の周辺部分に位置する．

2）心筋（cardiac muscle）

心筋細胞は骨格筋とは異なり，核は通常 1 個で中央に位置する．細胞は枝分かれをしており，隣接する心筋細胞とは，介在板という構造で結合している．介在板には，接着帯，接着斑，ギャップ結合が豊富にみられ，機械的・電気的に隣り合う心筋細胞同士を強固に結合している．心筋細胞の中には，ホルモン[43]を分泌する心筋細胞や特殊心筋※が存在している．

3）平滑筋（smooth muscle）

平滑筋細胞は，紡錘ないしは線維状の形をした細胞で，組織によって長さは異なり，20 μm ほどの短いものから 500 μm に達するものもある．核は 1 個で細胞の中央に位置する．隣り合う平滑筋細胞間にはギャップ結合があり，興奮が伝搬する．平滑筋の収縮は，自律神経やホルモンによる調節を受ける．

＊随意筋
自分の意思で動かすことができる筋．自分の意思で動かすことができない筋は不随意筋と呼ばれる．

＊特殊心筋
心拍リズムの発生・伝達に関与する心筋で，心組織内で刺激伝導系を形成している（☞ 5 章 A-**7**）．

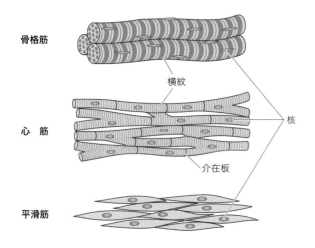

骨格筋

横紋

心　筋

核

介在板

平滑筋

図23　3 つの筋組織の模式図

[43]心房性ナトリウム利尿ペプチド（atrial natriuretic peptide，ANP），脳性ナトリウム利尿ペプチド（brain natriuretic peptide，BNP）が分泌される．

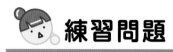

解いてみよう!!

Q1 空欄に当てはまる語句を入れてみよう.

・腹腔や胸腔の壁面と器官の表面は,（　①　）膜に覆われている.
・（　②　）脂質は, 細胞膜を構成する主要な複合脂質である.
・親水性のホルモンや神経伝達物質の作用は,（　③　）と呼ばれる膜たんぱく質と結合することで細胞へ伝えられる.
・ミトコンドリアの（　④　）では, TCA 回路や β 酸化などの代謝が行われる.
・新生児や乳児などは体温を維持するため, 脱共役による熱産生に特化した（　⑤　）組織が発達している.
・骨格筋や心筋などでは Ca^{2+} を貯蔵する（　⑥　）が発達しており, これは筋小胞体とも呼ばれる.
・リソソームは（　⑦　）酵素を含んでおり, 飲食作用などにより取りこんだ小胞内容物を分解する.
・プロテアソームは,（　⑧　）鎖が付いたたんぱく質を選択的に取りこみ分解する.
・遺伝子の転写は（　⑨　）クロマチンの領域で起こる.
・口腔や食道の粘膜は（　⑩　）上皮で覆われる.
・皮脂腺の分泌様式は（　⑪　）分泌である.
・膠原線維を構成するたんぱく質は（　⑫　）である.
・心筋細胞間や平滑筋細胞間は, 興奮を伝える（　⑬　）結合でつながっている.
・核小体では, 活発に（　⑭　）の転写が行われる.

Q2 チャネルとトランスポーターの類似点と異なる点を挙げてみよう.

Q3 ミトコンドリアの脱共役について説明してみよう.

Q4 微絨毛と線毛の異なる点について説明してみよう.

2 消化器系

🗝️ Key words

消化管，口腔，咽頭，食道，胃，小腸，大腸，腹腔，肝臓，胆嚢，膵臓，咀しゃく，嚥下，消化管
ホルモン，生理活性アミン，神経性調節，ホルモン調節，摂食，消化，吸収，糖質，たんぱく質，
脂質，消化・吸収

この章で学ぶこと

- 消化器系は，口腔・咽頭・食道・胃・小腸・大腸からなる消化管と，唾液腺・肝臓・胆嚢および膵臓で構成される．
- 消化管は中腔性器官であり，摂取した食物を咀しゃく・嚥下（えんげ）・消化・吸収し，残渣（ざんさ）を排泄する．
- 消化には，消化管運動による機械的消化と，唾液・胃液・膵液が含む酵素および小腸粘膜の膜酵素による化学的消化がある．
- 消化された栄養素は，小腸吸収上皮細胞で吸収され，糖・アミノ酸は門脈で肝臓に運ばれ，脂質は主にリンパ管で運ばれる．
- 消化・吸収は，自律神経や腸管神経系による神経性調節と，消化管ホルモンなどによる体液性調節を受ける．

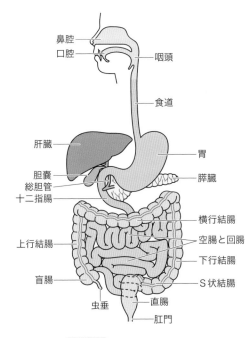

概略図 消化器系の概観

Ⓐ 消化管の構造と機能

消化管は，口腔（oral cavity），咽頭（pharynx），食道（esophagus），胃（stomach），小腸（small intestine），大腸（large intestine）からなる中腔性器官である（☞概略図）．

食道から大腸までは管腔臓器で，その壁の一般構造は，**粘膜**（mucous membrane）−**粘膜下組織**（submucosal tissue）−**筋層**（muscular layer）−**漿膜**（serous membrane）である（**図1**）．粘膜は，上皮細胞からなる**粘膜上皮**，結合組織性の**粘膜固有層**，薄い筋組織である**粘膜筋板**からなる．最外層の漿膜は，中皮（mesothelium；☞1章G-**1**）と，その内側の薄い結合組織性の漿膜下組織からなる．漿膜は腹膜に相当する膜なので，腹腔外の食道および直腸の下半部には漿膜はなく，外膜（adventitia）が覆っている．

消化管は蠕動運動（peristalsis）で食物を移送する．腸を動かす筋層は，食道，小腸，大腸は，内輪−外縦の2層であるが，胃は内斜−中輪−外縦の3層構造である．

胃，小腸，大腸の粘膜は腺が発達し，胃液や腸液を分泌する．

蠕動運動や腺分泌をコントロールする腸管神経系*のうち，マイスネル神経叢は粘膜下組織に，アウエルバッハ神経叢は輪走筋と縦走筋の境界部に存在する．

小腸の粘膜は，輪状ヒダ，腸絨毛，微絨毛を形成し管腔面の表面積を拡げ，消化したすべての栄養素を吸収する．

＊**腸管神経系**
腸管に内在する神経ネットワークで，腸管における自律的な制御機能を持つ．マイスネル神経叢とアウエルバッハ神経叢がある．相互に連携し，また中枢からの自律神経とも協調し，腸管運動や腺分泌を調節する．

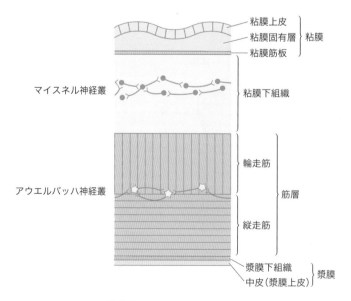

図1　消化管壁の一般構造

1 口　腔

> ▶ 口腔には歯，舌，口蓋，唾液腺があり，唾液を混ぜて食物を咀しゃくする

a 歯（tooth）

　永久歯は，上下の歯列とも，左右それぞれ，前方から切歯（2本），犬歯（1本），小臼歯（2本），大臼歯（3本）の8本（総計32本）で構成される．ただし最後方の第3大臼歯（親知らず）は，正常な位置に生えてこないことも多い．

　歯は，上顎骨および下顎骨の歯槽*に固定されている．上・下顎骨の歯槽部を覆う粘膜を歯肉（gingiva）という（図2）．歯の歯肉の外に現れている部分を歯冠，その下を歯根という．歯根先端部から歯の内部にいたる歯髄腔に，血管や神経が走る歯髄が入っている．

　歯の大部分はゾウゲ質*で形成されており，歯冠部の表面はエナメル質*で覆われ，歯根部の表面はセメント質*で覆われている（図3）．エナメル質は，人体の中で最も硬い組織である．

*歯槽
歯根が入る上・下顎骨の穴.

*ゾウゲ質，エナメル質，セメント質
歯を作る硬組織で，ハイドロキシアパタイトを主体とする無機質と，コラーゲンなどの有機質から構成される．無機質の比率がエナメル質（約96%），ゾウゲ質（約70%），セメント質（約60%）で，この順に硬い．

b 舌（tongue）

1）舌の構造（図4）

　舌は，口腔底から口腔内に隆起した，粘膜に覆われた骨格筋性の器官である．筋の随意運動により自在に形を変えながら動くことで，咀しゃく，嚥下，発声を可能にする．また味覚を受容する感覚器でもある．

　舌の上面（舌背）の正中線上後方にある舌盲孔を頂点として，前方外側に伸びる溝を分界溝といい，それより前方を舌体，後方を舌根と区別する．また舌の先端を舌尖という．

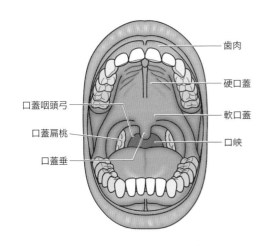

図2　口　腔

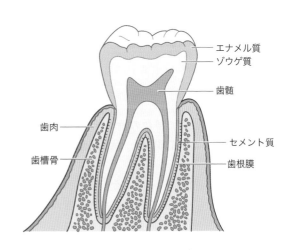

図3　大臼歯の断面

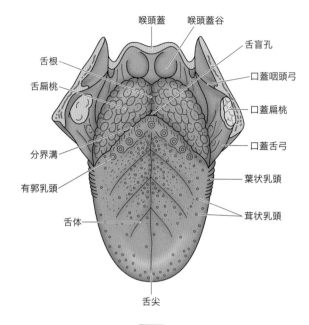

喉頭蓋 喉頭蓋谷

舌盲孔

舌根

口蓋咽頭弓

舌扁桃

口蓋扁桃

口蓋舌弓

分界溝

葉状乳頭

有郭乳頭

茸状乳頭

舌体

舌尖

図4 舌

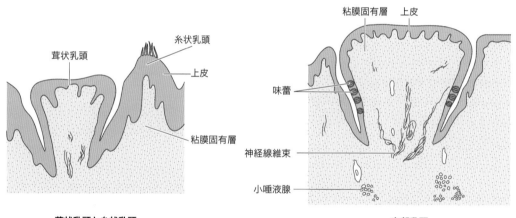

茸状乳頭

糸状乳頭

上皮

粘膜固有層

茸状乳頭と糸状乳頭

粘膜固有層 上皮

味蕾

神経線維束

小唾液腺

有郭乳頭

図5 舌乳頭

2) 舌乳頭（図5）

　舌体背面の粘膜は，多数の舌乳頭（lingual papilla）を形成する．舌乳頭は，大きいものから**有郭乳頭，葉状乳頭，茸状乳頭**および**糸状乳頭**の4種類である．

①有郭乳頭：分界溝に沿って，その前方に1列に並んでいる．

②葉状乳頭：舌体後部の外側縁に沿って並んでいる．

③茸状乳頭：舌尖付近に散在し，赤みが目立つ．

④糸状乳頭：舌体背面の全域に密生し，舌表面のザラザラした触感を与える．

3）味　蕾

味覚の受容器である**味蕾**は，有郭乳頭と葉状乳頭の側面の上皮内に多く分布する．茸状乳頭の上面にも少数あるが，糸状乳頭には存在しない．

c 口蓋（palate）

口蓋は，口腔の天井を作る壁で，その上方は鼻腔（nasal cavity）と接する．口蓋の前方約2/3は骨組織で形成される**硬口蓋**で，後方約1/3は骨格筋で形成される**軟口蓋**である（☞図2）．軟口蓋の後方の可動性に富む部位を口蓋帆といい，後方正中の突出部を口蓋垂（uvula）という．

d 唾液腺（salivary gland）

1）唾　液

唾液は，左右3対の大唾液腺および口腔内に広く分布する小唾液腺より分泌される．成人では1日1.0〜1.5 Lに及ぶ．

唾液の主な成分は，**ムチン**＊と消化酵素（**α-アミラーゼ**）である（☞本章C-**1** **b**）．ムチンは粘液細胞から，消化酵素は漿液細胞から分泌される．

2）大唾液腺（図6）

①**耳下腺**（parotid gland）：（純漿液腺）腺細胞はすべて漿液細胞からなる
②**顎下腺**（submandibular gland）：（混合腺）漿液細胞＞粘液細胞
③**舌下腺**（sublingual gland）：（混合腺）漿液細胞＜粘液細胞

混合腺では，1つの腺房内に漿液細胞と粘液細胞が混在する場合，腺房の末端部に漿液細胞が集合しており，これを**漿液半月**という．

3）唾液分泌の調節

唾液腺は，自律神経の二重支配を受けている．交感神経は，たんぱく質（ムチン，α-アミラーゼ）の分泌を促進する．一方，副交感神経は，水分の分泌を促進する．よって，交感神経優位なときは，少量で粘稠性の高い唾液となる．逆に副交感神経優位なときは，サラサラの唾液が多量に分泌される．

2 咽　頭

▶ **咽頭は気道および消化管が交叉する場所である**

a 咽頭の構造（図7）

咽頭は鼻腔の後方（咽頭鼻部＝上咽頭），口腔の後方（咽頭口部＝中咽頭）および喉頭（larynx）の後方（咽頭喉頭部＝下咽頭）からなる．咽頭は，上咽頭前方の鼻腔との境界である左右の後鼻孔と，下咽頭前方の喉頭口をつなぐ気道の一部である．かつ，口腔との境界である口峡と，下咽頭後方の食道入口部をつなぐ消化管の一部をなす．

b 咽頭のリンパ組織（lymphoid tissue）

咽頭には，口や鼻から侵入する病原体に対する防御のため，リンパ性組織

＊**ムチン**
ムチンは，コアたんぱく質に多数の糖鎖が付加した，分子量100万〜1,000万に及ぶ高分子である．分泌型と膜結合型が存在する．消化管では，胃粘膜の表層粘液細胞や副細胞，小腸や大腸粘膜の杯細胞や，唾液腺の粘液細胞から分泌される．

2

消化器系

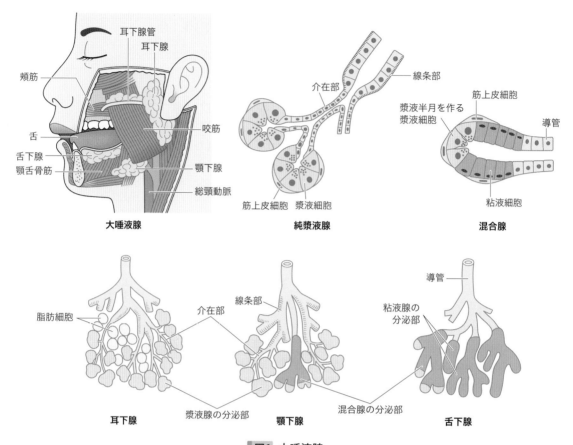

大唾液腺

純漿液腺

混合腺

耳下腺

顎下腺

舌下腺

図6 大唾液腺

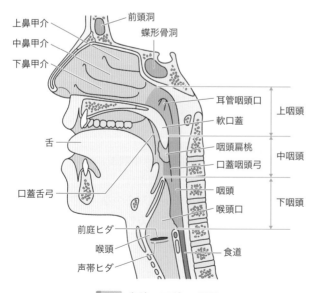

図7 鼻腔，口腔，咽頭

である扁桃（tonsil）*が存在する．咽頭扁桃（アデノイド），口蓋扁桃，舌扁桃，耳管扁桃が，咽頭内腔を取り巻くように配置しているため，一括してワルダイエル輪（Waldeyer's ring）という．

*扁桃
腸管免疫系（☞ p49）における最初の関門となるリンパ組織である．アーモンド（扁桃）のような形状から名づけられた．

③ 食　道

> 食道は，咽頭と胃の間にある筒状の管腔臓器である

a 食道壁の構造と機能

　食道壁は，粘膜−粘膜下組織−筋層−外膜からなる．粘膜はさらに，粘膜上皮−粘膜固有層−粘膜筋板に分けられる．食道の粘膜上皮の組織型は**重層扁平上皮**（☞1章G-①ⓐ-2）である．

　筋層は，輪状筋（内層），縦走筋（外層）の2層構造である．食道上部では横紋筋（striated muscle），中〜下部では平滑筋（smooth muscle）である．食道の上・下端では，輪走筋が発達し，それぞれ上部・下部食道括約筋を形成する．**下部食道括約筋**（lower esophageal sphincter，LES）は，胃内容物の食道への逆流（reflux）を防ぐ働きをする．筋層の間には，内在性のアウエルバッハ神経叢が分布し，中枢からの迷走神経と連携し，蠕動運動を司る．

　腹腔内にある胃や腸管の壁が外層に漿膜（臓側腹膜）をもつのに対し，食道は縦隔（mediastinum）の中にあるため，漿膜をもたない．その代わり，疎性結合組織である外膜をもつ．

④ 胃

> 胃は，袋状の管腔臓器で，食塊をいったん貯留し，消化を行う

a 胃の構造（図8）

　胃は食道に続く消化管で，十二指腸（duodenum）につながる．胃の入口を**噴門**（cardia），出口を**幽門**（pylorus）という．胃の外形は，左下側に膨隆し大きな弧を描いており，この部位を**大弯**という．その対側にあたる右上側は，凹形に弯曲しており，この部位を**小弯**という．小弯の中央からやや幽門寄りには角切痕というくびれがある．また，噴門の高さより上部を**胃底**，角切痕より幽門側を幽門部といい，胃底と幽門部に挟まれた大きな部位を**胃体**という．

　胃の内腔面には，大弯側を中心に縦走するヒダが発達している．

b 胃壁の構造

　胃壁は，粘膜（粘膜上皮−粘膜固有層−粘膜筋板）−粘膜下組織−筋層−漿膜からなる（☞図12）．胃の粘膜上皮は単層円柱上皮*である．表層の上皮細胞は粘液を産生・分泌し（表層粘液細胞），胃酸から粘膜を守っている．

*単層円柱上皮（胃，小腸，大腸）
（☞1章G-①ⓐ-1）
管腔側と組織側が一層の細胞で隔てられるため，細胞を介した分泌（腺上皮）や吸収（吸収上皮）に適している．

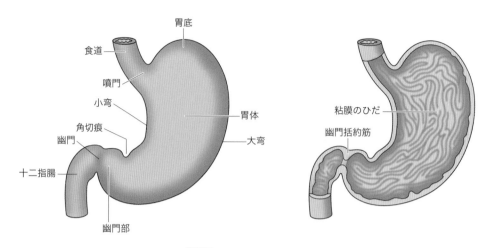

図8 胃の外景と内景

粘膜表面には胃小窩という多数の微細な陥凹があり，その底に胃腺が開口する．表層粘液細胞は胃内腔面から胃小窩側面まで連続して分布している．

筋層は，斜走筋（内層），輪走筋（中間層），縦走筋（外層）の3層構造である．幽門では輪走筋が発達し，幽門括約筋を形成する．

筋層の外側は漿膜に包まれている．漿膜は中皮と漿膜下組織からなる．

c 胃腺（gastric gland）

1）固有胃腺（図9）

胃底および胃体に分布する胃腺を固有胃腺（あるいは胃底腺）という．固有胃腺は3種類の細胞からなる．

①**主細胞**（chief cell）：**ペプシノーゲン**（pepsinogen）を分泌する．ペプシノーゲンは胃内腔で胃酸と反応すると，たんぱく質分解酵素ペプシン（pepsin）となる．

②**壁細胞**（parietal cell）：**胃酸**（gastric acid）および**内因子**＊を分泌する．

③**副細胞**（accessory cell）：頸粘液細胞ともいう．固有胃腺の開口部付近（腺頸部）にみられ，粘液を分泌する．

2）噴門腺と幽門腺

噴門部に噴門腺，幽門部に幽門腺があり，いずれも粘液細胞からなる．また，幽門腺には内分泌細胞である**G細胞**があり，**ガストリン**（gastrin）（☞本章 D-**1** [a]）を分泌する．

＊**内因子**
内因子は，食事から摂取したビタミン B₁₂ と結合し，回腸から吸収される．内因子が欠乏すると，ビタミン B₁₂ の吸収が阻害され，赤血球の産生が低下する．このような疾患を悪性貧血という．

5 小　腸

▶ 小腸は，胃と大腸の間にある臓器で，食物をすべて消化し吸収する

a 小腸の区分

小腸は全長約6.5mの管腔臓器で，十二指腸（duodenum）－空腸

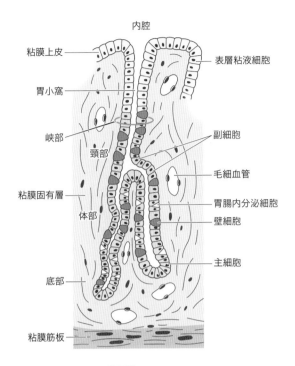

内腔
粘膜上皮
表層粘液細胞
胃小窩
峡部
頸部
副細胞
毛細血管
粘膜固有層
体部
胃腸内分泌細胞
壁細胞
主細胞
底部
粘膜筋板

図9　固有胃腺

（jejunum）-回腸（ileum）からなる.

　空腸と**回腸**はあわせて約6mの長さで，前約2/5を空腸，残る約3/5を回腸と呼ぶが，両者の明確な境界はない．空腸と回腸は，腹腔の後壁から腸間膜（mesentery）によってつながれている.

b　十二指腸

　十二指腸は，幽門から空腸までの約25cmの部分である．十二指腸は腹腔後方の壁（後腹壁）に固定されている．長さは，12本分の指幅に相当する．**幽門**に続き，上部（球部ともいう）-下行部-水平部（下部）-上行部と折れ曲がりながらCの字を描き，空腸に連続する．下行部には，**大十二指腸乳頭**［ファーター乳頭（Vater's papilla）ともいう］があり，主膵管（main pancreatic duct）と総胆管（common bile duct）が開口している（☞図21）．乳頭部にはオッディ括約筋（sphincter of Oddi）があり，膵液および胆汁の流出時には弛緩して開口部を開く.

　十二指腸には，十二指腸腺（ブルンネル腺）があり，粘液性の腸液を分泌する．腺体は，粘膜固有層から粘膜下組織に伸びている.

c　小腸壁の構造（図10）

　小腸壁は，胃や大腸と同様，粘膜（粘膜上皮-粘膜固有層-粘膜筋板）-粘膜下組織-筋層-漿膜からなる.

　筋層は，輪走筋（内層），縦走筋（外層）の2層構造である.

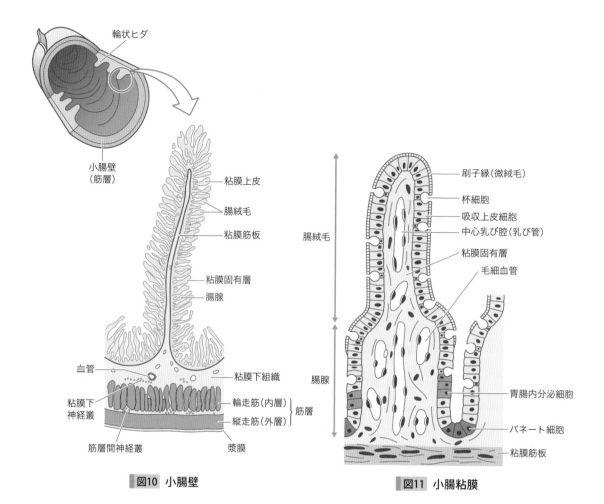

輪状ヒダ

小腸壁
（筋層）

粘膜上皮

腸絨毛

粘膜筋板

腸絨毛

粘膜固有層

腸腺

血管

粘膜下組織

粘膜下
神経叢

輪走筋（内層）
筋層
縦走筋（外層）

筋層間神経叢

漿膜

図10 小腸壁

刷子縁（微絨毛）

杯細胞

吸収上皮細胞

中心乳び腔（乳び管）

粘膜固有層

毛細血管

腸絨毛

腸腺

胃腸内分泌細胞

パネート細胞

粘膜筋板

図11 小腸粘膜

　粘膜下組織にはマイスネル神経叢（粘膜下神経叢）*，2層の筋層の間には
アウエルバッハ神経叢（筋層間神経叢）*が分布する．

d 小腸粘膜（図11）

1）粘膜の構造

　小腸粘膜は，腸管の縦軸に対して直角に，高さ3〜8mmの**輪状ヒダ**を形
成する．さらに粘膜の表面は，高さ1mm前後の**腸絨毛**（intestinal villi）と
いう小突起が隙間なく覆っている（図12）．隣り合う腸絨毛の間には，腸腺
が粘膜固有層の中に伸びている．

　小腸の粘膜上皮は**単層円柱上皮**である．腸絨毛表面の大部分の細胞は吸収
上皮細胞で，管腔面には微細な突起である**微絨毛**（microvilli）が密生して
いる．微絨毛をブラシに見立て，刷子縁ともいう．

　このように，小腸の粘膜は，輪状ヒダ，腸絨毛，微絨毛と3段階の突起を
形成することで吸収面を拡げ，その表面積は200m²にも及ぶ．

　吸収上皮細胞の間には，少数の**杯細胞**（goblet cell）*が散在し，この細胞
は粘液を分泌する．

＊**マイスネル神経叢**
小腸と大腸の粘膜下組織に網目
状に広がる．主に粘膜における
腺の分泌を制御している．

＊**アウエルバッハ神経叢**
食道から大腸まで，輪走筋と縦
走筋の間に分布する．主に消化
管運動を制御する．

＊**杯細胞**
ムチンに富む粘液を分泌する細
胞．細胞の自由表面近くが，蓄
積した粘液で膨らんで，ゴブ
レットグラス様に見えるため杯
細胞という．大腸の腸腺に多数
存在する．

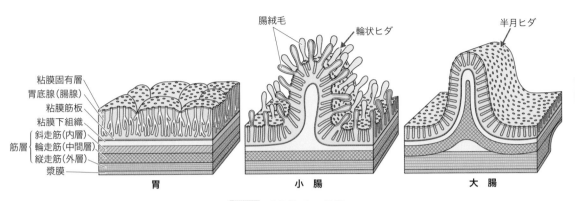

図12 消化管壁の比較
筋層の斜走筋は胃にのみあり.

胃 / 小腸 / 大腸

（図中ラベル）
腸絨毛
輪状ヒダ
半月ヒダ
粘膜固有層
胃底腺（腸腺）
粘膜筋板
粘膜下組織
斜走筋（内層）
輪走筋（中間層）
縦走筋（外層）
漿膜
筋層

＊パネート細胞
腸腺の腺底にみられる, 顆粒を有する細胞である. 顆粒はリゾチームという細菌成分を溶解する酵素を含む. 腸管粘膜の防御作用を担う.

＊腸管免疫系
腸管粘膜は, 常に外部の病原体に接するために, リンパ組織が発達している. このような組織を, 腸管関連リンパ組織 (gut-associated lymphoid tissue, GALT) あるいは, 粘膜関連リンパ組織 (mucosa-associated lymphoid tissue, MALT) という (☞ 4 章). 腸内細菌ともクロストークをしながら, 免疫系の維持に寄与している.

＊パイエル板
主に回腸で, 20〜30 個のリンパ小節が集合して形成された長楕円形の集合リンパ小節である. 粘膜固有層を貫いて, 粘膜下組織にまで広がる. 管腔側にはM細胞があって, 腸管内の細菌を捕捉し, 粘膜内のリンパ組織に供給している.

2) 腸　腺

　腸腺（リーベルキューン腺）は, 小腸の全体に分布する. 腸陰窩ともいう. 腸腺は杯細胞を含むため, わずかに粘液性の腸液を分泌する.

　腸腺の腺底にはパネート細胞＊が存在する. また消化管ホルモンを分泌する胃腸内分泌細胞も散在する.

3) 小腸リンパ組織

　粘膜固有層には, 多数のリンパ小節が発達し, 腸管免疫系＊を形成している. 小腸には, リンパ小節が集合してできたパイエル板＊が散在している.

⑥ 大　腸

> ▶ 大腸は, 小腸と肛門の間にある臓器で, 便を形成し排泄する

ⓐ 大腸の区分

　大腸は, 全長約 1.6 m の管腔臓器で, 盲腸（cecum）–結腸（colon）–直腸（rectum）からなる.

ⓑ 盲腸（図 13）

　盲腸は, 回腸が大腸に接続する回盲口より下方の部位である. 盲腸下端, 左後壁から, 細長い虫垂（appendix）が伸びている. 回盲口において, 盲腸内に突き出た回腸末端は**回盲弁（バウヒン弁）**を形成し, 盲腸から回腸への内容物の逆流を防いでいる.

ⓒ 結　腸
1) 結腸の区分

　結腸は, 上行結腸–横行結腸–下行結腸–S状結腸からなる. **上行結腸**と

2
消化器系

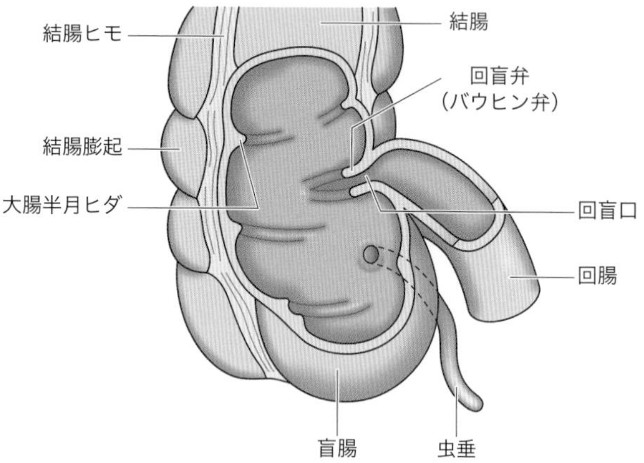
結腸ヒモ
結腸
回盲弁
（バウヒン弁）
結腸膨起
大腸半月ヒダ
回盲口
回腸
盲腸
虫垂

図13 回盲部

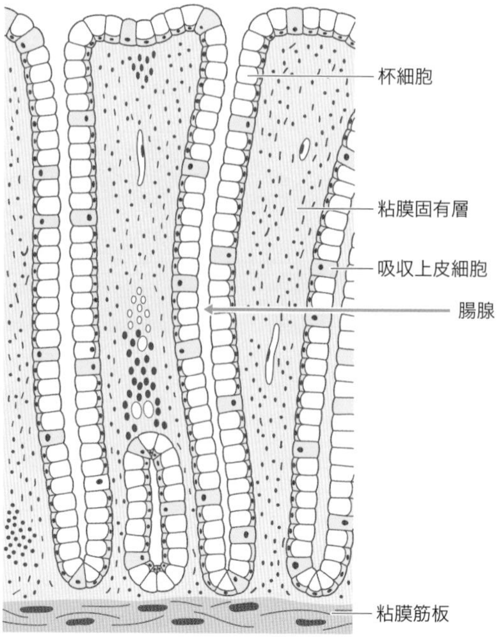
杯細胞
粘膜固有層
吸収上皮細胞
腸腺
粘膜筋板

図14 結腸の粘膜

下行結腸は後腹壁に密着しているが，**横行結腸**と **S 状結腸**は，結腸間膜を介して後腹壁とつながっている．

2）結腸壁の構造

結腸壁は，数 cm ごとにくびれが入っており，内腔面に**大腸半月ヒダ**を形成している（**図 12**，**図 13**）．くびれにはさまれた管腔の膨隆部を**結腸膨起**（**ハウストラ**）という．

結腸の粘膜には，小腸のような輪状ヒダや腸絨毛はない（**図 14**）．粘膜上皮は，**単層円柱上皮**で，吸収上皮細胞と杯細胞からなる．粘膜上皮に開口する腸腺には，多数の杯細胞が存在する．

筋層は，輪走筋（内層），縦走筋（外層）の 2 層構造である．縦走筋は，結腸の外周上 3ヵ所で筋線維束が集中し紐（ひも）状となる．これを**結腸ヒモ**（taenia coli）といい，管腔の過度の伸展を押さえている（**図 13**）．

d 直腸～肛門（anal）

1）直　腸

直腸は，**S 状結腸**が腹部の正中で下方に屈曲した部位から始まり，肛門管までで，長さ 18 cm 程度である．肛門管のすぐ上方の直腸下部は拡張性に富むため直腸膨大部という．

2）肛門管（**図 15**）

肛門管は，臨床的には，肛門括約筋で囲まれ，排便時以外は閉じている部位を指し，長さ 4 cm程度である（外科的肛門管）．組織学的には，肛門下縁

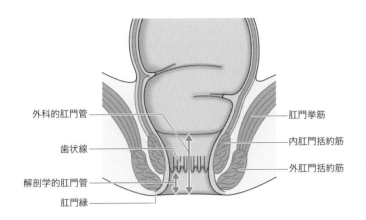

図15 肛門管

から2cm程度上方にある歯状線が，直腸（腺上皮）と肛門管（重層扁平上皮）の境界となる（解剖学的肛門管）．

3）肛門括約筋

　外科的肛門管の中〜上位の周囲に，**内肛門括約筋**が，その外側下方に**外肛門括約筋**が取り巻いている．内肛門括約筋は平滑筋（不随意筋）で，直腸輪状筋が発達したものである．外肛門括約筋は骨格筋（随意筋）で，上方は肛門挙筋に移行する．肛門括約筋は，骨盤内臓神経*や陰部神経*に支配される．

---

7 腹膜腔

▶ 臓側腹膜と壁側腹膜は連続し，その内部の空間を腹膜腔という

a 腹膜（peritoneum）

　腹部の体腔である腹腔（abdominal cavity）の表面は，腹膜に覆われている．胃から直腸の上半分までの消化管および肝臓を覆う部分を臓側腹膜，腹壁の内面を覆う部分を壁側腹膜といい，両者は直接または腸間膜を介して連続している（**図16**）．

b 腸間膜

　腹腔内で，後腹壁に固定されていない空腸，回腸，横行結腸，S状結腸は，**腸間膜**を介して腹壁後面の腹膜とつながっている．腸間膜は，腹膜が後腹壁から立ち上がって2枚の腹膜が重なってできたもので，腸管側で臓側腹膜（漿膜）に連続する．腸間膜には，腸管を栄養する脈管や神経が走っている．胃に付着する大網と小網*は，腸間膜に相当する．

* **骨盤内臓神経**
骨盤内臓神経は，直腸の伸展刺激を伝える知覚神経と，仙髄に発する副交感神経を含む．その興奮は，内肛門括約筋を弛緩させ，直腸の収縮運動を刺激し，排便を促す．

* **陰部神経**
外肛門括約筋に対する随意運動の命令は，大脳皮質運動野に発し，錐体路を経て仙髄の前角で運動神経を刺激する．この運動神経は陰部神経に含まれる．

* **大網と小網**
大網は，胃を包む漿膜から連続する膜で，大弯側から下方に垂れ下がっている．下縁で折り返し，前葉は胃の漿膜，後葉は横行結腸の漿膜と連続している．内臓脂肪が蓄積しやすい場所である．
小網は，胃の小弯側から伸びる漿膜の延長で，肝臓下面に達し，肝臓の漿膜に連続する．

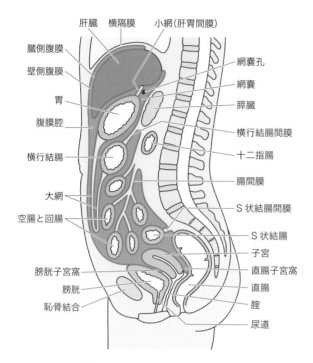

図16 腹腔の正中断面（女性）

B 肝臓・胆嚢・膵臓の構造と機能

1 肝臓の構造と機能

> ▶ 肝臓は最大の実質臓器であり，多彩な代謝機能を営むところから，
> "生体の化学工場" に例えられる

a 肝臓の構造

　肝臓は腹腔内の右側・頭側にあり，周囲を肋骨で守られている．左葉の一部が剣状突起の付近で腹壁から触れる場合がある（図 17）．上面は横隔膜に接していてドーム状に凸面を形成し，下面は逆にやや凹面となっている．下面の中央付近に胆嚢が接して存在し，その背側に**肝門部**という固有肝動脈，門脈，胆管が出入りする部分がある（図 18）．重さは約 1.3〜1.5 kgあり，人体で最大の実質臓器である．**肝細胞**は，肝臓を構成する細胞の約 60％を占める[1]．生体の細胞の中でもきわめて再生力が強い．

---

[1] 肝臓には，肝細胞のほかに多様な細胞が存在している．類洞には肝臓に特異的なマクロファージであるクッパー細胞や，NK（ナチュラルキラー）細胞であるピット細胞が存在し，類洞と肝細胞の隙間（ディッセ腔）には肝星細胞（伊東細胞）が存在し，ビタミン A などを貯留し，肝臓の線維化に関与している．

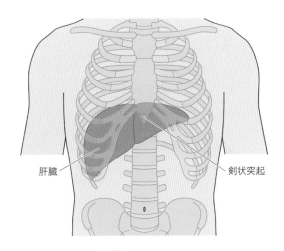

図17 肝臓の位置

肝臓　剣状突起

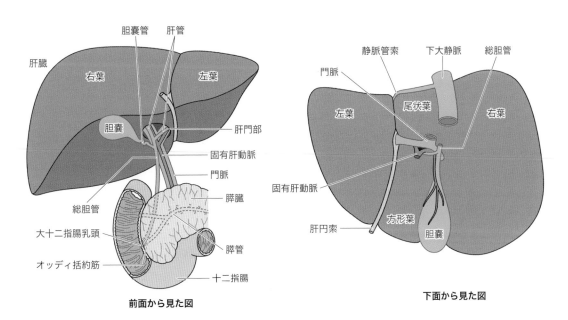

前面から見た図

胆嚢管　肝管
肝臓
右葉　左葉
胆嚢
肝門部
固有肝動脈
門脈
総胆管　膵臓
大十二指腸乳頭
膵管
オッディ括約筋
十二指腸

下面から見た図

静脈管索　下大静脈　総胆管
門脈
左葉　尾状葉　右葉
固有肝動脈
肝円索　方形葉　胆嚢

図18 肝臓の構造

 コラム　生体部分肝移植

　肝細胞は再生力が強く，生体部分肝移植のドナー（臓器提供者）の場合，肝臓の1/3を切除してレシピエントに提供しても，約3ヵ月間で元の大きさに戻るといわれている．

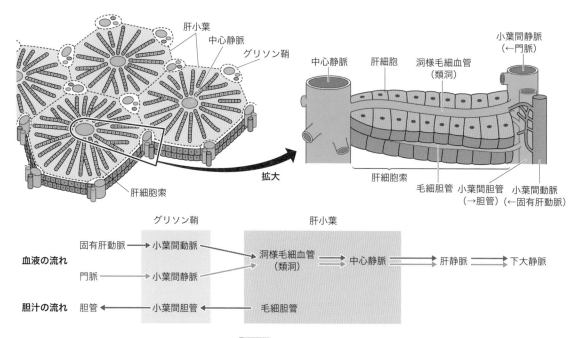

図19 肝小葉の構造

[細川雅也：Visual 栄養学テキスト 人体の構造と機能および疾病の成り立ち　I. 解剖生理学，津田謹輔ほか（監），福島光夫（編），中山書店，東京，p26，2016 より許諾を得て改変し転載]

　顕微鏡的には，**肝小葉**という直径 1～1.5 mm 程度の多角柱の構造が機能単位であり，約 50 万個存在する（**図 19**）．中心に中心静脈，角の頂点には**グリソン鞘**と呼ばれる構造があり，グリソン鞘から固有肝動脈，門脈，胆管の末梢枝が出入りする．肝細胞は，多角形の辺縁から中心静脈に向かって放射状・索状に配列している．肝細胞索の両側の隙間を**洞様毛細血管（類洞）**と呼び，グリソン鞘から肝動脈血と門脈血が合流して中心静脈に向かって流れ，肝細胞との間でガス交換（内呼吸）と物質の交換を行う．一方，肝細胞で作られた**胆汁**は，毛細胆管からグリソン鞘の小葉間胆管へと血液とは逆方向に流れる．

　肝臓は，心拍出量の 20～30% 程度もの血流を受ける．30% は**固有肝動脈**から，70% は**門脈**[*]から供血され，食後には血流が増え，運動時には減少する．固有肝動脈からは主に酸素の供給を受ける．門脈血は静脈血で酸素分圧は高くないが，小腸で消化・吸収された栄養素を豊富に含むほか，膵臓からはインスリンやグルカゴンなどのホルモン，（内臓）脂肪細胞からはアディポサイトカイン，脾臓からは赤血球の老廃物であるビリルビンなど，肝臓で代謝する必要のある重要な物質を豊富に含む血液である．

＊門脈
2 つの毛細血管網に挟まれた静脈．一度毛細血管網を通過しているので酸素分圧は低いが，生命維持に重要な物質を運搬する．ヒトでは，ほかに視床下部から下垂体に視床下部ホルモンを供給する下垂体門脈がある．

b 肝臓の機能

　消化管を通じて分子レベルにまで消化された栄養素は，門脈を介して肝臓に集められ，生体にとって必要な物質に作り変えられる．また，働きを終えて不要になった代謝物，ホルモン，薬物などを処理・排泄する．ゆえに肝臓は "生体の化学工場" に例えられる．

1) たんぱく質代謝

　小腸で吸収されたアミノ酸を材料にして，多くのたんぱく質を合成している．中でも，血漿**アルブミン**は，ほぼ肝細胞でのみ合成され，**血漿膠質浸透圧**を保ち，各種のミネラル，薬物などの運搬体にもなる人体にとって最重要なたんぱく質である．その他，プロトロンビン，フィブリノゲンを始めとする血液凝固因子，各種酵素など生体にとって必要不可欠な多くのたんぱく質は肝臓で合成される．また**アミノ基転移酵素**を用いて，あるアミノ酸から別種のアミノ酸を合成する．

2) 糖質代謝

　小腸で吸収されたグルコース（ブドウ糖）は門脈を経由して肝臓に流入し，約半分は肝細胞内で貯蔵型である**グリコーゲン**に合成される．空腹時，血糖値が低下すると膵臓から分泌されるホルモンである**グルカゴン**の指令を受けて，グリコーゲンからグルコースに分解されて血液中に放出され，血糖値を維持する．また筋肉から流入したアミノ酸（糖原性アミノ酸），乳酸や，脂肪細胞から流入したグリセリンなど，グリコーゲン以外の材料を用いてグルコースを合成する（**糖新生**）．

3) 脂質代謝

　肝臓では，**脂肪酸**の合成・分解，複合脂質である**リン脂質**の合成，誘導脂質である**コレステロール**の合成が行われている．また水に溶けない脂質の運搬体である**リポたんぱく質**も肝臓で合成されている．

4) ホルモン代謝

　各種ホルモン前駆体（アンジオテンシノーゲンなど）の合成，不必要になったホルモン（エストロゲンなど）の不活化を行う．

5) アンモニア代謝

　たんぱく質は窒素を含むため，分解産物として窒素化合物が残る．この窒素化合物は，主として腸内細菌の作用で生体にとって有害な**アンモニア**に変換される．肝臓では，このアンモニアを**尿素回路**を用いて水溶性で無害な**尿素**に変換し，尿中へ排泄する．

6) 解毒作用

　色々な物質を，酸化，還元，加水分解，抱合などの様々な化学反応を用いて毒性の少ない水溶性物質に変え，胆汁中に排泄したり，血液を介して腎臓を経由して尿中に排泄する．役目を終えた薬物は，主に**シトクロム P450（CYP）**という酵素を用いて分解する．アルコールは，アルコール脱水素酵素，**アセトアルデヒド脱水素酵素**を用いて無害な酢酸に代謝する．寿命がきて脾臓で破壊された赤血球中のヘモグロビンの代謝産物である脂溶性の**間接ビリルビン**（非抱合型ビリルビン）は，グルクロン酸と抱合し，水溶性の**直接ビリルビン**（抱合型ビリルビン）に変換して胆汁中に排泄される[2]．

---

[2] ビリルビンの代謝・排泄が障害され，黄色の色素であるビリルビンの血中濃度が上昇し，皮膚が黄染する症候を黄疸と呼ぶ．溶血などによる（間接）ビリルビンの産生過剰，肝臓におけるビリルビンの抱合不全（肝不全症状の一つ），肝臓の内部におけるビリルビン運搬障害（肝内胆汁うっ滞），胆管の閉塞によるビリルビン排泄障害（閉塞性黄疸）など，様々な機序で黄疸（高ビリルビン血症）をきたす．

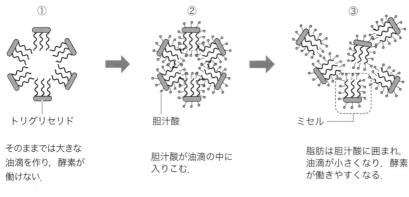

① トリグリセリド

そのままでは大きな
油滴を作り，酵素が
働けない．

② 胆汁酸

胆汁酸が油滴の中に
入りこむ．

③ ミセル

脂肪は胆汁酸に囲まれ，
油滴が小さくなり，酵素
が働きやすくなる．

図20　ミセル化

[羽生大記：消化器系. 臨床医学—人体の構造と機能および疾病の成り立ち，羽生大記ほか（編），
南江堂，東京，p113，2019 より許諾を得て改変し転載]

7）胆汁の生成・分泌

　肝細胞の重要な分泌機能に，胆汁の生成・分泌がある．胆汁の主成分は，
胆汁酸*とビリルビンであり，黄褐色で約 500～700 mL/ 日程度生成される．
胆汁酸はコレステロールから，ビリルビンは上記のヘモグロビンの代謝産物
から生成される．肝細胞で生成された胆汁は，毛細胆管，肝内胆管を経て胆
嚢に集められ，濃縮される．脂肪を含む食塊が十二指腸に達すると胆嚢が収
縮し，大十二指腸乳頭（ファーター乳頭）から十二指腸に分泌される．胆汁
中には消化酵素は含まれないが，胆汁酸が脂質をミセル化*（**図20**）するこ
とで脂質の吸収を助ける．小腸に分泌された胆汁酸の大部分は回腸で吸収さ
れ，門脈を経て肝臓に戻り，再利用される（胆汁酸の腸肝循環）．

8）ビタミン，無機物の貯留

　各種のビタミン，無機物（鉄など）を貯留し，必要に応じて利用する．

9）血液貯留能

　前述したように肝臓には心拍出量の 20～30% 程度もの血液が流入し，大
量の血液をスポンジのように吸収し，貯留することができる．出血時には肝
臓から血液を動員し，低下した循環血漿量の調整を行う．

② 胆嚢の構造と機能

> ▶ 胆嚢は肝細胞で産生された胆汁を貯留・濃縮し，収縮により十二指腸か
> ら分泌することで脂質の吸収を助ける

a 胆嚢の構造

　胆嚢は，肝右葉の下面に付き，長さ 7～10 cm，幅 2～4 cm 程度のナス様
の袋構造をしている．容量は 50～70 mL 程度である．肝細胞で産生された
胆汁は，毛細胆管～肝内胆管～左右の肝管～総肝管へと運ばれ，総肝管から
分岐した胆嚢管を経て胆嚢に貯留される（**図21**）．胆嚢に貯留された胆汁は，

＊胆汁酸
肝臓でコレステロールから合成
された両親媒性分子で，脂肪を
取りこみ，エマルジョンを形成
することによって水中に分散す
る．これを脂肪の乳化という．
また胆汁酸は，脂溶性の脂肪分
解生成物を包みこみ混合ミセル
を形成することで，吸収上皮細
胞表面まで運搬する．

＊ミセル化
食塊の中にある脂肪（ほとんど
が中性脂肪）は，大きな油滴を
作り，脂肪分解酵素（リパー
ゼ）は反応しにくい．胆汁中の
胆汁酸が脂肪を取り囲み，油滴
を小さくする（ミセル化）こと
でリパーゼが反応しやすくな
る．

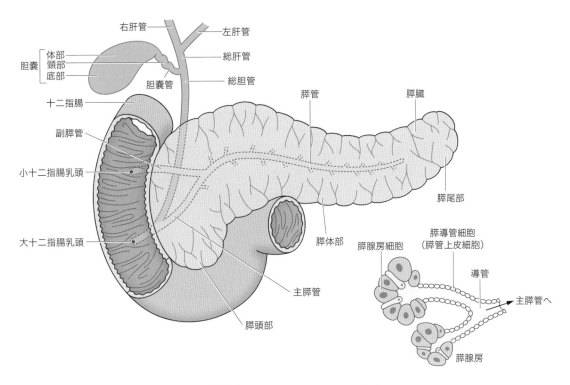

図21 胆嚢と膵臓，膵腺房の構造

貯留されている間に水分を吸収され，5〜10倍程度，濃縮される.

ⓑ 胆嚢の機能

食塊（とくに脂質を含む）が十二指腸に達すると，**副交感神経**の刺激および消化管ホルモンである**コレシストキニン（CCK；☞本章D-❶ⓒ）**の作用によって胆嚢が収縮し，濃縮された胆汁が総胆管から主膵管を経て，CCKの作用で弛緩した**大十二指腸乳頭**から十二指腸に分泌される. 胆汁の主成分である**胆汁酸**は，脂肪滴を**ミセル化**し，膵リパーゼの作用を受けやすく修飾して脂肪の吸収を助ける（胆汁自体には消化酵素は含まれない）（**図20**）.

もう1つの胆汁の重要な作用として，肝臓で処理されたビリルビンや薬物の代謝産物を胆汁中に溶解し，消化管に排泄する働きがある.

---

❸ 膵臓の構造と機能

▶ 膵臓は，三大栄養素すべてに対する消化酵素を産生，消化管に外分泌し，消化機能における中心的役割を担う

ⓐ 膵臓の構造

膵臓は，第1〜2腰椎の高さの，胃の裏側に位置する後腹膜器官※である. 長さ15 cm，幅5 cm，厚さ2 cm程度，100 g程度の実質臓器である. 膵頭部，

※**後腹膜器官**
腹腔の後壁の腹膜より背側にある器官. 膵臓のほかに腎臓，副腎，大動静脈などが存在する.

膵体部，膵尾部に分かれる．中央に**主膵管**という外分泌の導管があり，十二指腸に開口する直前に総胆管と合流し，**大十二指腸乳頭から十二指腸に至る**（**図21左**）．外分泌液である膵液は，**膵腺房細胞（消化酵素を産生）**と**膵導管細胞（膵管上皮細胞）（重炭酸液を産生）**によって産生され，導管〜分枝膵管を経て主膵管に運ばれ，総胆管からの胆汁と合流した後，大十二指腸乳頭から十二指腸に外分泌*される（**図21右**）．膵腺房細胞は，膵頭部〜体部に多く存在している．

一方，膵体部〜尾部には**ランゲルハンス島**という内分泌細胞の集合体が多く存在する．ランゲルハンス島内には，α細胞（グルカゴン産生），β細胞（インスリン産生），δ細胞（ソマトスタチン産生）という血糖値調節に中心的な役割を担うホルモンを産生する細胞が存在する（ホルモンの働きについては☞9章）．

*外分泌と内分泌
消化管は，口と肛門を通じて外部と交通しているため，消化管腔は外界とみなされ，同部への物質の分泌は"外分泌"と定義される．一方，血管内は完全な閉鎖腔であるため血管内への物質の分泌は"内分泌"と定義される．

b 膵臓の機能

膵液の主な機能の1つは，膵導管細胞で産生される**重炭酸イオン**（HCO_3^-）を豊富に含むアルカリ性の溶液を十二指腸に分泌し，胃酸によって酸性になった食塊のpHを中和して，中性領域にある膵消化酵素の**至適pH**へと調節することである．アルカリ性の膵液の分泌は，主に**セクレチン**（☞本章D-**1**b）によって刺激される．

膵腺房細胞によって産生される消化酵素は，三大栄養素である，炭水化物（**アミラーゼ**），脂質（**膵リパーゼ**），たんぱく質（**トリプシン**，**キモトリプシン**など）の分解酵素を含み，小腸における食物の消化を進める上で中心的な役割を果たす（☞本章E-**3**a）．たんぱく質分解酵素は，膵臓内では前駆体（**プロ酵素**：トリプシノーゲン，キモトリプシノーゲンなど）として産生・存在し，小腸へ外分泌されて初めて活性型に変換され，効果を発揮する．消化酵素の分泌は，主にCCKによって刺激される．また膵液の分泌は，**副交感神経（迷走神経）**によっても刺激される．

臨床医学へのリンク

急性膵炎

たんぱく質分解酵素の前駆体であるプロ酵素が，何らかのきっかけで膵臓内で活性型に変換され，膵臓を構成するたんぱく質成分を消化してしまう病態が，（自己融解性）膵炎である．重症急性膵炎の場合，膵臓の大部分が融解・壊死するリスクがあり，ICU（集中治療室）における集学的治療が必要になる．

C 咀しゃく，嚥下

咀しゃく（咀嚼，mastication）とは，食物を口腔に入れた後，嚥下（えんげ）（swallowing）できる状態に変化させるための口腔の運動である．嚥下とは，咀しゃくにより形成された口腔内の食塊を，咽頭から食道を経て胃の中へ送りこむ運動である．

1 咀しゃく

▶ 咀しゃくにより，食物を粉砕・混合し，嚥下可能な食塊を形成する

a 咀しゃくの働き

咀しゃくとは，口腔内に入れた食物を，上下の歯で噛み砕き，細かく粉砕したものを唾液と混合する運動であり，食物の消化（機械的消化*および化学的消化*）の最初のステップである．咀しゃくは，上・下顎骨，咀しゃく筋（きょうきん），頬筋，歯，舌などが協調して行われる．咀しゃくによって，食物は粘稠性のある流動体（食塊）に変化し，嚥下しやすくなる．また，咀しゃくは，食物から多様な味物質（分子，イオンなど）の溶出を促し，豊かな味覚を感受することを可能にする．

b 唾液（だえき）（saliva）

唾液は大唾液腺および小唾液腺から分泌される（☞本章 A-1 d）．

唾液酵素**α-アミラーゼ**（α-amylase）は，デンプン（starch）に作用し，デキストリンやマルトース（麦芽糖）などのオリゴ糖に分解する．唾液に含まれる粘液成分**ムチン**は，食塊を滑らかな凝集性のある嚥下に適した性状にする．またムチンには粘膜の保護作用がある．さらに唾液にはリゾチーム*，ラクトフェリン*，IgA*などが含まれ，食物とともに侵入する病原体に対する防御作用をもつ．

c 咀しゃくのメカニズム

1）顎関節

上歯は**上顎骨**の歯槽（しそう），下歯は**下顎骨**の歯槽に固定されているので，「ものを噛む」とは，上顎骨に向けて下顎骨を，顎関節を支点として挙上する運動となる．顎関節（**図22右**）は，側頭骨の下顎窩に下顎骨の下顎頭がはまりこむ構造である．下顎窩と下顎頭の間には関節円板が介在し，骨の動きと連動し，滑らかな関節運動を支える．下顎関節は，下顎頭を軸とする回転のほか，前後左右の滑走が加わり，複雑な運動が可能である．

2）咀しゃく筋（**図22**）

ものを噛むときに働く筋を咀しゃく筋といい，**側頭筋**（そくとうきん）*，**咬筋**（こうきん）*，外側翼突筋（がいそくよくとつきん）*，内側翼突筋（ないそく）*がある．支配神経は，いずれも**三叉神経**（第Ⅴ脳神経）の第三枝（下顎神経）である．

*機械的消化
機械的消化は，口腔内における歯による食物の粉砕や，舌の運動，胃，小腸の消化管運動により行われる．食物を機械的（物理的）な作用で分解し，消化液と混和することにより，化学的消化を促進する．

*化学的消化
化学的消化とは，唾液，胃液，膵液が含む酵素および小腸粘膜上皮の膜消化酵素や胃酸による食物の化学的分解である．

*リゾチーム
細菌の細胞壁を分解する酵素である．

*ラクトフェリン
鉄結合性の糖たんぱく質で抗菌作用が強い．

*IgA
粘膜防御を担う免疫グロブリンである．

*側頭筋
側頭骨に起始し，下顎骨筋突起に停止する．主に力を入れずに口を閉じるときに働く．

*咬筋
頬骨弓下縁に起始し，下顎骨に停止する．硬いものを噛むときに強く働く．

*外側翼突筋
側頭骨および蝶形骨に起始し，下顎骨に停止する．上頭は，閉口時に関節円板を安定化する．下頭は，下顎を前方に引き出し，開口運動に関与する．

*内側翼突筋
蝶形骨に起始し，下顎骨に停止する．下顎骨の内側にある．

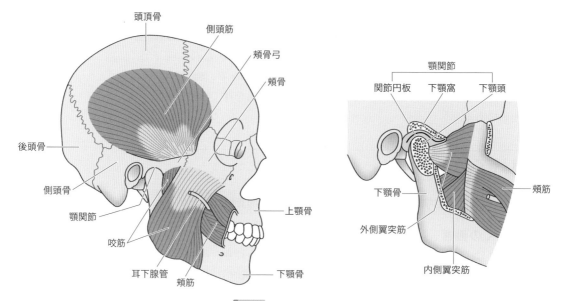

図22 咀しゃく筋

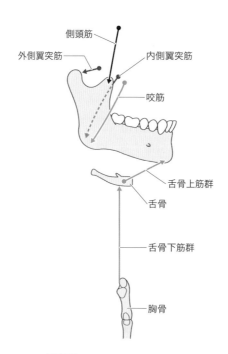

図23 咀しゃく筋と開口筋

　口を開くときは，舌骨上筋群[*]や舌骨下筋群[*]が働くほか，外側翼突筋も関
与する（図23）．

3）歯

　それぞれの歯の働きは，切歯は嚙み切る（咬断），犬歯は切り裂く，臼歯
はすりつぶす（臼磨）などである．

[*]**舌骨上筋群**
舌骨上筋群のうち，下顎骨に起始し舌骨に停止するのは，顎舌骨筋，オトガイ舌骨筋，顎二腹筋（前腹）である．これらの筋は，舌骨が固定しているとき，下顎を引き下げる（開口運動）．

[*]**舌骨下筋群**
舌骨と，その下方の甲状軟骨，胸骨，肩甲骨の間に張っている筋群で，開口運動のとき，舌骨を固定する．開口に重要な役割をもつ．

4）舌，口唇，頬

　舌は自在に変形しながら食物を唾液と混和し食塊を形成する．その他，口唇 (lips)，頬 (cheek) の運動も咀しゃくに加わる．

2 嚥　下

▶ 嚥下とは，咀しゃくした食塊を，口腔から食道に送りこむことである

a 先行期および準備期

1）先行期（認知期）

　摂食は，まず対象の食物の認知から始まる．視覚・嗅覚などの感覚に基づき，食物の安全性・栄養価・好悪や，また食欲とのバランスから摂取量，摂取する順序などを判断する．脳による認識は，**迷走神経**を刺激し，唾液や胃液の分泌を促す（☞本章 D-3 a）．

2）準備期（咀しゃく期）

　口に入れた食物を咀しゃくし，嚥下できる食塊を形成する．嚥下に先立って，口唇を閉鎖し，上下の奥歯を噛み合わせて下顎を上顎に固定するとともに，嚥下できる量の食塊または液体を舌背と口蓋がつくる空間に準備する．

b 嚥下期

　嚥下を開始すると，嚥下反射が働き，嚥下第１期（口腔期），第２期（咽頭期），第３期（食道期）が連続的に進行する（図24）．

1）嚥下第１期（口腔期）

　嚥下は，舌の随意運動から開始する．舌尖から舌背の順に舌を挙上して口蓋に付けることにより，舌背上の食塊を後方に移動させ，最終的に舌根部も持ち上がり口蓋に接すると，食塊は完全に咽頭へと押し出される．第１期に

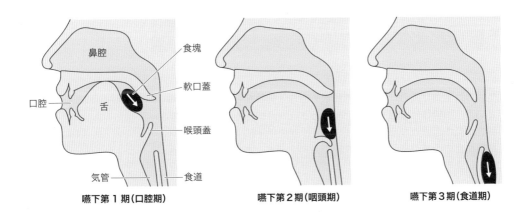

嚥下第 1 期（口腔期）　　　嚥下第 2 期（咽頭期）　　　嚥下第 3 期（食道期）

図24 嚥　下

要する時間は，0.5〜1秒である．

2）嚥下第2期（咽頭期）

　食塊が咽頭に押し出されると同時に，**嚥下反射**による一連の運動が出現する．まず軟口蓋が上がり咽頭後壁に接し，食塊の鼻腔への流入を防止する．舌骨および喉頭が挙上し，喉頭蓋が後屈し，喉頭口が閉じられ，食塊の気道への流入を防ぐ．さらに，上部食道括約筋（upper esophageal sphincter, UES）が弛緩し入口部が開き，食塊が食道に進入する．第1期と第2期を合わせて，要する時間は1秒程度である．

　嚥下反射の中枢は**延髄**（medulla oblongata）にある．

3）嚥下第3期（食道期）

　食塊が食道に入ると，食道壁の筋肉に蠕動運動が起こり，胃に移送される．食塊の口側の輪状筋の収縮と肛門側の輪状筋の弛緩が同じタイミングで発生して食塊をとらえ，その蠕動波が口側から胃に向けて進行し，食塊を移送する（図25）．

　食道の運動は中枢からの迷走神経と，食道壁内のアウエルバッハ神経叢の連携により制御される．第3期に要する時間は5秒程度である．

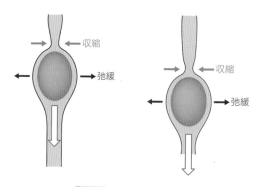

図25 食道の蠕動運動

臨床医学へのリンク

誤嚥

　本来，空気以外は気道に入らないが，飲食物や唾液，異物などが気道に入ることを誤嚥という．誤嚥は，窒息を招く危険があるほか，口腔内細菌などの感染により誤嚥性肺炎の原因となる．高齢者は嚥下機能の低下により誤嚥のリスクが高い．誤嚥防止のための嚥下機能の訓練が必要である．また，誤嚥性肺炎の予防のため，口腔内を清潔に保持することが重要である．

臨床医学へのリンク

嚥下障害をきたす疾患

　嚥下機能が障害される病態は機能性（神経性）および器質性に分けられる．

A．機能性
①球麻痺および偽性球麻痺
・球麻痺：延髄にある舌咽神経，迷走神経，舌下神経の運動神経核の障害により，嚥下に関わる筋肉が麻痺する病態をいう．原因疾患には，延髄における脳梗塞や脳出血，運動神経を障害する筋萎縮性側索硬化症（amyotrophic lateral sclerosis，ALS）などがある．
・偽性（仮性）球麻痺：延髄より上位の神経路（皮質延髄路）に障害があるものをいう．嚥下反射自体は保たれているが，随意運動と協調がとれず誤嚥しやすい．原因疾患には，多発性脳梗塞などがある．
②食道アカラシア
　下部食道括約筋が弛緩しないため，食道下端で飲食物の通過障害をきたす．食道は停滞した飲食物で拡張し，嘔吐をきたす．病理学的には，アウエルバッハ神経叢の変性がみられる．
B．器質性
①口腔，咽頭，食道などにできる新生物（がんなど）．
②咽頭炎，喉頭炎，食道炎，食道潰瘍などの粘膜障害．
③強皮症：食道が硬化し，逆流性食道炎を合併する．

D 消化管ホルモン

　消化管ホルモンとは，消化管粘膜に存在する胃腸内分泌細胞が分泌する**ペプチドホルモン**である．主に消化管の運動，消化液の分泌を制御するが，脳の摂食中枢に作用するものもある．

　その他，消化管にはヒスタミンやセロトニンなど生理活性アミン*を分泌する細胞があり，主にパラクライン（傍分泌）*機序で消化管の機能を調節している．

1 消化管ホルモン

▶ **消化管ホルモンは消化管が分泌し，主に消化管の機能を調節する**

a ガストリン（gastrin）

1）分泌細胞

　胃幽門腺にある **G細胞**から分泌される．

2）分泌刺激

①迷走神経の興奮により分泌される．

*****生理活性アミン**
アミノ酸から生成される生理活性をもつアミン類．ヒスタミンはヒスチジンから，セロトニンはトリプトファンから生成される．

*****パラクライン**
細胞間の情報伝達様式において，細胞から分泌された情報伝達物質が，細胞周囲に拡散し，近隣の標的細胞に直接到達し作用すること．なお，血管に入り，遠方の標的細胞に作用することをエンドクライン，分泌した細胞自身に作用することをオートクラインという．

②食物摂取後，胃への食物の流入による胃壁の伸展により分泌される．

③食物中のたんぱく質の刺激を受けて分泌される．

3）分泌抑制

　胃酸，セクレチン，ソマトスタチンにより抑制される．

4）作用

①固有胃腺の主細胞からの**ペプシノーゲン**分泌を刺激する．

②同じく壁細胞からの胃酸分泌を刺激する．

　これらの働きにより，ガストリンは胃液分泌を亢進し，消化機能を高める．

b セクレチン（secretin）

1）分泌細胞

　十二指腸粘膜にある**S細胞**から分泌される．

2）分泌刺激

　胃から十二指腸へ流入した酸性内容物の刺激を受けて分泌される．

3）作用

①膵臓に働き重炭酸イオン（HCO_3^-）の分泌を刺激する．

②胃幽門腺のG細胞に働き，ガストリンの分泌を抑制する．その結果，胃酸の分泌が抑制される．

　これらの働きにより，十二指腸内を弱アルカリ性にし，膵液酵素が働く環境をつくる．

c コレシストキニン（cholecystokinin，CCK）

1）分泌細胞

　十二指腸から空腸の粘膜にあるI細胞から分泌される．

2）分泌刺激

　腸に流入した脂肪酸やペプチド，アミノ酸の刺激を受けて分泌される．

3）作用

①膵臓に働き，消化酵素の分泌を刺激する．

②胆嚢の収縮と**オッディ括約筋**の弛緩を促し，腸内への胆汁排出を促進する．

　これらの働きにより，腸内での食物の消化を促進する．

③迷走神経求心路を刺激し，延髄を経て視床下部に作用し，摂食を抑制する．

d GIP（胃抑制ペプチド，gastric inhibitory peptide）

1）分泌細胞

　十二指腸から空腸の粘膜にあるK細胞から分泌される．

2）分泌刺激

　腸に流入した糖や脂肪の刺激を受けて分泌される．

3）作用

①胃液分泌・胃運動を抑制する．

②膵臓に働き，食後のインスリン分泌を促進する（これを**インクレチン作用**という）．

2

消化器系

e GLP-1（グルカゴン様ペプチド-1, glucagon-like peptide-1）

1）分泌細胞

小腸粘膜にある L 細胞から分泌される.

2）分泌刺激

腸に流入した糖, n-3 系脂肪酸, 食物繊維などの刺激を受けて分泌される.

3）作用

①胃内容物の排出を抑制する.

②GIP とともに, インクレチン作用を有する.

③迷走神経求心路を刺激し, 延髄を経て視床下部に作用し, 摂食を抑制する.

f PYY（ペプチド YY, peptide YY）

1）分泌細胞

小腸粘膜にある L 細胞から分泌される.

2）分泌刺激

腸に流入した糖, ペプチド・アミノ酸・脂肪酸などの刺激を受けて分泌される.

3）作用

迷走神経求心路を刺激し, 延髄を経て視床下部に作用し, 摂食を抑制する.

g VIP（血管作動性腸管ペプチド, vasoactive intestinal peptide）

1）分泌細胞

消化管にある VIP 細胞から分泌される.

2）分泌刺激

腸管の伸展刺激を受けて分泌される.

3）作用

①消化管の平滑筋（下部食道括約筋, 胃, 胆嚢）を弛緩する.

②腸液（水分および電解質）分泌を促進する.

③胃酸分泌を抑制する.

h モチリン（motilin）

1）分泌細胞

十二指腸にある Mo 細胞から分泌される.

2）分泌刺激

空腹時に分泌される.

3）作用

消化管の蠕動運動を促進する.

ⅰ ソマトスタチン（somatostatin）

1）分泌細胞

胃，十二指腸・上部小腸粘膜のD細胞から分泌される．

2）分泌刺激

ガストリン，セクレチン，CCK，GIP，VIPなどのホルモンの刺激を受けて分泌される．

3）作用

①ガストリン，セクレチン，CCK，GIP，VIPなどのホルモン分泌を抑制する．

②胃酸分泌を抑制する．

　これらの働きにより，胃腸の消化機能を抑制する．

ⓙ グレリン（ghrelin）

1）分泌細胞

胃にあるX/A様細胞から分泌される．

2）分泌刺激

空腹時に分泌される．

3）作用

①視床下部に作用し，摂食を亢進する．

②胃酸分泌，消化管運動を促進する．

③下垂体に作用し，成長ホルモンの分泌を亢進する．

臨床医学へのリンク

神経内分泌腫瘍

　消化管ホルモンを産生する細胞が腫瘍化したものは，神経内分泌腫瘍（neuroendocrine tumor，NET）と呼ばれる．NETは，主に消化管，膵，呼吸器などに発生する．NETのうち，特定のホルモンを過剰分泌するものは，そのホルモン作用に起因する特異的な症状を呈する．

①ガストリノーマ

　ガストリンを過剰分泌する腫瘍をガストリノーマといい，主に膵臓や十二指腸に発生する．過剰な胃酸分泌のため，難治性の消化性潰瘍をつくるものを，ゾリンジャー・エリソン（Zollinger-Ellison）症候群という．

②VIPオーマ（VIPoma）

　VIPを過剰分泌する腫瘍をVIPオーマといい，主に膵臓や十二指腸に発生する．水様性下痢，低カリウム血症，無酸症を呈するものをWDHA症候群という．

③カルチノイド症候群

　NETが，セロトニンなどの生理活性物質を過剰分泌するため，下痢，腹痛，嘔吐，皮膚紅潮，喘鳴，心不全（とくに右心系）などを呈する疾患を，カルチノイド症候群という．

2 生理活性アミン

> ECL 細胞からヒスタミン，EC 細胞からセロトニンが分泌される

a ヒスタミン
1）分泌細胞
　胃粘膜の腸クロム親和性様細胞（enterochromaffin-like cell，ECL 細胞）から分泌される．
2）分泌刺激
①迷走神経の興奮により分泌される．
②ガストリンの刺激を受けて分泌される．
3）作用
　固有胃腺の壁細胞にある**ヒスタミン H₂ 受容体**に作用し，酸分泌を促進する．

b セロトニン
1）分泌細胞
　腸クロム親和性細胞（enterochromaffin cell，EC 細胞）から分泌される．
2）分泌刺激
①迷走神経の興奮により分泌される．
②腸管の伸展刺激を受けて分泌される．
③腸管内容物（抗がん薬などを含む）の刺激を受けて分泌される．
3）作用
　腺分泌や腸管運動の調節に関与する．

3 消化管機能の神経性調節とホルモン調節

> 消化管機能は，食物の移動経路に沿って，脳・胃・腸相で調節される

a 脳相-胃相-腸相
1）脳相
　これから食物摂取を始めようとする段階で，消化機能の準備をする反応である．
　食物に関する視覚，聴覚，嗅覚などの刺激により，反射的に脳の中枢が興奮し，**迷走神経**を介して唾液や胃液の分泌を促す．
2）胃相
　食物を摂取し，胃に入った段階で，胃の機能を高める反応である．
　胃内への食物の流入により，胃壁が伸展し，**ガストリン**が分泌され，**胃主細胞**からの**ペプシノーゲン**および**壁細胞**からの**胃酸**の分泌を亢進する．
3）腸相
　食物が胃から十二指腸に移動した段階で，腸の消化機能を高める反応である．
　十二指腸への酸性胃内容物の流入が**セクレチン**の分泌を刺激し，胃酸の分

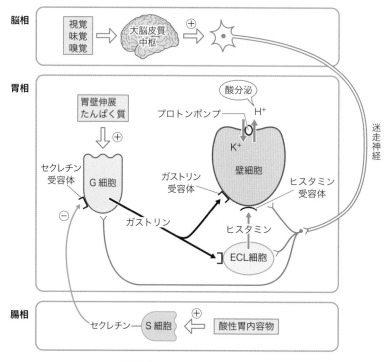

図26 胃酸分泌の調節

泌を抑制するとともに，膵液の重炭酸イオンの分泌を亢進する．その結果，十二指腸内の環境を膵臓の消化酵素が働きやすい弱アルカリ性に保つ．

　また，腸に流入した脂肪酸やペプチド，アミノ酸がCCKの分泌を刺激し，膵液の消化酵素の分泌を亢進する．さらに胆囊を収縮し，**オッディ括約筋**を弛緩させ，胆汁を十二指腸に流入させる．

ｂ 胃酸分泌の調節機構（図26）

1）脳相

　視覚，味覚，嗅覚などにより食物の情報が脳に入ることで，迷走神経が興奮し，その刺激が壁細胞を刺激し，胃酸を分泌させる．

　迷走神経は，さらに胃粘膜のECL細胞やG細胞を刺激する．その結果，壁細胞の胃酸分泌が刺激される（胃相参照）．

2）胃相

　胃に食物が入ると，胃壁の伸展およびたんぱく質の刺激で，**G細胞からガストリン**が分泌される．ガストリンは血流を介し壁細胞に到達し，胃酸分泌を刺激する．

　さらにガストリンは血流を介して**ECL細胞**に到達し，**ヒスタミン**の分泌を刺激する．ヒスタミンは，パラクライン機序で壁細胞を刺激する．

3）腸相

　胃の酸性内容物が十二指腸に入ると，その刺激で**S細胞からセクレチン**が分泌される．セクレチンは，血流を介してG細胞に到達し，ガストリン

の分泌を抑制する．その結果，胃酸分泌は抑制される．また，小腸に流入した糖や脂肪による刺激で，K細胞からGIPが分泌される．GIPは胃液分泌や胃の運動を抑制する．

臨床医学へのリンク

胃酸分泌抑制薬

①H₂ブロッカー

　胃壁細胞の胃酸分泌を刺激するヒスタミンは，壁細胞のH₂受容体に結合して作用する．よって，胃酸分泌抑制薬として，ヒスタミンH₂受容体拮抗薬（H₂ブロッカー）が開発された．

②プロトンポンプ阻害薬（プロトンポンプインヒビター，PPI）

　胃壁細胞の管腔面で酸を分泌するH^+-K^+ATPアーゼ（プロトンポンプ）を阻害することにより，酸分泌を抑制する．胃酸抑制効果はPPIの方がH₂ブロッカーより強力であるが，今日，両薬剤とも消化性潰瘍や胃食道逆流症の治療に汎用されている．

---

④ 消化管ホルモンと摂食の調節

> **CCK，GLP-1，PYYは摂食中枢を抑制し，グレリンは刺激する**

ⓐ 摂食を抑制するホルモン

　食後分泌されるCCK，GLP-1，PYYは，迷走神経求心路を刺激し，延髄を経て**視床下部**に作用し，摂食を抑制する．

ⓑ 摂食を亢進するホルモン

　空腹時分泌される**グレリン**は，迷走神経求心路を刺激し，延髄を経て**視床下部**に作用し，摂食を亢進する．

臨床医学へのリンク

インクレチン関連薬による糖尿病治療

　インクレチンは，食後の血糖上昇時にインスリンの分泌を促進するので，2型糖尿病の治療薬に使用されている．

① DPP-4 阻害薬

　インクレチン（GIP，GLP-1）はたんぱく質分解酵素 DPP-4（dipeptidyl peptidase 4）によって体内で速やかに分解される．よって，DPP-4 阻害薬は，インクレチンの分解を阻害し，血中インクレチン濃度を高め，食後のインスリン分泌を促進する．

② GLP-1 受容体作動薬

　DPP-4 による分解を受けにくい構造で，長時間インクレチン作用を発揮する薬剤である．ヒト GLP-1 アナログ製剤（リラグルチド）や，アメリカドクトカゲの唾液から抽出した製剤（エキセナチド）などがある．

E 消化，吸収

　消化とは，口腔から取り入れた飲食物を機械的に粉砕し，さらに化学的に吸収可能な低分子に分解することである．消化は口腔・胃・小腸で行われ，生成物は小腸で吸収される．なお口腔・胃では管腔内消化*，小腸では管腔内消化*に加え膜消化*が行われる．

1 口腔における消化

▶ 食物を咀しゃくし，嚥下可能な食塊を形成する

　口腔内で，食物は上下の切歯，犬歯，臼歯により機械的に粉砕される．咀しゃくは主に下顎および舌の運動により行われ，食物は唾液と混和され，嚥下可能な流動体となる．口腔の後部に準備された食塊は，嚥下により食道に入り，食道の蠕動運動により胃に送られる．唾液に含まれる酵素 **α-アミラーゼ**は，デンプンの分解酵素である．

2 胃における消化

▶ 食塊は，胃の蠕動運動や胃酸および胃液酵素で消化され，ビ汁（糜汁）になる

a 胃の運動

　胃に食物が入ると，筋層の収縮による蠕運動動が始まる．まず蠕動波は角切痕（かく）に始まり，噴門側・幽門側の両方向に進み，胃内容物を圧搾（あっさく）しながら攪

*管腔内消化
管腔内消化とは，口腔，胃，小腸の管腔内で，飲食物を，消化酵素を含む消化液に混和し，消化することである．管腔内で，糖質，たんぱく質は，それぞれ中間消化物である二糖類およびオリゴペプチドまで分解される．脂肪は，最終消化物である脂肪酸，グリセロールまたはモノアシルグリセロールに分解される．

*膜消化
膜消化とは，管腔内で生成した中間消化物が，小腸粘膜上皮の微絨毛において最終消化物に分解されることである．糖質の場合，二糖類は二糖類分解酵素により単糖類に分解される．たんぱく質の場合，オリゴペプチドはオリゴペプチダーゼによりアミノ酸やジペプチド（アミノ酸が 2 個のペプチド）に分解される．細胞膜上で生成された単糖類やアミノ酸は，それぞれの輸送たんぱく質に渡され，細胞内に吸収される．

表1 食物の胃内滞留時間

米飯 (100 g)	2 時間 15 分
パン (200 g)	2 時間 46 分
牛肉 (100 g)	3 時間 15 分
魚肉 (100 g)	3 時間 15 分
バター (50 g)	12 時間 0 分

[山本敏行ほか (著):新しい解剖生理学, 改訂第 12 版,
南江堂, p259, 2010 を参考に著者作成]

拌する. この間, 噴門は食道下部括約筋の収縮により閉じているので, 内容
物の食道への逆流は生じない. また幽門も括約筋により閉じており, 胃内容
物は十二指腸に流出することなく攪拌される. 消化が進むと, 蠕動波は胃の
上部に始まり, 幽門側に向けて進行する.

　食塊は胃で消化されて, 濃厚な液状物である**ビ汁**(糜汁, chyme) となる.
ビ汁が幽門部を刺激すると, 反射的に幽門が開き, 少量ずつ十二指腸へ流出
する. 食後 3~4 時間で, 大部分の胃内容物は十二指腸に排出される. 胃内
容物の排出の速さは, 糖質>たんぱく質>脂質の順である (**表1**).

b 胃　液

　胃液は 1 日に 1~3 L 分泌される. 塩酸とたんぱく質分解酵素**ペプシン**を
含み, 強酸性 (pH 1~2.5) である. 胃に流入するときの食塊は中性である
が, 胃酸の分泌と混和が進むにつれ酸性化する. 弱酸性のとき (pH 4~6)
は唾液成分の α-アミラーゼによりデンプンが消化されるが, 酸性度が強く
なる (pH 2~3) と α-アミラーゼの活性は低下する. 一方, 塩酸によって
主細胞から分泌されたペプシノーゲンがペプシンに活性化し, たんぱく質が
消化される.

3 小腸における消化・吸収

▶ 小腸で, 糖質, たんぱく質, 脂肪が最終消化され, 吸収される

a 膵　液

　膵液は, 1 日 1.5 L 程度分泌される. 主膵管の開口部である十二指腸下行
部の大十二指腸乳頭より流入する. 重炭酸イオン (HCO_3) を含み, 弱アル
カリ性 (pH 8.5) である.
　膵液は以下の酵素を含む (**表2**).

1) 糖質分解酵素

　膵アミラーゼは, デンプンを二糖の**マルトース**に分解する.

2) たんぱく質分解酵素

　トリプシン, キモトリプシンは膵臓から, それぞれ前駆体トリプシノーゲ
ン, キモトリプシノーゲンとして分泌され, 腸内でエンテロキナーゼにより

表2　膵液酵素

分類	酵素	基質	生成物
糖質分解酵素	膵アミラーゼ （アミロプシン）	デンプン	マルトース
たんぱく質 分解酵素	トリプシン	たんぱく質 （ポリペプチド）	オリゴペプチド
	キモトリプシン		
	カルボキシペプチダーゼ	オリゴペプチドのカルボキシ末端	アミノ酸
	エラスターゼ	エラスチン	オリゴペプチド
脂肪分解酵素	膵リパーゼ	中性脂肪（長鎖） （胆汁酸必要）	長鎖脂肪酸 2-MG （グリセロール）
		中性脂肪（中鎖） （胆汁酸不要）	中鎖脂肪酸 グリセロール
	ホスホリパーゼ	レシチン （ホスファチジルコリン）	脂肪酸 リゾレシチン
	コレステロールエステラーゼ	コレステロールエステル	遊離コレステロール 脂肪酸
核酸分解酵素	ヌクレアーゼ	核酸（DNA および RNA）	ヌクレオチド

活性化される．いずれもたんぱく質を分解し，オリゴペプチドを生成する．トリプシンは，キモトリプシノーゲンを活性化する作用もある．

　カルボキシペプチダーゼは，膵臓から前駆体プロカルボキシペプチダーゼとして分泌され，腸管内でエンテロキナーゼまたはトリプシンにより活性化される．オリゴペプチドのカルボキシ末端のアミノ酸を切断する．

　エラスターゼは，弾性線維の主成分たんぱく質であるエラスチンをオリゴペプチドに分解する．

3) 脂肪分解酵素

　膵リパーゼは，中性脂肪*を脂肪酸とグリセロール，または 2-MG *に分解する．2-MG は，グリセロールの 2 位にアシル基が結合したものである．2-MG はそのまま吸収されるか，アシル基がグリセロールの 1 位に転移した後，リパーゼにより脂肪酸とグリセロールに分解される．

　中鎖脂肪酸からなる中性脂肪の場合は，水溶性が高いため，リパーゼにより容易に分解され，グリセロールと中鎖脂肪酸が生成される．

　ホスホリパーゼは，レシチン（ホスファチジルコリン）を分解し，脂肪酸とリゾレシチンを生成する．

　コレステロールエステラーゼは，コレステロールに脂肪酸が結合したコレステロールエステルを分解し，遊離コレステロールと脂肪酸を生成する．

4) 核酸分解酵素

　ヌクレアーゼは，核酸（DNA および RNA）を分解し，ヌクレオチドを生成する．

b 腸　液

　十二指腸腺（ブルンネル腺）および腸腺（リーベルキューン腺）より分泌される．弱アルカリ性の粘液で，1 日の分泌量は，1.5 L 程度である．

＊**中性脂肪**
中性脂肪の分子構造は，グリセロールに 3 つの脂肪酸（アシル基）がエステル結合したもので，トリアシルグリセロールまたはトリグリセリド（TG）という．

＊**2-MG**
中性脂肪（TG）の 3 つの脂肪酸のうち，1 つが取れ 2 つが残ったものをジアシルグリセロール（DG），2 つが取れ 1 つ残ったものをモノアシルグリセロール（MG）という．アシル基がグリセロールの 2 位（中間）に付いている MG を，2-MG という．

表3 膜消化酵素

分類	酵素	基質	生成物
二糖分解酵素	マルターゼ	マルトース （α-1,4 結合）	2 個のグルコース
	イソマルターゼ	イソマルトース （α-1,6 結合）	2 個のグルコース
	スクラーゼ	スクロース	グルコース フルクトース
	ラクターゼ	ラクトース	ガラクトース グルコース
	トレハラーゼ	トレハロース （α，α-1，1 結合）	2 個のグルコース
多糖分解酵素	グルコアミラーゼ	マルトトリオース	3 個のグルコース
ペプチド分解酵素	アミノペプチダーゼ	ペプチドのアミノ末端	アミノ酸
	カルボキシペプチダーゼ	ペプチドのカルボキシ末端	アミノ酸
	ジペプチダーゼ	ジペプチド	2 個のアミノ酸
脂肪分解酵素*	腸粘膜リパーゼ	中性脂肪（中鎖） 2-MG	脂肪酸 グリセロール

*腸粘膜リパーゼの役割は小さいので，一般的には脂肪は膜消化を受けないと考えてよい.

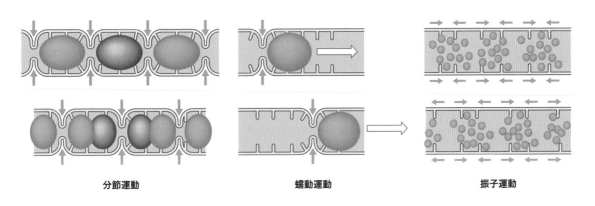

分節運動　　　　　　　　蠕動運動　　　　　　　　振子運動

図27 小腸の運動

　腸液に含まれるエンテロキナーゼは，十二指腸粘膜上皮から分泌される.

c 膜消化酵素

　小腸吸収上皮細胞の微絨毛において，細胞膜に結合した消化酵素が，糖質およびたんぱく質の最終消化を行い，消化産物は速やかに細胞に吸収される（**表3**）.

d 小腸の運動（図27）

1）分節運動

　一定間隔にある輪状筋が同時に収縮または弛緩することで，腸管の分節が形成される．輪状筋の収縮と弛緩に伴い，分節の位置が変わることで，内容物が混和される.

2）蠕動運動

口側の輪状筋の収縮と肛門側の輪状筋の弛緩により内容物をとらえ，収縮輪が口側から肛門側に進行することで（蠕動波），内容物が下流に移送される．

3）振子運動

縦走筋の弛緩と収縮により，腸管壁の輪状ヒダの間隔が伸縮する．これにより，腸内容物は粘膜面への接触が促進される．

4 大腸における消化・吸収

▶ 大腸の主な機能は，水分の吸収と，便の形成・移送・排泄である

a 便の形成

回腸から大腸に入るときの食物残渣（ざんさ）は液状であるが，大腸で水分が吸収され，便には約 100 mL の水分が残される．粘膜上皮細胞では，Na^+，Cl^- を能動輸送により吸収し，水分は浸透圧勾配により受動的に吸収される．

便は，炭水化物*に含まれる食物繊維など消化できない食物残渣のほか，脱落した腸粘膜や大量の腸内細菌を含む．

b 大腸液

大腸液は，重炭酸イオン（HCO_3^-）を含むアルカリ性の粘液である．消化酵素は含まない．

c 大腸の運動

大腸は，**蠕動運動**，**分節運動**および**逆蠕動運動**により，便塊の形成・移送・貯留の調節を行っている（**図28**）.

＊**炭水化物**
炭水化物は，ヒトが持つ消化酵素で分解して栄養源として利用できる糖質と，分解できない食物繊維に分けられる．食物繊維は，腸内細菌に利用され腸内環境を整える作用や，便通を促す作用がある．

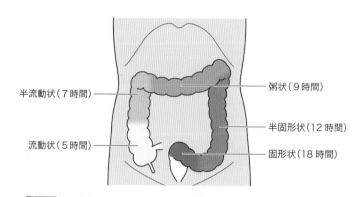

半流動状（7 時間）
粥状（9 時間）
半固形状（12 時間）
流動状（5 時間）
固形状（18 時間）

図28 大腸内の食物移行，便の形状変化（摂取後の経過時間）

d 腸内細菌による代謝

　ヒトが消化できずに大腸に到達する食物繊維（セルロースなど）は，腸内細菌により発酵・分解され，短鎖脂肪酸（酢酸，プロピオン酸，酪酸など）が生成される．短鎖脂肪酸は吸収されエネルギー源となるほか，腸内を弱酸性にすることで腸内環境を整える．また，腸内細菌はビタミン B 群やビタミン K を産生し，ヒトに恩恵を与えている．

e 排便のメカニズム

　結腸で水分を吸収されて形成された便塊は，S 状結腸に蓄積され，1 日数回起こる**大蠕動**により直腸に移送される．大蠕動は，食後，胃が伸展刺激を受けた場合にも誘発される（**胃結腸反射**）．

　直腸に便塊が進入し，直腸壁が伸展すると，その刺激が骨盤内臓神経を介し，仙髄の排便反射中枢を刺激する（**図 29**）．反射による遠心性の興奮は，骨盤内臓神経を伝わり，**内肛門括約筋**を弛緩させるとともに，直腸を収縮し，便塊を押し出す働きをする．同時に，直腸伸展の知覚は大脳皮質感覚野に達し，便意を覚える．排便を我慢するときは，随意筋である**外肛門括約筋**を収縮し，肛門を閉じておくと，排便反射も抑制される．排便の準備ができたら，外肛門括約筋を弛緩させるとともに，横隔膜や腹筋群を収縮して腹圧を上げ，排便反射を促して，排便を実行する（**図 29**）．

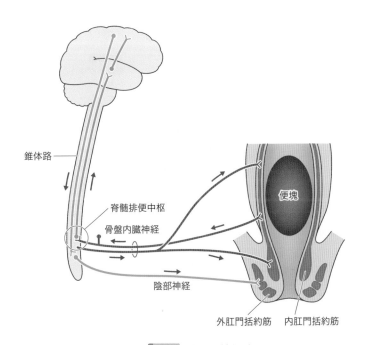

錐体路

脊髄排便中枢

骨盤内臓神経

便塊

陰部神経

外肛門括約筋　　内肛門括約筋

図29 排便の神経路

臨床医学へのリンク

便秘

　便秘は，器質性便秘と機能性便秘に分類される．器質性便秘は，がん，ポリープ，癒着などにより，腸が物理的に閉塞しているために起こるものをいい，機能性便秘は，器質性要因がなく，腸管機能の異常によるものをいう．機能性便秘には以下のようなものがある．

①弛緩性便秘

　腸管の蠕動運動が低下し，便が停留し便秘となるもの．神経障害や，長期臥床などが原因となる．

②緊張性便秘

　腸管の緊張亢進によって起こる．過剰な分節運動により，便が固形化しウサギ糞のようになる．過敏性腸症候群は下痢と便秘を繰り返す疾患であるが，このタイプの便秘をきたし，しばしば腹痛を伴う．

③直腸性便秘

　直腸に便塊が入り便意をもよおすも，我慢をする習慣があると，排便反射が抑制され続け，次第に反射が出にくくなる．このような場合，ときに随意的に排便を試みても排便反射が起こりにくく，排便がスムースに進まないため便秘をきたす．これを直腸性便秘あるいは習慣性便秘という．

5 糖質の消化・吸収（図30）

▶ 糖質は最終的に単糖に分解され，小腸で吸収される

a 口腔における消化

　唾液酵素 α-アミラーゼ* は，**デンプン** * を**デキストリン** * や**マルトース**に分解する．口腔内では食物の滞留時間が短いため，デンプン全体の5%程度しか消化されない．

b 胃における消化

　α-アミラーゼの至適 pH は 6.8 であるため，胃内でもしばらく酵素活性は維持され消化が進むが，胃酸との混合が進むにつれ酵素活性は低下する．デンプンの 50〜60% が，唾液中の α-アミラーゼで消化される．

c 小腸における消化，吸収

　胃の内容物は，十二指腸に入ると膵液の重炭酸イオン（HCO_3^-）により中和される．

　膵液に含まれる α-アミラーゼにより，消化途上のデンプンやデキストリンは，二糖* （マルトース，イソマルトース）や三糖（マルトトリオース）に分解される．口腔・胃・小腸の管腔内で，デンプンから生成した二糖あるいは三糖は，小腸の微絨毛にある膜酵素で分解される．二糖は二糖分解酵素（**マルターゼ**，イソマルターゼ）で，三糖はグルコアミラーゼ* で分解される．

＊ α-アミラーゼ

デンプンの α-グリコシド結合（α1-4 結合）をランダムに分解する．デキストリンを経て，主にマルトース（二糖）を生成するほか，イソマルトース（α1-6 結合を持つ二糖）やマルトトリオース（三糖）を生成する．

＊デンプン

グルコースが α-グリコシド結合により連結した高分子である．次の 2 種類がある．

・アミロース：グルコースが α1-4 結合のみで連結しており直鎖状である．

・アミロペクチン：グルコースが α1-4 結合で連結し直鎖を作るのみでなく，α1-6 結合により枝別れをしている．

うるち米のデンプンは，アミロースとアミロペクチンの比が 2：8，もち米のデンプンはすべてアミロペクチンである．

＊デキストリン

デンプンが α-アミラーゼにより消化されるときの中間生成物である．α-アミラーゼは，α1-4 結合をランダムに分解するが，α1-6 結合は分解できない．その結果，消化されずに残存するものを，限界デキストリンという．

＊二糖類

単糖がグリコシド結合で連結したもの．

・マルトース：2 個のグルコースが α1-4 結合により連結したもの，

・イソマルトース：2 個のグルコースが α1-6 結合により連結したもの，

・スクロース：フルクトースとグルコースが連結したもの．

・ラクトース：グルコースとガラクトースが連結したもの，

・トレハロース：2 個のグルコースが α-1−α1 結合により連結したもの

＊グルコアミラーゼ

α-グリコシド結合で連結したグルコースの鎖を，端から 1 つずつ切断する酵素．この酵素でマルトトリオースは 3 個のグルコースに分解される．

2

消化器系

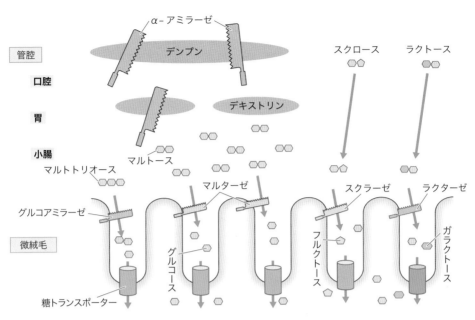

図30 糖質の消化・吸収

デンプン以外の糖質*である**スクロース**，**ラクトース**はともに二糖であり，それぞれ**スクラーゼ**および**ラクターゼ**により単糖に分解される．

　生成された単糖は，粘膜上皮細胞の細胞膜上のトランスポーター（輸送体）により，速やかに細胞内に吸収される．グルコースは，Na⁺・グルコース共輸送体 SGLT1（sodium-glucose cotransporter 1）*により上皮細胞に吸収される．吸収上皮細胞に吸収されたグルコースは，組織側へグルコーストランスポーター GLUT2（glucose transporter 2）*によって排出され，毛細血管に吸収された後，門脈を経て，肝臓に運ばれる（**表4**）．

* **糖質**
単糖および，それらが結合した二糖や多糖である．ヒトは以下の糖を消化吸収し，代謝できる．
・多糖類：デンプン
・二糖類：マルトース（麦芽糖），スクロース（ショ糖），ラクトース（乳糖）
・単糖類：グルコース（ブドウ糖），フルクトース（果糖），ガラクトース

* **Na⁺・グルコース共輸送体**
（☞ 1章 C-②）
消化管粘膜の吸収上皮細胞の管腔膜には SGLT1 が発現し，腸管内のグルコースおよびガラクトースを細胞内に吸収する．消化管以外では，腎近位尿細管上皮細胞の管腔膜に SGLT2 が発現し，尿細管を流れる原尿から，グルコースを細胞内に再吸収する．

* **GLUT**
GLUT はグルコースを促進拡散により輸送するトランスポーターである．エネルギーを必要としない受動輸送である．消化管粘膜の吸収上皮細胞の側底膜には，GLUT2 が発現し，腸管から吸収したグルコース，ガラクトース，フルクトースを細胞外に排出する．また GLUT5 は，管腔膜および側底膜に発現し，フルクトースの輸送を行う．消化管以外では，肝細胞に GLUT2 が発現し，骨格筋，心筋，脂肪細胞に GLUT4 が発現している．いずれも，血液中のグルコースを細胞内に取りこむ．

表4 単糖を輸送するトランスポーター

	腸管 ⇒ 細胞（管腔側細胞膜）	細胞（側底側細胞膜） ⇒ 組織
グルコース	SGLT1	GLUT2
ガラクトース	SGLT1	GLUT2
フルクトース	GLUT5	GLUT2，GLUT5

6 たんぱく質の消化・吸収（図31）

> たんぱく質は最終的にジペプチドやアミノ酸に分解され，吸収される

a 胃における消化

　胃酸による変性およびペプシンによる分解により，オリゴペプチドが生成される．

b 小腸における消化・吸収

　小腸では，胃酸が中和されアルカリ化することで，ペプシンは不活化する．一方，アルカリ性の環境において，膵液酵素の**トリプシン**や**キモトリプシン**が働くことができる．たんぱく質が消化され，オリゴペプチドを経て，トリペプチド（3個のアミノ酸が連結したペプチド）やジペプチド（2個のアミノ酸が連結）が生成される．さらに，微絨毛の**膜消化酵素***（アミノペプチダーゼやジペプチダーゼ）により，アミノ酸に分解され，ただちに上皮細胞に吸収される．

　アミノ酸は，吸収上皮細胞の管腔面にあるアミノ酸トランスポーター*によって，また一部のジペプチドやトリペプチドは，同部位にあるペプチドトランスポーター*によって細胞内に取りこまれる．取りこまれたジペプチド，トリペプチドは細胞内でアミノ酸に分解される．細胞内のアミノ酸は，細胞基底面のトランスポーターから組織に運ばれ，毛細血管に吸収され，門脈を経て肝臓に運ばれる．

*膜消化酵素
膜消化酵素たんぱく質は，微絨毛の細胞膜を貫通しており，細胞外ドメインが酵素機能を発揮する．

*アミノ酸トランスポーター
アミノ酸を管腔から細胞内に吸収するときのトランスポーターである．中性アミノ酸，酸性アミノ酸にはそれぞれNa依存性のトランスポーターが存在し，塩基性アミノ酸にはアミノ酸交換トランスポーターが存在する．

*ペプチドトランスポーター
ジペプチド，トリペプチドを管腔から細胞内に吸収するときのトランスポーターで，プロトン依存性である．ペプチドのほか，β-ラクタム系抗菌薬などの薬剤の輸送も行う．

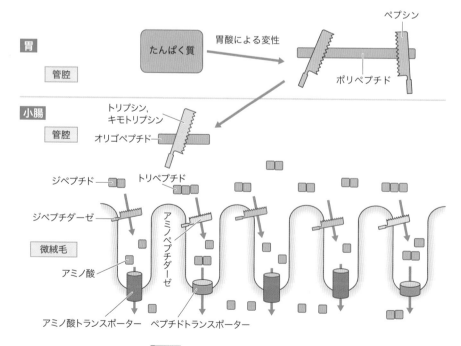

図31 たんぱく質の消化・吸収

7 脂肪の消化・吸収（図32）

> 脂肪は，小腸で胆汁酸の存在下に膵リパーゼで消化され吸収される

ⓐ 中性脂肪の消化・吸収

1）胆汁酸による脂質の乳化

　摂取される脂肪の大部分は，長鎖脂肪酸[3]からなる中性脂肪（triglyceride，TG）である．中性脂肪は脂肪滴を形成し，このままでは消化酵素リパーゼが作用できない．胆汁酸により，脂肪が**乳化**されると，脂肪分解酵素リパーゼは，中性脂肪に接近し作用を発揮する．

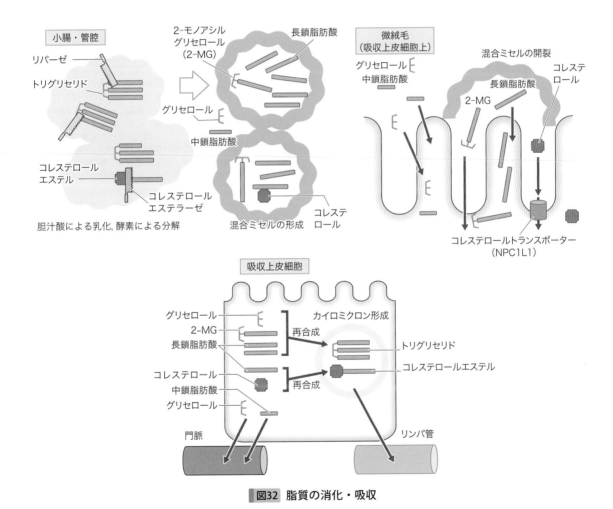

図32　脂質の消化・吸収

---

[3] 炭素数が6～12のものを中鎖脂肪酸，それより多いものを長鎖脂肪酸，少ないものを短鎖脂肪酸という．

2) 混合ミセルの形成と開裂

中性脂肪が分解されてできた生成物のうち，長鎖脂肪酸，2-MG は脂溶性であるため，胆汁酸ミセルに取りこまれ**混合ミセル**を形成する．混合ミセルは，小腸吸収上皮細胞に接近すると，細胞膜上で開裂し，放出された長鎖脂肪酸や 2-MG は細胞膜を通過し，細胞内に取りこまれる．

3) 中鎖脂肪酸からなる中性脂肪の消化・吸収

中鎖脂肪酸を含む中性脂肪は水溶性が高いため，胆汁酸による乳化は必要なく，リパーゼが容易に接近して酵素作用を発揮し，中鎖脂肪酸とグリセロールが生成される．これら生成物も水溶性が高いため，ミセルを形成せず，直接，吸収上皮細胞に接近し取りこまれる．

b コレステロールの消化・吸収

コレステロールエステルは，胆汁酸の存在下にコレステロールエステラーゼで分解され，コレステロール混合ミセルを形成し，吸収上皮細胞の膜上まで運ばれる．細胞膜上でミセルが開裂し，遊離したコレステロールは，細胞膜のトランスポーターNPC1L1（Niemann-Pick C1-like1）* によって，細胞の中に運ばれる．

c 細胞内でのカイロミクロンの生成

細胞内で，長鎖脂肪酸，2-MG，グリセロールから，再び中性脂肪が合成される．また，遊離コレステロールと長鎖脂肪酸から，コレステロールエステルが合成される．これらの脂質は，アポたんぱく質と複合し，リポたんぱく質の1種である**カイロミクロン**が生成される（☞3章 D-2）．

d カイロミクロンによる脂質の運搬

カイロミクロンは細胞の基底面から細胞外に分泌され，リンパ管（乳び管）に入る．小腸からのリンパ液は，胸管を経て，左鎖骨下静脈に流入し，全身の循環に入る．カイロミクロンは，循環中にリポたんぱく質リパーゼ（lipoprotein lipase, LPL）の作用により中性脂肪が分解され，粒子が小型化しカイロミクロンレムナント* に変わり，肝臓に取りこまれる．

e グリセロールおよび中鎖脂肪酸の運搬

これらは水溶性が高いため，カイロミクロンを形成せず，そのまま毛細血管に吸収され，門脈を経て肝臓に運ばれる．

＊ NPC1L1
小腸粘膜に発現するコレステロールトランスポーターで，腸管からのコレステロールの吸収を担う．名前はニーマンピック病の原因たんぱく質と相同性が高いことに由来する．高コレステロール血症の治療薬エゼチミブは，NPC1L1 の機能を阻害することで，腸管からのコレステロールの吸収を抑制する．

＊カイロミクロンレムナント
小腸由来の中性脂肪を全身に運搬するカイロミクロンが中性脂肪を分配した結果，中性脂肪の比率が下がり，比重が増し小型化したリポたんぱく質である．

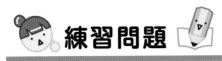

Q1 空欄に当てはまる語句を入れてみよう.

・大唾液腺（耳下腺，顎下腺，舌下腺）のうち，（　①　）は漿液腺である.
・消化管粘膜の上皮組織型は，食道と胃〜大腸で異なるが，食道粘膜は（　②　）である.
・固有胃腺の中にある（　③　）は，ペプシノーゲンを分泌する.
・小腸粘膜は，（　④　）ヒダ，さらに腸絨毛を形成することで管腔面の表面積を広げている.
・肝臓には，（　⑤　）という直径 1〜1.5 mm 程度の多角柱の構造の機能単位が約 50 万個存在する.
・グルコース（ブドウ糖）は門脈を経由して肝臓に流入し，約半分は肝細胞内で貯蔵型である（　⑥　）に合成される.
・アミノ酸（糖原性アミノ酸），乳酸や，脂肪細胞から流入したグリセリンなど，グリコーゲン以外の材料を用いてグルコースを合成することを（　⑦　）という.
・肝臓では，アンモニアを（　⑧　）を用いて水溶性で無害な尿素に変換し，尿中へ排泄する.
・胆嚢は，消化管ホルモンである（　⑨　）の作用によって収縮する.
・膵腺房細胞で産生されるたんぱく質分解酵素トリプシンの前駆体（プロ酵素）は，（　⑩　）である.
・嚥下において，口腔から咽頭に入った食塊が食道に送りこまれる際の咽頭の筋肉の動きは嚥下反射によるが，この中枢は（　⑪　）にある.
・ペプシノーゲンや胃酸分泌を刺激する（　⑫　）は，胃幽門腺の G 細胞から分泌される.
・セクレチンは膵臓に働き，（　⑬　）の分泌を亢進させる.
・GIP（胃抑制ペプチド）および（　⑭　）は，食後のインスリン分泌を促すインクレチン作用を有する.
・排便反射において，骨盤内臓神経により弛緩する筋肉は（　⑮　）である.
・スクロースは，膜消化酵素であるスクラーゼにより，グルコースと（　⑯　）に分解される.
・たんぱく質の胃における化学的消化は，胃酸による変性および（　⑰　）による分解によりなされる.
・胆汁に含まれる（　⑱　）は，脂肪の乳化や混合ミセルの形成により，脂肪の消化・吸収に重要な役割を持つ.

Q2 門脈血の特徴に関して説明してみよう.

Q3 膵液の機能に関して説明してみよう.

Q4 腸管運動の神経支配について説明してみよう.

Q5 長鎖脂肪酸と中鎖脂肪酸の消化・吸収における違いを説明してみよう.

3 血液，造血器，リンパ系

Key words

血液，血漿，血清，ヘマトクリット値，ヘモグロビン，赤血球，白血球，顆粒球，好中球，好酸球，好塩基球，リンパ球，単球，マクロファージ，血小板，凝固系，フィブリノゲン，フィブリン，トロンビン，組織因子，アルブミン，線溶系，貧血

この章で学ぶこと

● 血液は，その容積の 55％を占める液体成分（血漿）と，45％を占める細胞成分から構成される.

● 液体成分には電解質やたんぱく質などが含まれ，細胞成分（血球）には赤血球，白血球，血小板が含まれる.

● 血液の細胞成分は，骨髄で造血幹細胞から作られる.

● 赤血球は酸素を運搬する．白血球は異物を排除して体を防御する．血小板は血栓を形成して出血を防ぐ（止血する）.

● 血漿たんぱく質は膠質浸透圧の発生，ホルモンや鉄などの運搬，血液の凝固・線溶系，免疫に関わる.

● 主な血液型として，ABO 式血液型と Rh 式血液型がある.

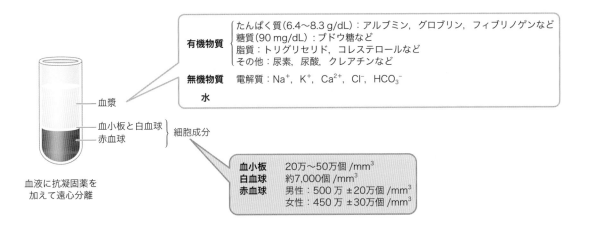

有機物質	たんぱく質（6.4〜8.3 g/dL）：アルブミン，グロブリン，フィブリノゲンなど 糖質（90 mg/dL）：ブドウ糖など 脂質：トリグリセリド，コレステロールなど その他：尿素，尿酸，クレアチンなど
無機物質	電解質：Na^+，K^+，Ca^{2+}，Cl^-，HCO_3^-
水	

血漿

血小板と白血球
赤血球 } 細胞成分

血液に抗凝固薬を
加えて遠心分離

血小板	20万〜50万個 /mm³
白血球	約7,000個 /mm³
赤血球	男性：500 万 ±20万個 /mm³ 女性：450 万 ±30万個 /mm³

概略図 血液の組成

Ⓐ 血液の組成と性状

血液は成人体重の約8%を占め，体重60 kgの人の血液量は4〜5 Lである．血液は血管や心臓内で流動体として存在し，全身を循環している．血液は，酸素や二酸化炭素の運搬，消化管で吸収された栄養分や組織で産生された代謝産物の運搬，内分泌腺から分泌されたホルモンの標的器官への運搬など，物質の運搬を担っている．また，血液は免疫機構，止血・凝固機構や体温調節機構にも関わっている．

1 血液の組成

▶ 血液は細胞外液にあたる血漿と細胞成分から構成される

ⓐ 血漿と細胞成分

血液にクエン酸ナトリウムなどの抗凝固薬を加えて遠心分離を行うと，上層には淡黄色の血漿が得られ，比重の重い細胞成分が下層に位置する．**血漿**には概略図に示すような成分が含まれる．一方，細胞成分（血球）には，赤血球，白血球および血小板が含まれる．

ⓑ ヘマトクリット値

全血液容積に対する赤血球の容積を百分率（％）で示したものが**ヘマトクリット値**であり，貧血の程度を知る一つの指標として用いられている．健常な成人男性のヘマトクリット値は約45％で，女性のヘマトクリット値は約40％である．

ⓒ 血餅と血清

採血後，抗凝固薬を加えずに血液を放置しておくと，淡黄色の液体成分と凝血塊に分離される．凝血塊は，血液凝固反応が進んで可溶性のフィブリノゲンが不溶性のフィブリンに変わり，そこに血球成分が付着して生じたもので，**血餅**（図1）とも呼ばれる．このとき生じた液体成分は凝固因子や血球成分を含まず，**血清**（図1）と呼ばれる．

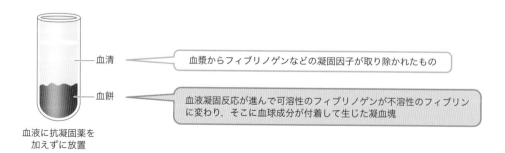

血清 — 血漿からフィブリノゲンなどの凝固因子が取り除かれたもの

血餅 — 血液凝固反応が進んで可溶性のフィブリノゲンが不溶性のフィブリンに変わり，そこに血球成分が付着して生じた凝血塊

血液に抗凝固薬を加えずに放置

図1 血餅と血清

2 血液の性状

▶ 血液の性状として，比重，粘度，pH および浸透圧が重要である

a 比　重

血液の比重は 1.053〜1.066 で，男性の血液の比重は，女性よりもやや高い．貧血などで赤血球が減少すると，血液の比重は低下する．

b 粘　度

血漿の粘度は水の約 1.5 倍であるが，赤血球を含む血液の粘度は水の約 3 倍にもなる．脱水などで血液中の水成分が減少すると，血液の粘度は高くなり，血流が滞り，血栓が形成されやすくなる．

c pH

血液の pH* は，7.4 ± 0.05 の範囲に保たれている．この理由は，体内の酵素がこの範囲内の pH で最もよく反応するからである（至適 pH）．血液の pH が 7.35 よりも低くなった状態をアシデミア（酸血症），7.45 よりも高くなった状態をアルカレミア（アルカリ血症）といい，酸塩基平衡を酸性側にしようとする状態を**アシドーシス**，アルカリ側にしようとする状態を**アルカローシス**という．

d 浸透圧

血液の浸透圧* は血漿の浸透圧に等しい．血漿浸透圧の約 80% はナトリウムイオン（Na^+）と塩化物イオン（Cl^-）によって決定され，血漿浸透圧はおよそ 280 mOsm/kgH2O である．血液と同じ浸透圧の溶液を**等張溶液**といい，等張溶液中に存在する細胞（血球）の形態はそのまま維持される．等張溶液には 0.9% の塩化ナトリウム（NaCl）溶液（生理食塩水）や 5% のブドウ糖溶液がある．血液の浸透圧よりも低い溶液を**低張溶液**，血液の浸透圧よりも高い溶液を**高張溶液**という．血液中に存在する細胞（血球）を，低張溶液に浸すと細胞外の水成分が細胞内に流入して細胞が膨張し，高張溶液に浸すと細胞内の水成分が細胞外へ流出して細胞は縮小する．

B 血球の分化・成熟

1 骨髄での分化

▶ 血球は，赤色骨髄の造血幹細胞から分化し，さらに骨髄系幹細胞とリンパ系幹細胞の 2 種類に分化する

* pH
pH は，溶液中の水素イオン（H^+）濃度で決定される．水素イオン濃度（mol/L）を $[H^+]$ とすると，pH は $[H^+]$ の逆数の常用対数で表され，数式では $pH = \log 1/[H^+] = -\log[H^+]$ となる．純粋な水には H^+ と水酸化物イオン（OH^-）が等モル含まれ，そのモル濃度は 10^{-7}mol/L である．したがって，純粋な水の pH は $-\log 10^{-7} = 7 \times \log 10 = 7$ で，pH = 7 は中性である．$[H^+]$ が 10^{-7}mol/L よりも高くなれば溶液は酸性となり，pH は低くなる．OH^- が増えて $[H^+]$ が 10^{-7}mol/L よりも低くなれば，溶液はアルカリ性となり，pH は高くなる．

＊浸透圧
濃度の異なる溶液が半透膜（溶媒は通過させるが溶質を通過させない膜）を隔てて接する場合，2 つの溶液の濃度差をなくすように，濃度の低い溶液から濃度の高い溶液に溶媒が移動する．この溶媒の移動を止めるために，濃度の高い溶液にかかる圧を浸透圧という．浸透圧は，溶液中に溶けている溶質（分子やイオン）の粒子数によって決定され，この粒子数を表す単位が Osm（オスモル）である．

　胎児期には主に肝臓のほか，脾臓やリンパ節でも赤血球が産生されるが，成人では頭蓋骨，椎骨，肋骨，胸骨，腸骨などの扁平骨と上腕骨や大腿骨の近位部に存在する**赤色骨髄**（**図2**）で血球が産生される．一方，脂肪組織が存在する**黄色骨髄**には血球産生能（造血能）がない．

　血液中に存在するすべての血球は，赤色骨髄の**造血幹細胞**から分化する．造血幹細胞はまず骨髄系幹細胞とリンパ系幹細胞の2種類の幹細胞に分化する．骨髄系幹細胞は赤血球，血小板，リンパ球以外の白血球に分化し，リンパ系幹細胞はナチュラルキラー細胞（natural killer cell，NK細胞）を含むリンパ球に分化する（**図3**）．これらの分化過程は，コロニー刺激因子やインターロイキンなどの**サイトカイン***によって制御されている．

*サイトカイン
様々な細胞が産生し分泌する生理活性たんぱく質・ペプチドである．サイトカインは，標的細胞の表面に存在する受容体に結合して作用を発現する．

2 赤血球の分化・成熟

▶ 赤血球は造血幹細胞から骨髄系幹細胞，赤芽球，網赤血球を経て産生される

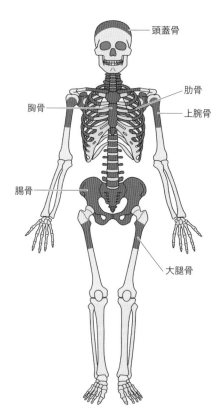

頭蓋骨

肋骨

上腕骨

胸骨

腸骨

大腿骨

図2 成人における赤色骨髄の分布
赤色で示した部位に赤色骨髄が存在する．

骨髄系幹細胞から前赤芽球が形成された後，好塩基性赤芽球，多染性赤芽球，正染性赤芽球，赤芽球を経て網赤血球*に分化する．赤芽球から網赤血球に分化する間に，核は濃縮・縮小化して細胞外へ放出される．骨髄から末梢血液中に出た網赤血球は，1〜2日以内に網状の好塩基性物質を失って完全に脱核して成熟した赤血球になる（**図3**）．健常者の赤血球に占める網赤血球の割合は1%以下である．

鉄は**ヘモグロビン**（☞本章 C-**1** **b**）の形成に必須の物質である．トランスフェリンと結合した鉄は赤芽球内に取りこまれ，ヘム合成の材料となる．ヘモグロビンはヘムとグロビンたんぱく質が結合したサブユニット4個で構成される（☞図6）．したがって，鉄が不足するとヘモグロビンが合成されず，貧血（**鉄欠乏性貧血**）になる．

赤血球の成熟過程にはビタミンB_{12}と葉酸の2つのビタミンが重要である．これら2つのビタミンはDNAの合成に関わっており，これらのビタミンが欠乏すると，細胞分裂が遅延して正常の赤血球より大きい赤血球が出現し，貧血（**巨赤芽球性貧血**）になる．

＊網赤血球
骨髄での赤血球成熟過程の最終段階に位置する細胞である．赤血球の成熟過程で核が細胞質から脱落していくが，脱核後，細胞質に残存したリボソームなどが網状にみえるため，網赤血球または網状赤血球と呼ばれる．大出血後や溶血性貧血のように，赤血球の新生が活発な時期に末梢の血液中に多く観察される．逆に再生不良性貧血で造血能が低下した状態では，網赤血球数が減少する．

3

血液，造血器，リンパ系

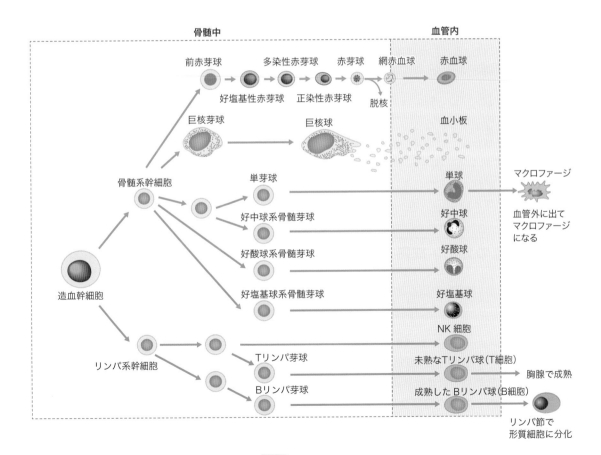

図3　血球の分化

　組織への酸素供給量が減少すると，それが刺激となって主に腎臓から**エリスロポエチン**が分泌される．エリスロポエチンはたんぱく質で，主に赤芽球に作用して赤血球の分化を促す．これを利用して，酸素濃度の低い高地でトレーニングを行うことによってエリスロポエチンの分泌を促し，赤血球を増やして平地での酸素利用効率を上昇させる試みがスポーツ界で行われている．逆に，腎不全などでエリスロポエチンの産生が障害されると，貧血（腎性貧血）になる．

③ 血小板の分化・成熟

> ▶ 血小板は造血幹細胞から骨髄系幹細胞，巨核球を経て産生される

　骨髄系幹細胞はトロンボポエチンの作用を受けて**巨核球（きょかくきゅう）**へ分化する．巨核球への分化・成熟が進むにつれて巨核球から細胞質が分離して血液中に放出される．これが血小板である（図3）．したがって，血小板は巨核球の細胞質の一部であって，核は存在しない．

④ リンパ球以外の白血球の分化・成熟

> ▶ 単球は骨髄系幹細胞から単芽球を経て，顆粒球は骨髄系幹細胞から骨髄芽球を経て産生される

　骨髄系幹細胞から，単芽球を経て，単球が分化・成熟する．単球は血管外へ出て，**マクロファージ**になる．また，骨髄系幹細胞から，好中球系骨髄芽球，好酸球系骨髄芽球，好塩基球系骨髄芽球を経て，**好中球，好酸球，好塩基球**が分化・成熟する（図3）．好中球，好酸球，好塩基球の細胞質には，それぞれ中性，酸性，塩基性色素に染まる顆粒（かりゅう）が存在しているので，これらを総称して顆粒球という．

⑤ リンパ球の分化・成熟

> ▶ リンパ球は造血幹細胞からリンパ系幹細胞，リンパ芽球を経て産生される

　リンパ系幹細胞から，Tリンパ芽球，Bリンパ芽球を経て，Tリンパ球（T細胞），Bリンパ球（B細胞）が分化・成熟する．T細胞の最終成熟過程は胸腺で行われ，B細胞の最終成熟過程は骨髄で行われる．B細胞はさらに**形質細胞**に分化して，**免疫グロブリン（抗体）**を産生するようになる．また，骨髄中でT細胞と共通の幹細胞からナチュラルキラー（natural killer，NK）細胞が分化・成熟する（図3）．

Ｃ 赤血球，白血球，血小板

1 赤血球

> 赤血球は無核の細胞で，酸素の肺から末梢組織への運搬と，二酸化炭素
> の末梢組織から肺への運搬に役立つ

　赤血球は円盤状で，その中央部が両面ともややくぼんだ形をしている．その平均直径は約 8.0 μm で，厚みは最も厚いところで 2.5 μm，最も薄いところでは約 1.0 μm である．赤血球 1 個の平均容積は 90〜95 μm³ である．毛細血管には赤血球の直径よりも細い内径のものがあり，赤血球は変形しながら，そのような細い毛細血管を通過する（図 4）．加齢などにより赤血球の変形能が低下すると，赤血球が細い毛細血管を通過することができず，血栓を形成して血流が遮断される可能性がある．

　健常男性の赤血球数は 500 万 ± 20 万個 /mm³ であり，健常女性の赤血球数は 450 万 ± 30 万個 /mm³ である．骨髄での赤血球産生能は年齢とともに減衰し，赤血球数は加齢とともに減少する．

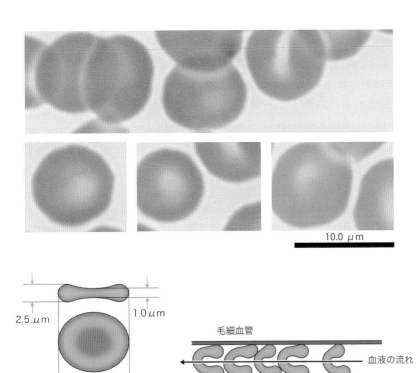

図4　赤血球の形態および変形

a 赤血球の働き

　赤血球の主な働き（機能）は，肺で酸素（O_2）を取りこみ，末梢組織まで運搬して末梢組織に O_2 を供給することである．赤血球に含まれる**ヘモグロビン**がこの機能を担っている．1個の赤血球には約30 pg のヘモグロビンが含まれ，男性のヘモグロビン濃度は約16 g/dL，女性のヘモグロビン濃度は約14 g/dL である．

　さらに，赤血球には多量の**炭酸脱水酵素**が含まれており，末梢組織で生じた二酸化炭素（CO_2）を重炭酸イオン（HCO_3^-）の形で末梢組織から肺へ運搬するのに役立っている．

　なお，成熟した赤血球には核やミトコンドリアなどの細胞小器官が含まれず，成熟赤血球のエネルギー源は嫌気的解糖のみによって産生される．

b ヘモグロビン（Hb）

　ヘモグロビンの合成は前赤芽球で始まり，網赤血球に成熟するまで続く．まず，ミトコンドリア内で，5-アミノレブリン酸合成酵素によりグリシンとスクシニル CoA が結合して，5-アミノレブリン酸が生成する．そして，5-アミノレブリン酸からプロトポルフィリン IX が生合成された後，これに鉄が結合して**ヘム**が形成される．ヘムは2価の鉄原子を含むポルフィリン錯化合物の一般名である．

　ヘムに細胞質内で合成されたグロビンたんぱく質が結合して，ヘモグロビンのサブユニットが生じる（**図5**）．サブユニットにはグロビンのアミノ酸配列の違いから α 鎖，β 鎖，γ 鎖，δ 鎖，ε 鎖，ζ 鎖などが存在する．大部分の成人ヘモグロビン（分子量が 64,458 の**ヘモグロビンA**）は2個の α 鎖と2個の β 鎖から構成される四量体で，$\alpha_2\beta_2$ と表現される（**図6**）．

　O_2 はヘモグロビン中のヘムに含まれる鉄原子と可逆的に結合する．すなわち，O_2 はヘモグロビン中のヘムと O_2 分圧が高い条件下で結合し，O_2 分圧が低い条件下で解離する．1分子のヘモグロビンは4分子の O_2 を肺で取り

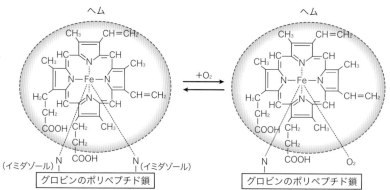

酸素と結合していないヘモグロビンのサブユニット　　酸素と結合したヘモグロビンのサブユニット
（デオキシヘモグロビンのサブユニット）　　　　　　（オキシヘモグロビンのサブユニット）

図5 ヘムの構造およびヘムと酸素との結合・解離

こみ末梢組織まで運搬し, 末梢組織で O_2 を解離して, O_2 を末梢組織に供給する.

　胎児のヘモグロビン (**ヘモグロビンF**) は2個の α 鎖と2個の γ 鎖から構成され ($\alpha_2\gamma_2$), 同一の O_2 分圧下においてヘモグロビンAよりも O_2 との親和性が高く O_2 と結合しやすい. したがって, ヘモグロビンFは低 O_2 濃度の環境下にある胎児に適している. ヘモグロビンFの合成は出生後に低下し, 成人の赤血球中にはほとんど認められない (**図7**).

　赤血球内で, CO_2 は炭酸脱水酵素の働きにより H_2CO_3 になり, 直ちに H^+ と HCO_3^- に解離する. HCO_3^- は赤血球内から血漿へ出て, 肺まで運搬される. 一方, 赤血球内の H^+ はヘモグロビンと結合し, さらにヘモグロビンの

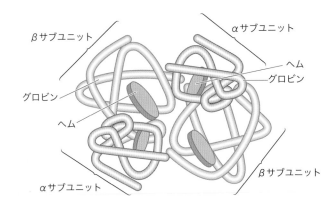

図6　ヘモグロビンの構造

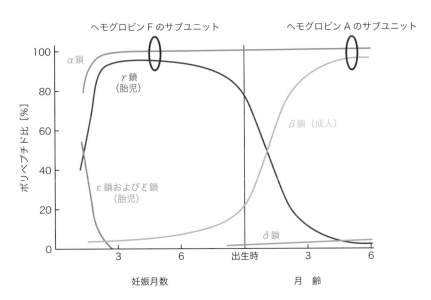

図7　出生前後におけるヘモグロビンサブユニットの変化

[真島英信：生理学, 改訂第18版, 文光堂, p295, 2018より許諾を得て改変し転載]

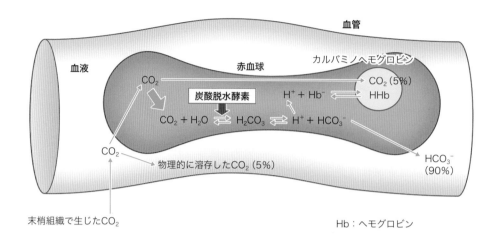

血管

血液

赤血球

カルバミノヘモグロビン

CO_2

炭酸脱水酵素

$H^+ + Hb^-$

$CO_2 (5\%)$
HHb

$CO_2 + H_2O \rightleftarrows H_2CO_3 \rightleftarrows H^+ + HCO_3^-$

CO_2

物理的に溶存したCO_2（5%）

HCO_3^-
（90%）

末梢組織で生じたCO_2

Hb：ヘモグロビン

図8　末梢組織からの二酸化炭素の運搬機構

（　）内の数値は末梢組織から肺へ運搬される CO_2 の形態の割合を示す.

アミノ基に赤血球内の CO_2 が結合してカルバミノヘモグロビンを形成する. 末梢組織で生じた CO_2 の約90%は HCO_3^- の形で，約5%はカルバミノヘモグロビンとして，そして残りの約5%は血漿中に物理的に溶存して肺まで運搬される（**図8**）.

　ヘモグロビンと一酸化炭素（CO）の結合能（親和性）はヘモグロビンと O_2 の結合能よりも約200倍高い. したがって，CO濃度が高い環境下でヘモグロビンはCOと強固に結合してしまって O_2 と結合できず，CO中毒を引き起こす.

c 赤血球の破壊

　赤血球の寿命は約120日で，主に脾臓で破壊される. 老化すると赤血球の細胞膜変形能が著しく低下するため，老化した赤血球は脾臓の細網組織の"ふるい構造"を通り抜けることができなくなり，マクロファージに貪食されて破壊される. 赤血球の破壊により，ヘムは鉄を遊離して**間接ビリルビン***（非抱合型ビリルビン）になる. 遊離した鉄はトランスフェリンと結合して骨髄に運ばれ，赤血球の新生に利用されたり，肝臓に運ばれて貯蔵鉄として蓄えられたりする. 間接ビリルビンはアルブミンと結合して肝臓に運ばれ，グルクロン酸抱合*反応を経て**直接ビリルビン**（抱合型ビリルビン）となって胆汁中に排泄される.

＊ビリルビン
赤血球破壊の亢進や肝臓でのグルクロン酸抱合反応に障害があると，間接ビリルビンが血液中に増加する. また，肝臓でのグルクロン酸抱合反応後に直接ビリルビンの排出障害が生じたり，胆石などで胆汁が腸管に排出されなくなったりすると，直接ビリルビンが血液中に増加する. 間接ビリルビンも直接ビリルビンも黄色を呈しており，これらの血中濃度が増加すると皮膚や眼球結膜（眼球の白眼の部分）が黄色くなる. これを黄疸という.

＊グルクロン酸抱合
肝臓に運ばれた脂溶性の間接ビリルビンは，肝細胞内でグルクロン酸転移酵素の働きにより，グルクロン酸と結合して水溶性の直接ビリルビンになる. この反応をグルクロン酸抱合といい，グルクロン酸と結合していない間接ビリルビンを非抱合型ビリルビン，グルクロン酸と結合した直接ビリルビンを抱合型ビリルビンという.

臨床医学へのリンク

貧血の病態生理

　貧血とは赤血球または赤血球中のヘモグロビン濃度の減少により, 血液の酸素運搬能力が低下し, 組織で必要な酸素を十分に供給できなくなった状態である. その原因として, ヘモグロビンの合成障害や赤血球の産生障害, 赤血球の破壊亢進, 多量の出血や失血が挙げられる.

　鉄の欠乏はヘモグロビンの合成障害を招くが, 鉄欠乏の原因として鉄の摂取不足, 胃酸不足による鉄吸収能の低下, 成長期における鉄需要の亢進, 慢性出血がある. なお, 野菜に含まれる非ヘム鉄は, 肉類に含まれるヘム鉄よりも吸収率が低い. 非ヘム鉄の吸収率は, 同時にアスコルビン酸を摂取すると上昇する.

　巨赤芽球性貧血では, ビタミン B_{12} や葉酸の不足により骨髄での赤血球の分化が障害される. ビタミン B_{12} の回腸での吸収には胃の壁細胞から分泌される内因子が必要で, 自己免疫機序で生じた抗内因子抗体や抗壁細胞抗体により内因子が欠乏したり, 壁細胞が傷害（萎縮性胃炎）されて内因子の分泌が低下したりすることによって生じる巨赤芽球性貧血を, 悪性貧血という. また, 胃切除によって内因子が分泌されなくなると, ビタミン B_{12} の貯蔵量が尽きる胃切除の数年（約5年）後から巨赤芽球性貧血を発症する.

　自己免疫や薬剤および放射線により骨髄の造血幹細胞が傷害されると, 赤血球が産生されずに再生不良性貧血をきたす. この場合, 赤血球だけではなく白血球や血小板も減少する.

　先天的な赤血球膜の異常, 後天的な赤血球に対する自己抗体の産生, 血液型不適合輸血および脾臓の機能亢進などで赤血球の破壊が亢進すると, 溶血性貧血を引き起こす

赤血球指数（赤血球恒数）

　赤血球数, ヘマトクリット値およびヘモグロビン濃度から平均赤血球容積（赤血球1個当たりの容積）, 平均赤血球ヘモグロビン量（赤血球1個当たりのヘモグロビン量）, 平均赤血球ヘモグロビン濃度（赤血球1個当たりのヘモグロビン濃度）が算出される. これらを赤血球指数（赤血球恒数）という. これらの指数をもとに, 貧血を小球性低色素性貧血, 正球性正色素性貧血, 大球性正色素性貧血の3つに分類することができる（**表1**）.

表1 赤血球指数（赤血球恒数）

平均赤血球容積（μm^3）mean corpuscular volume（MCV）

$$\text{MCV} = \frac{\text{ヘマトクリット値（\%）}}{\text{赤血球数（}10^6/\text{mm}^3\text{）}} \times 10$$ 　　基準値：80〜100 μm^3（fL）

平均赤血球ヘモグロビン量（pg）mean corpuscular hemoglobin（MCH）

$$\text{MCH} = \frac{\text{ヘモグロビン濃度（g/dL）}}{\text{赤血球数（}10^6/\text{mm}^3\text{）}} \times 10$$ 　　基準値：27〜31 pg

平均赤血球ヘモグロビン濃度（%またはg/dL）mean corpuscular hemoglobin concentration（MCHC）

$$\text{MCHC} = \frac{\text{ヘモグロビン濃度（g/dL）}}{\text{ヘマトクリット値（\%）}} \times 10$$ 　　基準値：30〜36%（g/dL）

小球性低色素性貧血 （MCV < 80，MCHC < 30）	正球性正色素性貧血 （MCV＝80〜100，MCHC = 30〜36）	大球性正色素性貧血 （MCV ≧ 101，MCHC = 30〜36）
鉄欠乏性貧血	急性の出血 溶血性貧血 再生不良性貧血	巨赤芽球性貧血 （ビタミン B_{12} の欠乏，葉酸の欠乏）

2　白血球

▶ 白血球は数種類あり，貪食機能や免疫機能を介して生体を防御する

　成人の血液中には約7,000個/mm^3の白血球が存在しており，白血球は大きく**顆粒球**（図9），**リンパ球**（図10），**単球**（図11）に分けられる．さらに顆粒球は**好中球，好酸球，好塩基球**に分けられ（図9），リンパ球は**T細胞，B細胞，NK細胞**に分けられる（表2）．

　白血球の主な機能は大きく分けて2つある．1つは体内に侵入してきた細菌やウイルスおよび異物を排除し，生体を防御する機能である．もう1つは，老化した細胞や奇形の細胞，がん化した細胞を破壊して，異常な細胞を生体内から取り除く機能である．これらの機能には，顆粒球や**マクロファージ**の貪食作用や免疫機能が関わっている．白血球はこれらの機能を介して生体の恒常性を維持している．

a　顆粒球

　細胞質中にリソソームなどの顆粒を多く含む白血球である．リソソーム内には加水分解酵素などが存在し，細胞内に取りこんだ異物や，細胞内の不要な物質を分解している．顆粒球の寿命は血液中で4〜8時間，組織中では4〜5日間である．

1）好中球

　好中球は顆粒球の中で最も数が多い．好中球は，組織の炎症*部位に向かってアメーバ様運動をしながら血管外へも遊走する．これを**化学走性**という．化学走性を引き起こす物質には，細菌性毒素，炎症性組織の分解産物，補体

＊炎症
炎症は，生体への傷害性刺激に対する生体の防御反応である．すなわち，傷害因子を除去し，傷害された組織を修復し，再生して生体の機能を維持する，連続した反応である．傷害性刺激には，日光・放射線や外傷などの物理学的刺激，酸やアルカリなどの化学的刺激，細菌やウイルスに代表される病原微生物の生物学的刺激がある．また，時間的経過により，急性・亜急性・慢性炎症がある．急性期には，毛細血管を中心とした組織反応の結果として，発熱・熱感・疼痛・腫脹の典型的な徴候がみられる．これらの徴候に機能障害を加えて，炎症の5徴候という．

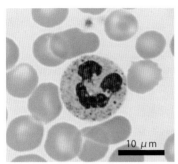 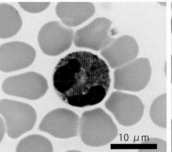 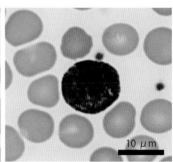

好中球 好酸球 好塩基球

図9 顆粒球の形態

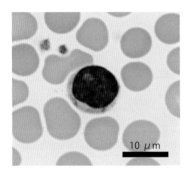 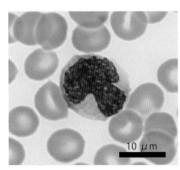

図10 リンパ球の形態　　　　図11 単球の形態

表2 白血球の分類

白血球の種類		白血球中の割合
顆粒球	好中球	30〜75
	好酸球	0〜8
	好塩基球	0〜2
リンパ球	T細胞 B細胞 NK細胞	20〜60
単球		0〜12

［香川靖雄（編）：人体の構造と機能及び疾病の成り立ち 総論，改訂第2版，南江堂，p256，2013を参考に著者作成］

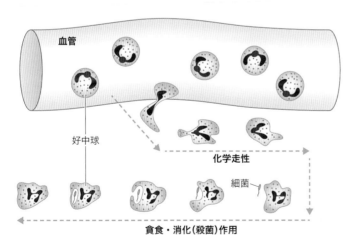

図12 好中球の化学走性および貪食能

（図中のラベル：血管，好中球，化学走性，細菌，貪食・消化（殺菌）作用）

との反応性物質，炎症性部位での凝血によって生じる種々の物質などがある．好中球は循環血液中のみならず血管外へ遊走して，細菌，ウイルス，破壊された自己成分などの異物を細胞内に取りこむ（**貪食作用**）．続いて，異物は好中球の細胞質内で，リソソーム由来の各種加水分解酵素やペルオキシソーム*由来の活性酸素により分解・消化（殺菌）される（**図12**）．また，顆粒

＊ペルオキシソーム
ペルオキシソームでは，オキシダーゼの働きにより活性酸素が生成されて異物が分解される．その他，肝細胞のペルオキシソームでは，脂肪酸のβ酸化，コレステロールや胆汁酸の合成，アミノ酸やプリンの代謝なども行われている．

3

血液，造血器，リンパ系

内容物を開口分泌（エキソサイトーシス）により細胞外に放出することで，細胞外の異物を殺傷することもできる．

2）好酸球

好酸球の貪食作用は好中球よりも弱い．炎症時に組織に遊走する．顆粒には各種加水分解酵素およびペルオキシダーゼに加え，ミエリン塩基性たんぱく質（MBP）など，好酸球にも特異的な細胞傷害活性たんぱく質が含まれている．寄生虫症では好酸球が増加し，好酸球が寄生虫を攻撃してそれを体内から排除する．また，好酸球は，好塩基球や肥満細胞から遊離された炎症およびアレルギー誘因物質である**ヒスタミン**を不活性化するとともに，抗原-抗体複合物を貪食作用によって破壊することにより，局所での炎症やⅠ型アレルギー反応を抑制する．したがって，好酸球は，Ⅰ型アレルギー反応を起こしている局所に集積する．このように，好酸球は寄生虫症やⅠ型アレルギーの際に増加する．

3）好塩基球

好塩基球は顆粒球の中で最も数が少ないが，炎症時に組織に遊走して組織中に存在する肥満細胞と同様の生理作用を示す（☞4章A-**5**ⓒ）．好塩基球の顆粒中には**ヘパリン**やヒスタミンが含まれている．ヘパリンはアンチトロンビンⅢ*の活性を促進して，抗凝固作用を発揮する．ヒスタミンには血管拡張作用や毛細血管の透過性亢進作用があり，炎症反応を誘発する．

ⓑ 単　球

単球は血管外へ遊走し，細胞全体が膨大してマクロファージになることにより，初めて作用を発現する．マクロファージは好中球の化学走性と同様の機能を有し，組織の炎症部位に向かってアメーバ様運動をしながら移動する．

マクロファージの貪食作用は好中球よりも強い．マクロファージは単に異物を取りこんで消化・分解するだけではなく，細胞質内で消化・分解した異物の一部を細胞表面に提示して，異物の情報をリンパ球（ヘルパーT細胞）に伝える（抗原提示作用）．抗原提示作用を有する細胞を**抗原提示細胞**と呼び，樹状細胞，B細胞，肝臓のクッパー細胞，皮膚のランゲルハンス細胞，脳のミクログリアなどがある．

ⓒ リンパ球

リンパ球は大きくT細胞，B細胞，NK細胞に分けられる．T細胞とB細胞は生体防御における獲得免疫で重要な役割を担い，NK細胞は自然免疫の一端を担う．血中リンパ球の50％以上はT細胞であり，B細胞とNK細胞はそれぞれ25％以下である．

1）T細胞

T細胞には**ヘルパーT細胞**，**細胞傷害性T細胞**，**制御性T細胞**がある．ヘルパーT細胞は，抗原提示細胞が細胞表面に提示した抗原と結合することによって活性化される．続いて，免疫に関わる他の細胞を活性化させて，抗原に対する特異的な免疫反応を開始させる．

＊**アンチトロンビンⅢ**
肝臓で合成される血漿たんぱく質である．トロンビンのほか，活性化第Ⅹ因子（Ⅹa）の活性を阻害することにより，凝固系の反応を抑制する．アンチトロンビンⅢの阻害活性はヘパリンやヘパラン硫酸などの存在下で増強される．血液の凝固活性が増強して血栓が形成されやすくなると，トロンビンとアンチトロンビンⅢの複合体が形成されて，トロンビン・アンチトロンビンⅢ複合体の濃度が上昇する．

細胞傷害性 T 細胞は，ウイルスに感染した細胞やがん細胞，奇形細胞を標的とする．細胞傷害性 T 細胞は，これらの細胞が細胞表面に提示した抗原と結合することによって活性化され，その細胞を破壊する．また，細胞傷害性 T 細胞は非自己の細胞とも結合し，移植や輸血により混入した非自己の細胞を破壊する．

制御性 T 細胞は自己に対する免疫応答の抑制（免疫寛容）に関わっており，免疫反応を抑制する機能を持つ．アレルギー反応などの過剰な反応を抑制する役割を担っている．

2) B 細胞

特定の抗原と結合した B 細胞は活性化され，増殖を開始する．また，特定の抗原を提示した抗原提示細胞によって活性化されたヘルパー T 細胞からリンホカイン*が分泌されて，B 細胞の活性化が促進される．このようにして，特定の抗原と反応した B 細胞のみが増殖してクローンを形成する．クローンの一部は記憶細胞（メモリー B 細胞）となり，次回の抗原侵入に対して迅速な応答が可能となる．他のクローンは抗体（免疫グロブリン）を産生する**形質細胞**に分化する．B 細胞の増殖と形質細胞への分化には，抗原と B 細胞との結合だけではなく，抗原提示細胞と結合したヘルパー T 細胞が分泌するリンホカインの補助が必要である．

3) NK 細胞（☞ 4 章 B-⑥）

---

③ 血小板

▶ 血小板は巨核球の細胞質が断片化して分離したもので，粘着・凝集（ぎょうしゅう）・放出能を有し，血小板血栓の形成を通して止血機構（一次止血反応）を担っている

成人の血液中には約 20 万〜50 万個 /mm³ の血小板が存在している（**図13**）．止血は血管の収縮，血小板血栓の形成（一次止血反応），血液凝固因子の動員による強固な止血血栓の形成（二次止血反応）によって完了する．通常（静止期），血小板は円盤状である（**図14**）．

ⓐ 血小板の粘着能

血管内皮細胞の損傷により内皮下組織が露出すると，血小板は血小板膜受容体のグリコプロテイン Ib/IX を介して内皮下組織に存在するフォン・ウィルブランド因子（von Willebrand factor，vWF）*と結合する．また，血小板は血小板膜受容体のグリコプロテイン Ia/Ⅱa を介して傷害部位に露出したコラーゲンとも結合する．内皮下組織と血小板との結合により，血小板は活性化されてアメーバ状の偽足を突出する．そして，血小板が血管の傷害部位に粘着する（**図14**）．

＊リンホカイン
リンパ球が産生し，分泌するサイトカインをリンホカインという．インターロイキン（interleukin，IL）-12，IL-4，IL-6，およびインターフェロン（interferon，INF）-γは，抗原提示細胞からの抗原提示を受けたヘルパー T 細胞から分泌される主なリンホカインである．IL-12 と INF-γはナイーブ T 細胞（未熟な T 細胞）をヘルパー T1 細胞に誘導し，IL-4 と IL-6 はナイーブ T 細胞をヘルパー T2 細胞に誘導する．ヘルパー T1 細胞から分泌される INF-γはマクロファージを活性化し，IL-2 は細胞傷害性 T 細胞を活性化する．ヘルパー T2 細胞から分泌される IL-4，IL-5，IL-6，IL-10 は B 細胞に作用して免疫グロブリンの産生を亢進する．

＊フォン・ウィルブランド因子（vWF）
vWF は，主に血管内皮細胞で合成され，血液中に分泌されるたんぱく質である．vWF は超巨大多量体として分泌されるが，血液中に存在する酵素（ADAMTS13）によって適切な大きさに切断される．vWF はコラーゲンとの結合部位を有し，血管内皮細胞の傷害によって露出した内皮下組織中のコラーゲンと結合する．また，vWF には血小板の表面抗原であるグリコプロテイン Ib/IX との結合部位も存在することから，血小板は vWF を介してコラーゲンに粘着する．また，高ずり応力下で vWF の多量体構造が引き延ばされると，vWF の分子表面に血小板の表面抗原であるグリコプロテイン IIb/IIIa との結合部位が露出し，vWF を介して血小板凝集が起こる．

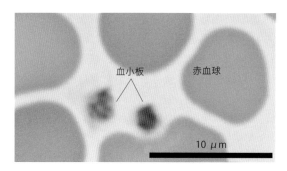

図13 血小板の形態

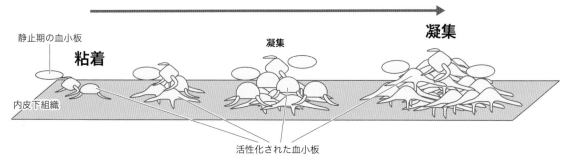

図14 血小板の粘着と凝集

b 血小板の凝集能

　血小板の傷害部位への粘着に続いて，血小板のグリコプロテインⅡb/Ⅲa（GPⅡb/Ⅲa）が構造変化を起こし，このGPⅡb/Ⅲaが血液中のフィブリノゲンと結合する．フィブリノゲンが血小板と血小板との間に入りこむような形で結合し，血小板凝集が生じる．高ずり応力*下では，フィブリノゲンではなくvWFが血小板と血小板の間に入りこんで血小板凝集を引き起こす（図14）．

c 血小板の放出能

　粘着や凝集によって血小板が活性化されると，血小板からアデノシン二リン酸（ADP），トロンボキサンA₂やトロンボスポンジンなど，他の血小板を活性化する物質が放出される．また，血小板の活性化に伴って，凝固反応を促進させる血小板第4因子が放出されるとともに，血栓溶解を抑制して，血栓形成を促進するプラスミノゲンアクチベーターインヒビター-1（plasminogen activator inhibitor-1, PAI-1）*も放出される．これらの放出反応はいずれも止血血栓の形成に役立つ．

*ずり応力
ずり応力は血管内を血液が流れることによって生じる，血液にかかる力である．赤血球は血管の中心部分を比較的速い速度で移動し（流れ），白血球や血小板は血管壁に近い部分を比較的遅い速度で移動する（流れる）．この速度の差によって生み出されるのがずり応力で，血液の粘度と血流速度に比例し，血管径に逆比例する．したがって，血流の速い動脈では静脈に比べてずり応力が高い．高ずり応力下の動脈では血小板血栓が形成され，動脈が血栓で詰まる心筋梗塞や脳梗塞の引き金となる．

*プラスミノゲンアクチベーターインヒビター-1（PAI-1）
PAI-1はプラスミノゲンアクチベーターの活性を阻害して，線溶系を抑制する．線溶系は血栓の主要成分であるフィブリンを分解する反応であることから，血液中のPAI-1濃度が上昇すると，血栓溶解能が抑制されて血栓が形成されやすくなる．PAI-1は内臓脂肪細胞からも分泌され，肥満時の血栓形成（心筋梗塞や脳梗塞の発症）に関わっている．

D 血漿たんぱく質

　血漿たんぱく質の一種であるアルブミンは栄養源として，また膠質浸透圧の発生，物質の運搬，免疫系，凝固・線溶系に重要である．

　血漿中には多くの種類のたんぱく質が含まれており，それらの総たんぱく質量は 6.4～8.3 g/dL であり，その約半分をアルブミン（約 4.5 g/dL）が占めている．血漿たんぱく質はマイナス（負）の電荷を有しており，電荷の度合いにより電気泳動時の移動度に差が生じる．また，血漿たんぱく質分子の大きさによっても移動度に差が生じる．陰極側に血漿たんぱく質を位置して電圧をかけると，マイナス（負）の電荷を多く持つ血漿たんぱく質や分子の小さいたんぱく質は，速やかに陽極側に移動する．血漿たんぱく質は電気泳動時の移動度が大きい順にアルブミン分画，α_1-グロブリン分画，α_2-グロブリン分画，β-グロブリン分画，フィブリノゲン分画，γ-グロブリン分画の 6 つの分画に分けられる（図15）．

1 血漿膠質浸透圧の発生

▶ 血漿膠質浸透圧は 25～28 mmHg である．血漿たんぱく質の中で最も量が多く，分子量の小さいアルブミンが，血漿膠質浸透圧の発生には最も重要である

　血漿浸透圧は，グルコースや Na^+ などの低分子量の物質の濃度差によって生じる浸透圧であるが，血漿膠質浸透圧は血漿中に溶けこんでいる血漿たんぱく質によって生じる浸透圧である．水分や低分子量の物質は毛細血管壁を通過するが，血漿たんぱく質は毛細血管壁を通過できないため，毛細血管壁が半透膜の役割をして血漿膠質浸透圧が発生する．

　血漿たんぱく質濃度が高いほど，血漿膠質浸透圧は高く，より多くの水が組織間質に存在する間質液から毛細血管壁を通って毛細血管内に流入する．

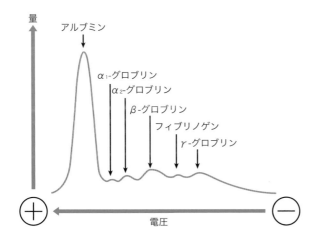

図15 電気泳動による血漿たんぱく質の分画

このように, 血漿たんぱく質 (濃度) は毛細血管壁を通しての水の出入りに重要な因子である.

臨床医学へのリンク

血漿膠質浸透圧と浮腫

血漿膠質浸透圧は血液中のたんぱく質濃度, とくにアルブミン濃度に依存する. 肝硬変などで肝臓でのたんぱく質合成が低下したり, ネフローゼ症候群などで腎臓からのたんぱく質排泄量が増加したりすると血液中のたんぱく質濃度が低下する. 血中たんぱく質濃度が低下すると血漿膠質浸透圧は低くなり, より多くの水が毛細血管内から組織間質へ流出する. その結果, 組織間質液が増加して浮腫をきたす.

② 物質の運搬

▶ 脂溶性の物質など, 直接血液に溶存できない物質は, 血漿たんぱく質と結合して循環血液中を運搬される

甲状腺ホルモンやエストロゲンなどの脂溶性ホルモンはそれぞれの結合たんぱく質と結合して血液中を標的細胞 (組織) まで運ばれる. 脂溶性ビタミンのビタミンAはレチノール結合たんぱく質と結合して血液中を運搬される. 赤血球の破壊によって生じた間接ビリルビンはアルブミンと結合して肝臓に運ばれ, 鉄は**トランスフェリン**[*]と結合して肝臓や骨髄に運ばれる. また, 溶血によって生じたヘモグロビンは**ハプトグロビン**[*]と結合する.

トリグリセリド, コレステロール, リン脂質などの脂質も水溶性でないため, たんぱく質と結合して**リポたんぱく質**として血液中に存在する. 脂質と結合するたんぱく質を**アポたんぱく質**と呼び, リポたんぱく質の種類に応じて, 決まったアポたんぱく質が存在する. リポたんぱく質の**カイロミクロン (キロミクロン)** と**超低比重リポたんぱく質 (VLDL)** は主にトリグリセリドを, **低比重リポたんぱく質 (LDL)** と**高比重リポたんぱく質 (HDL)** は主にコレステロールを運搬する. 遊離脂肪酸はアルブミンと結合して運搬される.

[*]**トランスフェリン**
血液中の鉄はトランスフェリンと結合して骨髄や肝臓に運搬される. トランスフェリンと結合している鉄の量が血清鉄 (μg/mL) であり, 鉄と結合していないトランスフェリンの量を不飽和鉄結合能 (μg/mL), 鉄と結合しうるすべてのトランスフェリンの量を総鉄結合能 (μg/mL) という. 鉄欠乏性貧血では血清鉄が低下し, 不飽和鉄結合能が上昇する. 骨髄に運搬された鉄はヘモグロビンの合成に用いられる. 余分な鉄は肝臓に運ばれて, フェリチンというたんぱく質と結合した状態で貯蔵される. フェリチンは血液中にも存在しており, 血清フェリチン値は貯蔵鉄の量を反映する.

[*]**ハプトグロビン**
主に肝臓で産生される血漿たんぱく質で, 溶血などで血液中に遊離したヘモグロビンと結合する. 遊離したヘモグロビンは糸球体で濾過されて尿細管に到達し, 尿細管障害 (腎毒性) を引き起こす. しかし, ハプトグロビンと結合した遊離ヘモグロビンは分子が大きいため糸球体で濾過されず, 肝臓に運ばれて代謝・処理される. 溶血性貧血では, ハプトグロビンの消費が亢進するため, ハプトグロビン値が低下する.

③ 免疫系への関与（☞4章）

▶ 血漿たんぱく質の中で，免疫グロブリン（抗体）と補体は免疫系に関与する

　免疫グロブリンはB細胞より分化した形質細胞によって産生され，IgG, IgA, IgM, IgDおよびIgEの5種類が存在する.

　IgGは2本の軽鎖（light chain）と2本の重鎖（heavy chain）の4本のポリペプチドから構成されており，それぞれがS–S結合（ジスルフィド結合）で結ばれている. 軽鎖と重鎖が重なっている部位をFab, 重鎖同士が重なっている部位をFcと呼ぶ（☞4章図9）.

　免疫グロブリンのFabには抗原と結合する部位が存在し，Fcには好中球やマクロファージなどの食細胞と結合する部位が存在する. 免疫グロブリンと結合した抗原は，その免疫グロブリンと結合する好中球やマクロファージの貪食作用によって破壊されやすくなる. このような作用を**オプソニン作用**という. また，免疫グロブリンは抗原を凝集・不溶化・中和および溶解することによって，直接的に抗原を処理する.

　補体は免疫グロブリンの作用を補い，その作用を増強する. 免疫グロブリン（抗体）が抗原である病原菌と結合し，抗原–抗体複合体が形成されると，補体が活性化されて細菌の細胞膜が破壊される.

④ 凝固・線溶系への関与

▶ 凝固因子は止血血栓を形成して出血を防ぎ，線溶系因子は病的血栓を溶解して血管の閉塞を防ぐ

　血管に損傷や傷害があり，血液が体外へ流出（出血）すると，生命が脅かされる. そこで，生体にはこの出血を防ぐ機構，すなわち止血機構が存在している. 止血は血管の収縮，血小板血栓の形成（**一次止血**）に続き，血漿たんぱく質である血液凝固因子の動員（凝固系の活性化）による強固な止血血栓の形成（**二次止血**）によって完了する.

　血管の損傷や傷害が修復された後も，止血血栓が血管内に存続して血栓が成長し続けると，血栓が血管を閉塞して血流が遮断される. 血流が遮断されると，血液が末梢組織に供給されず，末梢の組織は壊死する. これを防ぐための生理的機構が血液線維素溶解（線溶）系で，この系は血栓の主要成分であるフィブリン（線維素）を分解し，血管を詰まらせる余分な病的血栓を循環系から除去する.

ⓐ 凝固系

　血液凝固因子の活性化反応には，血液と異物との接触により開始される**内因系凝固反応**と，血液と**組織因子**（tissue factor, TF）との反応により

開始される**外因系凝固反応**がある（**図16**）．通常，大部分の凝固因子は酵素の前駆体として血液中に存在する．凝固因子が特異的な活性化凝固因子によって活性化されると，酵素活性を発揮して他の凝固因子を特異的に活性化する．

1）内因系凝固反応

　内因系凝固反応は血管内で起こる．生理的条件下では，血液は血管の最内層に位置する血管内皮細胞と接している．血管内皮細胞には凝固反応を阻止する機能があり，血管内皮細胞が正常に機能していると血液の凝固反応は引き起こされない．しかし，血管内皮細胞が傷害されてコラーゲンなどの血管内皮下組織（異物表面）が露出し，血液中の第XII因子（酵素の前駆体）が血管内皮下組織と接触すると，酵素活性を有する活性化第XII因子になり，内因系凝固反応が開始する．

　凝固因子は活性化されると酵素活性を発現して「active」になることから，活性化第XII因子をXIIaと表記する（以下，活性化凝固因子には凝固因子のローマ数字の後ろにaを付記する）．このXIIaの活性化には血管内皮下組織に存在する高分子キニノーゲンやカリクレインも関与する．XIIaは第XI因子を活性化し，XIaは第IX因子を活性化する．IXaはVIIIaとともにカルシウムイオン（Ca^{2+}）とリン脂質存在下で第X因子を活性化する．凝固系で必要なリン脂質は，血小板の細胞膜や傷害を受けた血管内皮細胞の細胞膜由来の成分である．

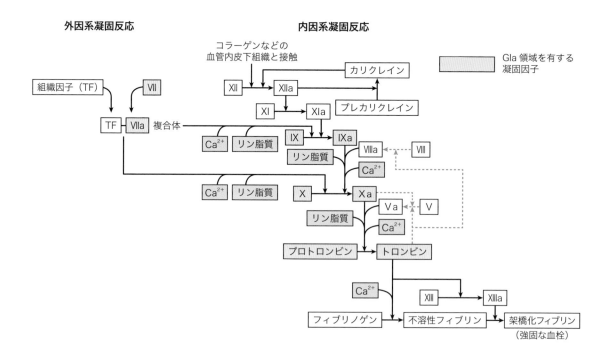

図16 血液凝固系

次に，XaはVaとともにCa^{2+}とリン脂質存在下で**プロトロンビン**（第Ⅱ因子）を**トロンビン**（Ⅱa）に活性化し，トロンビンが可溶性のフィブリノゲンを不溶性で線維状のフィブリンに変換する．さらに，トロンビンは第ⅩⅢ因子を活性化し，ⅩⅢaが線維状のフィブリンを架橋結合*して，強固なフィブリン網を形成する．このフィブリン網に，赤血球などの血球成分がからまって止血血栓が形成される．

2）外因系凝固反応

外因系凝固反応は血液が血管外に流出したとき，血液が血管外で凝固する反応である．血液中の第Ⅶ因子が血管外の組織中に存在する組織因子（TF）によって活性化され，TF/Ⅶa複合体が形成されることにより外因系凝固反応が開始する．TF/Ⅶa複合体は，Ca^{2+}とリン脂質存在下で第Ⅸ因子や第Ⅹ因子を活性化する．Ⅸa，Xaは上述した内因系凝固反応と同じ反応経路でフィブリン網を形成して，止血血栓を形成する．

3）活性発現にCa^{2+}が必要な凝固因子

内因系と外因系の凝固反応において，Ⅸa，Xa，ⅦaおよびⅡaの活性発現には，Ca^{2+}の凝固因子への結合が必要である．それぞれの凝固因子は肝臓で合成されるが，その際，Ca^{2+}結合部位がそれぞれの凝固因子の分子内に形成される．このCa^{2+}結合部位の形成には**ビタミンK**が必須であり，それぞれの凝固因子のN末端領域に存在するグルタミン酸が，ビタミンK依存性酵素によってγ-カルボキシル化され，γ-カルボキシルグルタミン酸残基になる．このγ-カルボキシルグルタミン酸残基を含む領域が，Ca^{2+}結合部位（Gla領域）である．

ビタミンK欠乏状態ではCa^{2+}結合部位が形成されず，ビタミンK欠乏状態で合成された凝固因子は，Ca^{2+}が存在していても正常には機能しない．その結果，ビタミンK欠乏状態では，止血血栓が形成されずに出血傾向をきたす．

b 線溶系

線溶系は，血栓の主要成分であるフィブリンを分解（溶解）して，血流を遮断する余分な血栓（病的血栓）を血液中から除去する生理的な反応系である．血栓溶解の主体をなす線溶系因子（酵素）は**プラスミン***であり，不溶性のフィブリンを可溶性のフィブリン分解産物に分解する．プラスミンは通常，その前駆体で酵素活性を有さない**プラスミノゲン**として血液中を循環している．プラスミノゲンをプラスミンに活性化するのが，**プラスミノゲンアクチベーター**（plasminogen activator，PA）である．生体内に存在するPAには，主に血管内皮細胞が産生・分泌する組織型プラスミノゲンアクチベーター（tissue-type PA，**t-PA**）と，主に腎臓や肝臓由来の細胞が産生・分泌して主に尿中に認められるウロキナーゼ型プラスミノゲンアクチベーター〔urokinase-type PA，**u-PA**（またはUK）〕の2種類がある．

PA活性を阻害する因子としてPAI-1が存在し，プラスミン活性を阻害する因子としてα$_2$-プラスミンインヒビター（α$_2$-plasmin inhibitor，α$_2$-PI）

*架橋結合

トロンビンは低分子のフィブリノゲンを高分子のフィブリンに変換するが，このフィブリンは糸のような構造をしており，フィブリンモノマーと呼ばれる．ⅩⅢaはトランスグルタミナーゼという酵素で，フィブリンモノマー内のグルタミンと他のフィブリンモノマー内のリジンの結合を触媒する．このグルタミンとリジンとの結合は，2つのフィブリンモノマー分子を橋渡しするので，架橋結合と呼ばれる．その結果，糸状のフィブリンモノマー同士が共有結合し，網目状の構造ができて強固なフィブリン網が形成される．

*プラスミン

プラスミンはたんぱく質分解酵素の一種であり，フィブリンだけではなく，フィブリノゲンをも分解する．したがって，線溶系が亢進すると，血栓溶解が亢進するだけではなく，血栓形成も抑制され，出血傾向が出現する．

3

血液，造血器，リンパ系

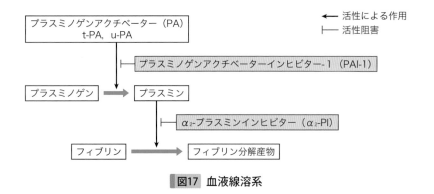

図17　血液線溶系

が存在する．これらは，線溶系の反応を阻害し，線溶系の反応が過度に進行しないように制御している（**図17**）．

臨床医学へのリンク

抗凝固薬

　抗凝固薬は，血液凝固反応の進行を妨げる製剤である．クエン酸ナトリウム，シュウ酸ナトリウムやエチレンジアミン四酢酸塩（ethylenediaminetetraacetic acid，EDTA）は，凝固反応に必要な Ca^{2+} を除去することで，凝固反応を阻止する．これらの抗凝固薬は血漿を分離するときなど，採血時に体外で用いられる．アンチトロンビンⅢ（antithrombin Ⅲ，AT Ⅲ）は，フィブリノゲンをフィブリンに変換するトロンビンおよび Xa の作用を抑制して凝固反応を阻止する．ヘパリンは AT Ⅲ の作用を増強することで凝固反応を阻止する．ヘパリンは，主に血液透析時の血液回路内で血栓が生じるのを防ぐために用いられる．他に，抗凝固薬としてビタミン K 依存性凝固因子［第Ⅱ因子（プロトロンビン），第Ⅸ因子，第Ⅶ因子，第Ⅹ因子］の合成阻害薬であるワルファリンカリウムや，トロンビンおよび Xa の作用を直接阻害する薬剤がある．

E 血液型

　ある人の血液を他人の血清と交ぜる（反応させる）と，場合によっては赤血球が凝集または溶血することがある．この現象は，赤血球の膜表面に存在するたんぱく質（赤血球抗原）と血清中に存在する抗体が抗原-抗体反応を起こすことで生じる．赤血球の膜表面には少なくとも30種類の共通抗原と100種類以上の特異的抗原たんぱく質が発現しているといわれており，これらによってヒトの血液をいくつかの型に分類することができる．これらの抗原はいずれも抗原-抗体反応を誘発する原因となりうるが，ほとんどの反応は非常に弱い．その中で非常に重篤な反応をきたす血液型が，**ABO 式血液型**と **Rh 式血液型**である．

赤血球だけではなく白血球の表面にも多種類のヒト組織適合性白血球抗原（human histocompatibility leukocyte antigen，HLA）*が存在しており，個人によって白血球表面に存在する HLA の種類や発現様式が異なる．

1 ABO式血液型

▶ 赤血球の表面に存在する A 型の抗原（A 抗原）と B 型の抗原（B 抗原）によって分類される血液型を，ABO 式血液型と呼んでいる

A 抗原と B 抗原は赤血球の凝集を引き起こす原因となることから，**凝集原**ともいわれる．ヒトの血液は，赤血球表面に A 抗原のみが存在する A 型の血液，B 抗原のみが存在する B 型の血液，両抗原が存在する AB 型の血液，いずれの抗原も存在しない O 型の血液に分類される（**図18**）．

さらに，A または B 抗原に対する抗体，すなわち抗 A 抗体（抗 A **凝集素**）または抗 B 抗体（抗 B 凝集素）が存在する．これらの抗体は IgM 型である．赤血球表面に A 抗原のみが存在する A 型の人の血清中には，抗 B 抗体が存在しているが抗 A 抗体は存在せず，A 抗原と抗 A 抗体による抗原-抗体反応は起こらず，赤血球は凝集しない．

同様に，赤血球表面に B 抗原のみが存在する B 型の人の血清中には，抗 A 抗体が存在しているが抗 B 抗体は存在せず，B 抗原と抗 B 抗体による抗原-抗体反応は起こらず，赤血球は凝集しない．

＊ヒト組織適合性白血球抗原（HLA）
HLA には多くの種類があり，各人によってその組み合わせが異なる．白血病患者に正常な白血球を移植するために骨髄移植が実施される．その際，HLA の一致率が高いドナーから採取した骨髄細胞を移植した方がよく生着する．全身のほとんどの細胞の表面にも HLA と同じ抗原が存在しており，HLA は主要組織適合抗原（major histocompatibility antigen，MHC）とも呼ばれる．骨髄移植の場合と同様に臓器移植においても，MHC の一致率が高いドナーから摘出した臓器を移植した方がよく生着する．

3
血液，造血器，リンパ系

図18　ABO 式血液型

血液型	遺伝子型	凝集原	血清中の抗体
A	AA，AO	A 抗原 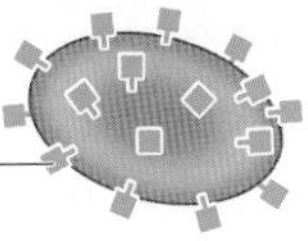	抗 B 抗体
B	BB，BO	B 抗原 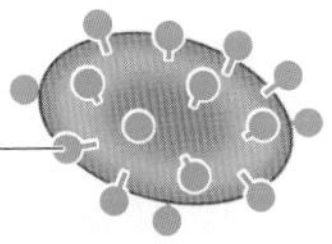	抗 A 抗体
A B	AB	A 抗原／B 抗原 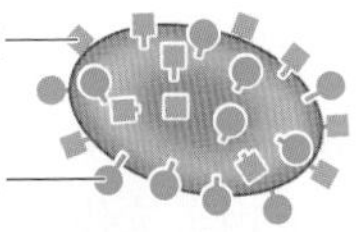	なし
O	OO	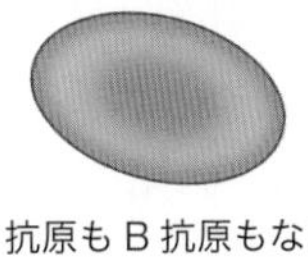 A 抗原も B 抗原もなし	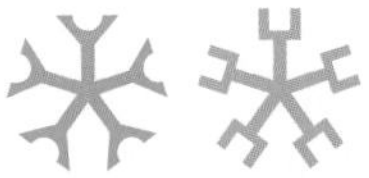 抗 A 抗体と抗 B 抗体

　赤血球表面に A 抗原と B 抗原が存在する AB 型の人の血清中には，抗 A 抗体も抗 B 抗体も存在しないことから，抗原−抗体反応は起こらず，赤血球は凝集しない．

　血清中に抗 A 抗体と抗 B 抗体が存在する O 型の人の赤血球表面には A 抗原も B 抗原も存在しないので，抗原−抗体反応は起こらず，赤血球は凝集しない（**図 18**）．

　このように，いずれの型の血液も，赤血球表面の抗原と血清中の抗体との間の抗原−抗体反応は生じず，赤血球の形態や機能は維持される．

　ABO 式血液型は染色体上の 2 つの遺伝子によって決定される．A 型遺伝子と B 型遺伝子はそれぞれ赤血球表面の A 抗原，B 抗原の発現を強く誘導する．これに対して，O 型遺伝子は赤血球表面での A および B 抗原の発現を誘導しない．したがって，遺伝子型は，OO，OA，OB，AA，BB および AB の 6 型であるが，発現される血液型はそれぞれ O 型，A 型，B 型および AB 型の 4 型である（**図 18**）．

　輸血の際，供血者の血液中に受血者の赤血球表面の抗原と反応する抗体が存在していても，その抗体は希釈されるため，重篤な障害は現れない．しかし，受血者の血液中に供血者の赤血球表面の抗原と反応する抗体が存在する場合，供血者の赤血球の凝集・溶血が起こる．これを**不適合輸血**という．

② Rh式血液型

> ▶ 赤血球表面には，A 抗原や B 抗原のほかにも強い抗原性を持つたんぱく質（Rh 因子）が存在する．赤血球表面上の Rh 因子の有無で，Rh 陽性の血液型と Rh 陰性の血液型に分かれる

　Rh 式血液型の研究はアカゲザル（rhesus monkey）の血液を用いて行われたので，この血液型に関わる赤血球表面たんぱく質が Rh 因子と命名された．白色人種の 85%，黄色人種の 99% は Rh 因子陽性者［Rh（＋）］である．

　Rh 因子陰性者［Rh（−）］に Rh（＋）の赤血球が輸血されたとき，Rh（−）の血液中で Rh 因子に対する抗 Rh 因子抗体（抗 Rh 凝集素）が徐々に形成され，輸血後 2〜4ヵ月で最大量に達する．高い力価の抗体は長期間にわたって血液中に存続することから，Rh（−）に再び Rh（＋）の赤血球が輸血されると，輸血された赤血球表面の Rh 因子が，前回の輸血によって生じた抗 Rh 因子抗体と抗原−抗体反応を引き起こし，Rh（＋）の赤血球は凝集・溶血する．

　Rh（−）の女性が Rh（＋）の子供を妊娠し出産した場合，妊娠末期や分娩時に胎児の Rh（＋）の赤血球が母親の血液中に混入することがある．その結果，母親の体内では Rh 因子に対する抗 Rh 因子抗体が産生される．この抗体は IgG 型で，女性が再び Rh（＋）の子供を妊娠すると，この抗体は胎盤を通って胎児の血液内に移行する．そして，抗 Rh 因子抗体と胎児の赤血球表面の Rh 因子が抗原−抗体反応を引き起こし，胎児の Rh（＋）赤血球は凝集・溶血する（**図 19**）．

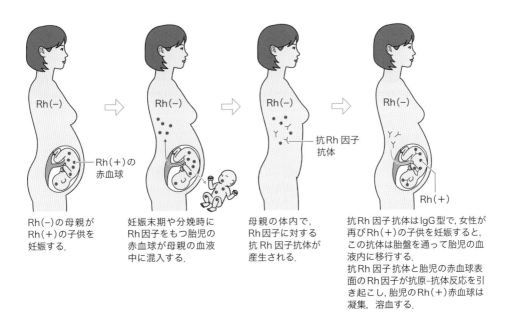

Rh（−）の母親が
Rh（＋）の子供を
妊娠する.

妊娠末期や分娩時に
Rh因子をもつ胎児の
赤血球が母親の血液
中に混入する.

母親の体内で,
Rh因子に対する
抗Rh因子抗体が
産生される.

抗Rh因子抗体はIgG型で, 女性が
再びRh（＋）の子供を妊娠すると,
この抗体は胎盤を通って胎児の血
液内に移行する.
抗Rh因子抗体と胎児の赤血球表
面のRh因子が抗原–抗体反応を引
き起こし, 胎児のRh（＋）赤血球は
凝集, 溶血する.

図19 **Rh（−）の母親がRh（＋）の子供を妊娠したときの新生児溶血性疾患**

このように, Rh（−）の女性がRh（＋）の子供を妊娠し出産する場合,
第1子に問題は生じないが, 第2子では約3%に, 第3子では約10%に抗
Rh因子抗体による胎児赤血球の凝集・溶血が認められる. 妊娠の回数が増
えるにつれてこの危険性は増す. このような新生児溶血性疾患を**胎児性赤芽
球症**といい, 生後間もなく死に至ることが多い.

練習問題

Q1 空欄に当てはまる語句を入れてみよう.

・血液は全体重の約（ ① ）％を占め, 血液容積の（ ② ）％を占める液体成分を（ ③ ）と呼ぶ.
・（ ④ ）値は, 全血液容積に対する赤血球の容積を百分率（％）で示した値である.
・抗凝固薬を加えていない血液を放置しておくと, （ ⑤ ）が上層に, （ ⑥ ）が下層に分離する. フィブリノゲンなどの凝固因子は（ ⑤ ）に含まれない. フィブリノゲンや非活性化凝固因子を含む血液の液体成分を（ ⑦ ）と呼ぶ.
・血液中に存在するすべての血球は, （ ⑧ ）に存在する（ ⑨ ）から分化する.
・リンパ球のうち, （ ⑩ ）は胸腺で最終的に成熟し, （ ⑪ ）は骨髄で最終的に成熟する.
・赤血球の寿命は（ ⑫ ）で, 古くなった赤血球は（ ⑬ ）で破壊される. 赤血球の破壊によりヘモグロビンから遊離したヘムから, 黄疸の原因となる（ ⑭ ）が生じる.
・顆粒球の中で最も数の多い（ ⑮ ）は, （ ⑯ ）という性質によって炎症部位に移動し, 細菌などの異物を（ ⑰ ）作用により取りこんで処理する.
・単球は血管外に遊走して（ ⑱ ）になり, 異物を取りこんだ後に（ ⑲ ）細胞として免疫機能に関わる.
・血小板は（ ⑳ ）の細胞質から分離した細胞質の"かけら"で, その役割は（ ㉑ ）である.
・血漿たんぱく質の中で（ ㉒ ）の血液中濃度が最も高く, 毛細血管での水の移動に関わる（ ㉓ ）の発生に寄与する.
・血液の凝固には血液中の（ ㉔ ）イオンが必要で, （ ㉔ ）イオンを必要とする活性化凝固因子には（ ㉕ ）がある.
・A 型の人の赤血球表面には（ ㉖ ）があり, 血清中には（ ㉗ ）が存在する.

Q2 血液はどのような働きをするか説明してみよう.

Q3 血漿と血清の違いについて説明してみよう.

Q4 血液の細胞成分を挙げて, それぞれの役割について説明してみよう.

Q5 血漿たんぱく質の役割について説明してみよう.

4 免疫系

○━━ Key words

免疫，生体防御，感染症，受容体，エフェクター，サイトカイン，ケモカイン，炎症，自然免疫，獲得免疫，アレルギー

この章で学ぶこと

● 生体防御には，バリア機能と免疫とがある．免疫には，自然免疫と獲得免疫がある．

● 感染性病原体には，細菌，真菌，寄生虫（原虫，蠕虫）、ウイルスなどがある．

● 自然免疫とは，受容体が先天的に準備されている免疫である．獲得免疫とは，B 細胞および T 細胞が担う免疫である．B 細胞は抗体を産生する．T 細胞には，ヘルパーT 細胞，細胞傷害性 T 細胞，制御性 T 細胞がある．

● アレルギーとは，過剰な免疫応答により正常組織が損傷される病態である．

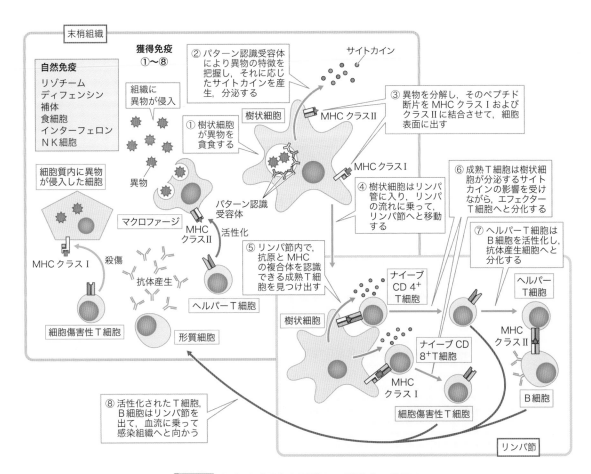

概略図 免疫系が異物を認識し，排除する仕組み

Ⓐ 免疫と生体防御

1 免疫と生体防御

▶ 免疫は微生物や寄生虫の侵入に対する抵抗性を担っている

　人体に侵入してくる無益な微生物や化学物質などを**異物**という．人体は異物の侵入を防ぐ仕組み，また侵入を許してしまった異物を速やかに排除する仕組みを備えている．そのような仕組みを**生体防御機構**という．

　生体防御機構としては，皮膚や粘膜上皮が作る**障壁（バリア機能）**と白血球が主要な役割を担う**免疫**とがある（**表1**）．

　バリア機能とは異物の侵入を防ぐ機構であり，**物理的障壁，化学的障壁，生物学的障壁**に区別される．物理的障壁とは，体表を上皮細胞や角質，粘液で隙間なく覆って異物の侵入を防ぎ，また汗や涙，消化管液，気道分泌液，線毛運動などによって付着した異物を洗い流す作用を指す．化学的障壁とは，体表を濡らす液体の液性を調節して微生物の増殖を抑制したり，微生物を殺傷する物質を分泌する作用を指す．生物学的障壁とは，体表面に，人体にとって都合のよい微生物を選択的に生息させ，有害な微生物が定着できない環境を作ることである．

　一方免疫とは，身体に侵入した微生物や寄生虫を排除する機構である．微生物や寄生虫に対する抵抗性といってもよい．本章では主に免疫について解説する．

2 感染症と感染性病原体

▶ 人体にとって脅威となる感染性病原体として，細菌，真菌，原虫，蠕虫，ウイルスがある

　微生物や寄生虫が人体に入りこみ**定着**することを**感染**といい，感染により生じる疾患を**感染症**という．また感染症を引き起こす微生物や寄生虫のことを**感染性病原体**という．人体にとって脅威となる感染性病原体としては**細菌，真菌，寄生虫（原虫，蠕虫），ウイルス**がある（**図1**）．

　健常者にとって環境中の**微生物***や原虫，蠕虫の多くは感染症の原因にならないが，それは常に生体防御機構，とくに免疫が環境中のこれらの生き物

***微生物**
医学領域では細菌，真菌，ウイルスを合わせて微生物と呼ぶ．

表1 生体防御と免疫の種類

生体防御	バリア機能	物理的障壁
		化学的障壁
		生物学的障壁
	免疫	自然免疫
		獲得免疫

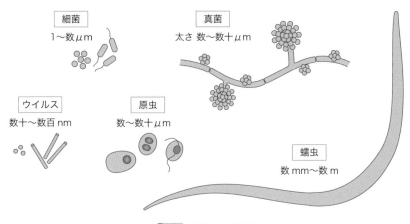

図1 感染性病原体

の定着を防いでいるからである．免疫の働きが損なわれると，健常者では病気を起こすことのない微生物や寄生虫が身体深部に入りこみ，重篤な感染症を引き起こす．これを**日和見感染症**という．健常者に病原性を示す感染性病原体は，免疫から巧みに逃れることによって人体に侵入し定着すると理解してほしい．

③ 認識と応答，受容体とエフェクター

▶ 免疫には認識と応答の2段階の過程がある

　免疫には**認識**と**応答**の2段階の過程がある．認識とは身体内に侵入した異物をみつける過程であり，応答とはみつけた異物を排除する過程である．

　人体は異物を認識するために異物に直接結合するたんぱく質を用意している．そのようなたんぱく質を，異物に対する**受容体（レセプター）**という．異物の認識とはつまり，自分のもの（**自己**）と自分のものではないもの（**非自己**）とを区別する作業である．

　異物の排除は細胞やたんぱく質分子によって実行される．そのような異物を排除する細胞や分子を**エフェクター**という．一般に異物がないときエフェクターは不活性であるが，異物を認識した受容体からのシグナルを受けると**活性化**され，その機能を働かせる．

④ 自然免疫と獲得免疫

▶ 免疫には自然免疫と獲得免疫の2つの仕組みが区別される

　予防接種を受けていなければ，ヒトははしかやおたふくかぜ，風疹などといった疾患に一度は罹患する．しかしこれらに一度罹れば二度と同じ疾患に罹ることはない．つまり初回感染時に人体は十分な抵抗性を持っておらず，

異物の排除に時間がかかるが，一度感染を経験して回復すれば，その病原体に対する強い抵抗性を獲得し（**後天性**），2回目以降の侵入時には速やかに撃退する（**記憶**）．このような抵抗性を**獲得免疫**（あるいは**適応免疫**）という．ある特定の病原体に対する獲得免疫はその病原体に対してのみ有効であるが（**特異性**），獲得免疫は無限ともいえるほど多様な異物に対して成立し（**多様性**），人体をあらゆる異物の侵入から守ることができる．予防接種とは，人為的に獲得免疫を作る操作である．

　一方，獲得免疫のように経験して学習する必要はなく（**先天性**），初回感染時にも速やかに応答し（**即応性**），少数の受容体とエフェクターで多くの種類の微生物に対応できる（**非特異性**）抵抗性がある．このような抵抗性を**自然免疫**という．

　自然免疫は異物をおおまかに認識して迅速にその侵入・拡散を防ぐので，人体の第一防衛線として重要な役割を担っている．しかし自然免疫の応答はしばしば不十分であり，獲得免疫による応答が必要となる．獲得免疫は自然免疫の受容体からの情報を利用し，また自然免疫のエフェクターをも利用して異物を排撃する．自然免疫と獲得免疫とはまったく独立した仕組みではなく，一体となって機能することに注意してほしい．

5 免疫担当細胞（図2）

▶ 免疫では白血球が主要な役割を果たす

a 好中球 （☞3章 C-2 a -1）

b 好酸球 （☞3章 C-2 a -2）

c 好塩基球と肥満細胞

　好塩基球は，血液中を循環する顆粒球のうち顆粒が塩基性に染まる白血球である（☞3章 C-2 a -3）．**肥満細胞**（**マスト細胞**ともいう）は皮下や粘膜下に散在する細胞であるが，造血幹細胞に由来し，血液を経て，組織に分布する．好塩基球と肥満細胞は性質が類似するため，かつては好塩基球が血液中から組織に移行して肥満細胞に分化すると考えられていたが，現在，両者は2つの独立した系統であると考えられている．細胞表面には IgE（本章 C-1）の定常部に対する受容体を有し，そのため平常時から細胞表面に IgE をまとっている．この IgE 抗体に抗原が結合すると，好塩基球および肥満細胞は活性化され，顆粒中に蓄えられたヒスタミンを開口分泌する．両細胞は蠕虫感染および I 型アレルギーにおいて活性化され，好塩基球は炎症部位に遊走する．

d 単球とマクロファージ （☞3章 C-2 b）

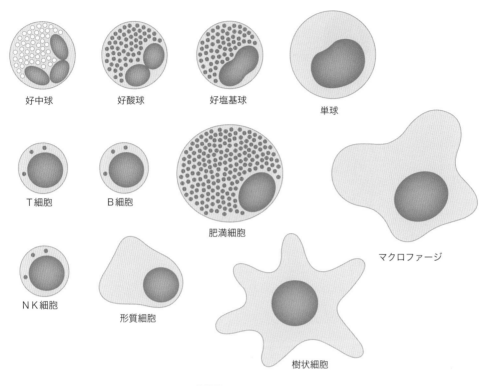

好中球　　好酸球　　好塩基球　　単球

T細胞　　B細胞　　肥満細胞　　マクロファージ

NK細胞　　形質細胞　　樹状細胞

図2　免疫担当細胞

e　リンパ球（☞3章 C-**2**ⓒ）

f　樹状細胞

　樹状細胞は皮下および粘膜下に散在し，特徴的な突起を有する細胞である．血中および二次リンパ器官にも存在する．複数の系統があるが，いずれも造血幹細胞に由来し，血液を経て，組織および二次リンパ器官に分布する．抗原提示を専門とする細胞であり，貪食能および遊走能を有する．皮下あるいは粘膜下の樹状細胞は異物を貪食すると，二次リンパ器官へと遊走し，そこに待機するT細胞に対して抗原提示を行う（☞本章 C-**2**ⓐ-5）．また，パターン認識受容体（☞本章 B-**1**）を用いて異物の性状を判断し，T細胞の活性を適切な方向へ向かわせる役割を担う．

6　免疫を担う器官と組織

▶ 免疫担当細胞は一次リンパ器官で作られ，二次リンパ器官で機能する

a　一次リンパ器官と二次リンパ器官

　免疫担当細胞が生まれ，成熟する器官を**一次リンパ器官**といい，免疫担当細胞が免疫応答に備えて待機する器官を**二次リンパ器官**という．一次リンパ器官としては**骨髄**と**胸腺**があり，二次リンパ器官としては**脾臓**，**リンパ節**，

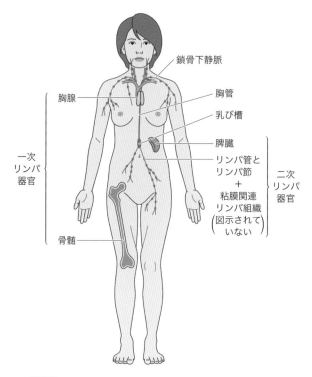

鎖骨下静脈

胸腺

胸管

乳び槽

脾臓

リンパ管と
リンパ節
＋
粘膜関連
リンパ組織
(図示されて
いない)

一次
リンパ
器官

二次
リンパ
器官

骨髄

図3 一次リンパ器官と二次リンパ器官

粘膜関連リンパ組織がある（**図3**）．二次リンパ器官は異物を取りこんで，免疫応答の場となる．T細胞とB細胞は二次リンパ器官に集積し，炎症時には炎症組織に遊走する．

b 骨　髄

　すべての白血球および肥満細胞，マクロファージ，樹状細胞は，**骨髄**において造血幹細胞から分化する．

c 胸　腺

　胸腺は胸骨のすぐ裏側，心臓の上前方に位置する．骨髄で生まれた未熟な段階のT細胞（proT細胞という）が血流に乗って胸腺に移動し，胸腺で成熟T細胞として完成する．胸腺は成熟T細胞が自己と非自己を区別できるように調節する役割を担っているため，「T細胞を教育する学校」に例えられる．胸腺は胎生期末期まで成熟T細胞の産生を開始せず，出生直後に急速に成熟T細胞を産生する．その後も成熟T細胞を産生し続けるが，思春期以降は次第に萎縮し，脂肪組織に置き換わっていく．

d 脾　臓

　脾臓は左上腹部，横隔膜の直下，胃底部の背側に位置する．内部は赤血球が集積する**赤脾髄**と，白血球が集積する**白脾髄**とに区別される．脾臓は，循

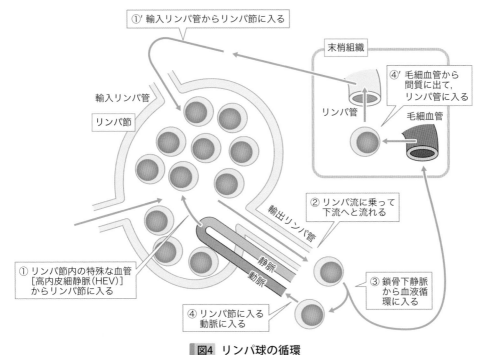

図4　リンパ球の循環

HEV：high endothelial venule

環器系に取りつけられた「血液を濾すフィルター」とみなすことができる．赤脾髄では赤血球をせき止め，老化した赤血球を捕らえて破壊する．白脾髄では免疫担当細胞が待機しており，血液中の異物を捕らえて免疫応答を開始する．

e リンパ節

リンパ管は余剰な組織液を回収して鎖骨下静脈に戻す役割を果たしているが（☞5章 B-2 d），リンパ管が末梢から集合していく途中に**リンパ節**という豆粒状の構造物が存在する．リンパ節は「リンパの流れに設けられたフィルター」であり，組織からリンパに乗って流れてきた細胞や高分子化合物を捕捉する．リンパ節内にはリンパ球が集積しているが，これらのリンパ球はリンパ節，血液，末梢組織の間を循環している（**図4**）．末梢組織に侵入した異物，また異物を捕らえた樹状細胞はリンパ節に流れ着き，ここでリンパ球と出会い，免疫応答が開始される．

f 粘膜関連リンパ組織（mucosa-associated lymphoid tissue，MALT）

消化管などの粘膜下に，リンパ球やマクロファージ，樹状細胞が集積し，脾臓やリンパ節と類似の構築をなす組織が存在する．これらを**粘膜関連リンパ組織**という．例えば，**扁桃**，**パイエル板**，**虫垂**などである．扁桃は咽頭の全周を取り巻くように存在しており，**口蓋扁桃**，**舌扁桃**，**咽頭扁桃**に区別される（☞2章 A-2 b）．パイエル板は小腸の壁にパッチ状に存在する領域

である．虫垂は盲腸の突端部から延びる紐状の器官である．いずれの組織においても，消化管の上皮が管腔内の物質を積極的に取りこんでリンパ組織に渡し，免疫担当細胞はそれらの物質に対する免疫応答の必要性の有無を判断していると考えられている．

7 サイトカインとケモカイン

▶ 免疫担当細胞は協調して働くために，細胞間シグナル伝達分子により情報を交換し合っている

　免疫担当細胞が使う細胞間シグナル伝達分子として**サイトカイン**がよく研究されている．サイトカインとはポリペプチド性の細胞間シグナル伝達分子の総称である．免疫に関わるサイトカインとしてはインターロイキン（IL），増殖因子，インターフェロン（IFN），ケモカインなどと呼ばれるものがある．**ケモカイン**はサイトカインの中でもとくに白血球を呼び寄せる作用のある一群である．

8 炎　症

▶ 傷害を受けた組織は炎症を起こし，組織の修復を図る

　組織が破壊されたとき，あるいは組織に微生物の侵入があったとき，その周囲で**炎症**が生じる（☞ p94「炎症」用語解説）．炎症とは毛細血管を拡張して組織に流れこむ血液の量を増やし，また血管内皮の透過性を上げて，血漿成分（凝固因子や補体，抗体）および白血球を組織局所に運びこむ反応である．こうして運びこまれた血漿成分および白血球は傷害部位から体外に組織液が漏出するのを防ぎ，また異物や破壊された自己成分を除去するように働く．炎症により，**発赤**，**熱感**，**腫脹**，**疼痛**といった症状（炎症の4徴候）が生じる．炎症反応と免疫応答とは密接に関連する反応であるが，区別して理解しなければならない．

Ⓑ 自然免疫

　自然免疫系は初回感染時から速やかに応答し，少ない種類の受容体とエフェクターで多くの種類の微生物に対応できるという特徴がある．とくにその受容体のアミノ酸配列が，親から伝えられたゲノムDNAにすでにコードされており，また子孫へと伝えられるという点で獲得免疫の受容体と決定的に異なる．以下に自然免疫を構成する仕組みを紹介する．

1 パターン認識受容体

> ▶ パターン認識受容体の働きにより侵入した異物の性質をおおまかに知ることができる

　ヒトのゲノム DNA 上には感染性病原体に特有な分子を認識する受容体が複数コードされている（**表2**）．マクロファージや樹状細胞はそれらの受容体を発現して病原体を検出する．これらの受容体を用いれば単に病原体の有無を検出するだけではなく，病原体のおおまかな特徴を捉えることができる．そのため，これらの受容体を**パターン認識受容体**という．

　パターン認識受容体への刺激は自然免疫のエフェクターを活性化させる．例えば細胞が TLR4 などにより細菌を検出すると，サイトカインやケモカイン，プロスタグランジン類などを分泌して炎症を誘導し，好中球を遊走させる．TLR3 などによりウイルスの活動を検知すると，サイトカインの一種である I 型インターフェロン（☞本章 B-5）を分泌し，ウイルスに対する警戒を強化する．各種食細胞（☞本章 B-4）やナチュラルキラー（NK）細胞（☞本章 B-6）などはそれぞれ固有のパターン認識受容体によって活性化される．

　パターン認識受容体は自然免疫の範囲の中で機能するばかりでなく，獲得免疫応答の方向の決定にも影響する．樹状細胞はパターン認識受容体を用いて異物の性状を判断し，T 細胞に対して抗原提示するときにその情報を伝える（☞本章 C-2 a-5）．

■表2 代表的なパターン認識受容体

パターン認識受容体の型	受容体の名称	病原体由来の物質
Toll 様受容体 （TLR）	TLR2	細菌のリポペプチド
	TLR4	リポ多糖（LPS）
	TLR5	細菌鞭毛たんぱく質
	TLR3	二本鎖 RNA
	TLR7，TLR8	ウイルス RNA
	TLR9	細菌・ウイルス DNA
C 型レクチン受容体 （CLR）	マンノース受容体	細菌細胞壁糖鎖
	マンノース結合レクチン	細菌細胞壁糖鎖
NOD 様受容体 （NLR）	NOD1	細菌ペプチドグリカン
	NOD2	細菌ペプチドグリカン
	NLRC4	細菌鞭毛たんぱく質
	NLRP3	細菌膜，食小胞の破壊
RIG-I 様受容体 （RLR）	RIG-I	ウイルス RNA
	MDA5	ウイルス RNA

❷ リゾチームと抗菌ペプチド

> ▶ 人体は細菌に直接作用して破壊するための酵素・抗菌ペプチドを有している

　ヒトのゲノム DNA には，細菌に直接作用して破壊することができるたんぱく質がコードされている．代表的なものとしては**リゾチーム**と**ディフェンシン**がある．リゾチームは細菌細胞壁成分であるペプチドグリカンを分解する酵素であり，ディフェンシンは細菌の細胞膜に挿入されて細胞膜に孔を開けるたんぱく質群である．リゾチームおよびディフェンシンは顆粒球やマクロファージに含まれており，自然免疫および獲得免疫のエフェクターとして機能するほか，唾液・腸液・涙・母乳などの外分泌液中にも含まれ，粘膜上皮のバリア機能（化学的障壁）も担っている．

❸ 補　体

> ▶ 血漿中の補体たんぱく質はオプソニン化，好中球の遊走，膜穿孔により細菌を排除する

　血漿中には**補体**というたんぱく質群が存在し，細菌を排除するための仕組みを構成している．補体たんぱく質はいずれも肝細胞で合成される．
　C1 複合体，C4，C2，C3，C5，C6，C7，C8，C9 因子は，この順番で活性化される連鎖反応系を構成しており，前の因子が活性化されると次の因子が活性化されるという具合に反応は増幅される．そして系全体として細菌を排除する（**図 5**）．C3 の断片である C3b は細菌の表面に結合して，好中球やマクロファージが貪食するときの目印になる（**オプソニン化**）．C3 と C5 から遊離する断片 C3a と C5a には好中球を遊走させる作用がある．C6〜C9 は共同して細菌細胞膜に孔を開ける．さらに C3a と C5a には肥満細胞を活性化し，ヒスタミンを分泌させる作用もある．
　補体系を活性化する機構としては**古典的経路**と**第二経路**がある[1]．古典的経路は抗体（☞本章 C-❶）により活性化される機構であり，獲得免疫のエフェクターとして働く（**図 5a**）．第二経路は純粋に自然免疫に属する機構である．第二経路では C3 たんぱく質が細菌の表面に結合することで活性化し，C5 以降の因子が活性化される（**図 5b**）．

❹ 食細胞

> ▶ 好中球およびマクロファージは異物を認識して取りこみ，分解する

---

[1] 自然免疫に属する補体系の活性化機構としては，他にレクチン経路がある．

a. 補体活性化の古典的経路

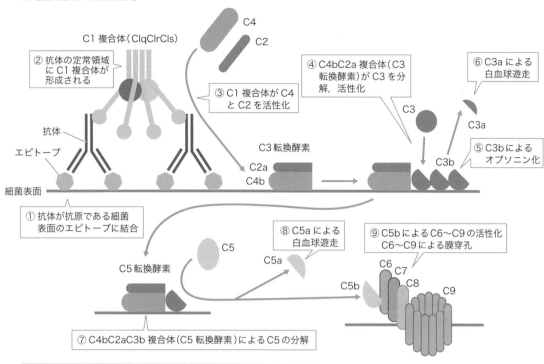

b. 補体活性化の第二経路

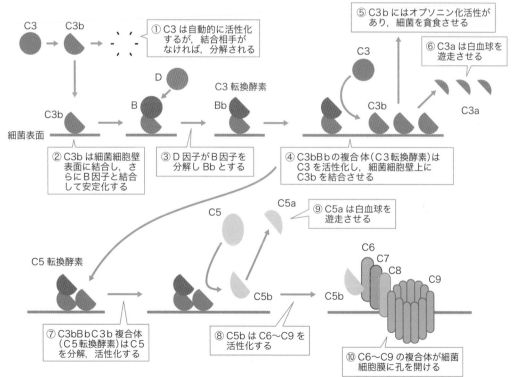

図5 補体の活性化経路

　好中球およびマクロファージは**食作用（ファゴサイトーシス）**により異物を細胞内に取りこみ，加水分解酵素などで破壊する．食作用により異物を取りこむことを**貪食**といい，貪食を行う細胞を**食細胞**という．

　食細胞は細胞表面に**マンノース受容体**などのパターン認識受容体を有しており，それらに結合するものを取りこむ．食細胞はまた補体（C3b）や抗体の定常部に対する受容体も有しており，補体や抗体に覆われた異物も貪食する（☞図 12）．

　食細胞が取りこんだ異物を破壊するとき，活性酸素も利用する．顆粒中のペルオキシダーゼにより過酸化水素から次亜塩素酸を合成し，次亜塩素酸により異物を酸化する．さらに，活性化された好中球やマクロファージでは，**NADPH オキシダーゼ**が酸素分子（O_2）をスーパーオキシドアニオン（O_2^-）に還元し，活性酸素を盛んに産生する[2]．

　なお樹状細胞や B 細胞も貪食を行うが，これらの細胞による貪食の目的は異物を食べ尽くすことではなく，抗原を取りこんで抗原提示を行うことである（☞本章 C-**2**）．

5　I 型インターフェロン

▶ I 型インターフェロンはウイルスの増殖，拡散を抑制する

　インターフェロン α とインターフェロン β（IFN α と IFN β）というサイトカインがあり，あわせて**I 型インターフェロン**と呼ばれる．I 型インターフェロンはウイルスに感染した細胞から分泌され，ウイルスに感染していない細胞に作用して，ウイルスに対する抵抗性を誘導する（**図 6**）．つまり組

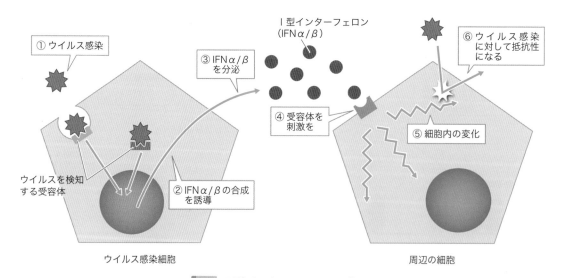

図6　I 型インターフェロンの作用

---

[2] 食細胞のこのような状態を呼吸バーストという．

B. 自然免疫　121

織中のある細胞がウイルスに感染したとき，その細胞は周囲の細胞に対して，Ⅰ型インターフェロンを介してウイルス対策を呼びかけ，ウイルスが周囲の組織へと拡散するのを防ごうとする．

　Ⅰ型インターフェロンの合成および分泌は，TLR3，7，8，9あるいはRIG-Iなどのウイルスを検知するパターン認識受容体が刺激されることで誘導される．

　分泌されたⅠ型インターフェロンは周囲の細胞がもつ**インターフェロン受容体**を刺激し，細胞内にウイルスの複製・増殖を抑制するたんぱく質（Mxたんぱく質やRNaseLなど）を誘導する．

　Ⅰ型インターフェロンにはNK細胞（☞次項）を活性化する作用もある．

6 ナチュラルキラー（NK）細胞

> ▶ NK細胞は，ウイルスに感染した細胞や腫瘍化した細胞を見つけ出して破壊する

　NK細胞はリンパ球の一種であるが，抗原受容体（☞本章C-**1**b，C-**2**a）をもたない集団である．血液中のみならず，組織中にも分布している．NK細胞はウイルス感染細胞や腫瘍細胞に接着すると活性化されて，その細胞を破壊する（**図7**）．NK細胞は常時身体中の細胞を一つひとつ検査し

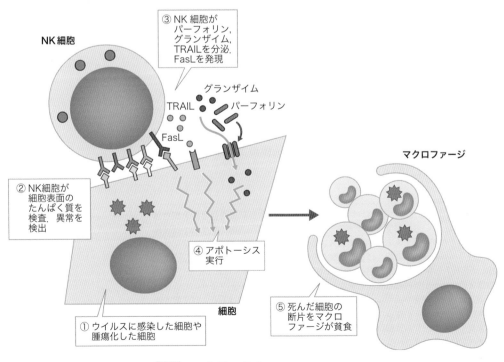

図7　NK細胞の働き

てまわっており，異常な細胞をみつけては破壊していると考えられている[3].

またNK細胞は獲得免疫系のエフェクターとして，抗体に依存した細胞破壊も行う[4].

C 獲得免疫

　ある異物が身体に初めて侵入したとき，獲得免疫系はまったく抵抗性を持っておらず，有効な受容体とエフェクターを作るのに数日かかる．しかしひとたび有効なエフェクターを確立して排除に成功すれば，その病原体に対する強力な抵抗性を獲得し，その病原体が2回目以降に侵入したときには速やかに撃退できるようになる．そのような機構はB細胞とT細胞という2種類のリンパ球集団により担われている[5].

1 B細胞の働き

▶ B細胞は抗体を産生することで獲得免疫を担う

a 抗体による異物の排除
1）抗体と抗原

　血液中には**抗体**と呼ばれるたんぱく質が存在しており，これが異物に直接結合することで異物の活性を抑え，排除に向かわせる．抗体は受容体であり，かつエフェクターでもある．抗体が結合する異物は**抗原**と呼ばれる．

2）一次応答と二次応答

　ある抗原に身体がまだ出会ったことがなければ，血液中にその抗原に対する抗体は存在しない．しかし，ひとたび身体がその抗原に曝されると，その抗原に結合する抗体が数日を経て出現し，急速に増加する．抗原が排除されればその抗体は減少するが，ゼロにはならず，わずかな量が血液中に検出され続ける．そして抗原が2回目に侵入したとき，1回目の侵入時よりも速やかに抗体が産生され，抗原は速やかに排除される．抗体のこのような動態を**一次応答**と**二次応答**という（**図8**）.

---

[3] NK細胞が活性化される仕組みはまだ完全には分かっていないが，主要組織適合遺伝子複合体（MHC）クラスIを発現していない細胞を破壊することが知られている．MHCクラスIは獲得免疫において重要な膜たんぱく質であるが，ウイルス感染細胞や腫瘍細胞の中にはMHCクラスIを隠して獲得免疫（細胞傷害性T細胞）による攻撃から逃れようとするものが現れる．そこでNK細胞はMHCクラスIを有していない細胞を片端から破壊していくと考えられている．

[4] NK細胞や細胞傷害性T細胞が標的細胞を殺傷するとき，これらの細胞はパーフォリンおよびグランザイムといったたんぱく質を分泌する．パーフォリンは細胞膜に孔を開けるたんぱく質であり，グランザイムはパーフォリンが作った孔を通じて細胞内に入りこみ，細胞内で作用してアポトーシスを誘導する．アポトーシスは細胞内容物を漏らさない細胞死であり，断片化した細胞の死骸はマクロファージにより貪食される．

[5] 抗体（B細胞）による免疫を液性免疫，T細胞による免疫を細胞性免疫と呼びならわしてきたが，両者は密接に結びついた仕組みである．

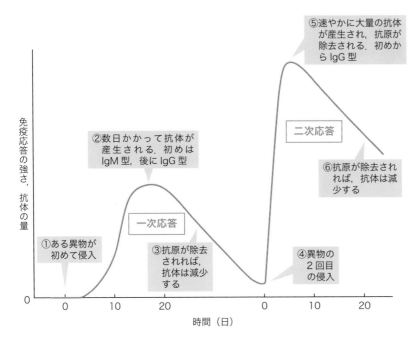

図8 一次応答と二次応答

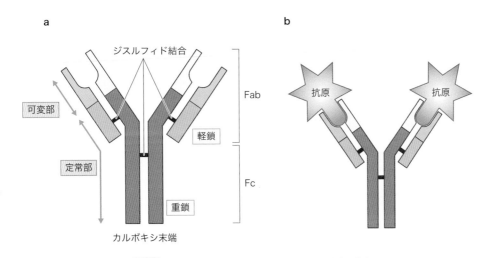

図9 抗体分子の構造（a），抗原との結合（b）

3）抗体の構造，可変部と定常部

　抗体は血清たんぱく質の*γ*-グロブリン分画と一致する．そのため抗体は**γ-グロブリン**，**免疫グロブリン**，または**イムノグロブリン**（**Ig**）とも呼ばれる．

　抗体分子は 2 本の**重鎖**（**H 鎖**）と 2 本の**軽鎖**（**L 鎖**）がジスルフィド結合によって Y 字型に連結された構造を基本単位としている（**図 9a**）．

　重鎖および軽鎖のアミノ末端側約 110 アミノ酸の配列は分子ごとにきわめて多様であり，**可変部**と呼ばれる．可変部よりカルボキシ末端側の配列は 9

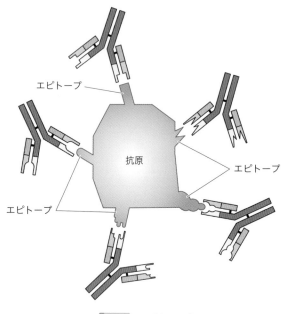

図10 エピトープ

通りのパターンに限られるので，**定常部**と呼ばれる．また，軽鎖と重鎖が重なっている部位を Fab，重鎖同士が重なっている部位を Fc と呼ぶ．

　なお，1 つの抗体分子に含まれる重鎖同士，軽鎖同士はそれぞれ同じアミノ酸配列からなる可変部を有する．

4）可変部による抗原認識とエピトープ

　抗体は，重複と軽鎖の可変部が一体となって作る立体構造により抗原と結合する（**図 9b**）．抗体と抗原の結合はきわめて特異的であり，抗体が抗原に結合することを「認識する」と表現する．抗原がたんぱく質ならば，抗体はアミノ酸 10 個程度の連なりを認識する．抗原分子中の，抗体によって認識される部分を**エピトープ**という．多くの場合，エピトープは抗原のごく一部であり，抗原には複数のエピトープが存在する（**図 10**）．抗体 1 分子は抗原結合部位を 2 つ有するので，2 つの同じエピトープに結合できる．

5）抗体の機能

　抗体には，**中和**，**凝集**，**オプソニン化**，**補体活性化**，**NK 細胞活性化**といった機能がある．

　中和とは，抗体が抗原に直接結合してその活性を阻害する作用である．ウイルスの感染性や毒素の毒性を抑制する．

　凝集とは，抗体が複数の抗原分子を連結させて不溶性の沈殿を作ることである（**図 11**）．このような沈殿は**抗原-抗体複合体**，あるいは**免疫複合体**などと呼ばれ，食細胞によって取りこまれ処理される．

　オプソニン化とは，食細胞に貪食されるように標識することである（**図 12**）．

　補体活性化は古典的経路による（☞図 5a）．抗原と結合した複数の抗体分子が近接して存在するとき，C1 複合体は抗体重鎖（IgM および IgG）の定

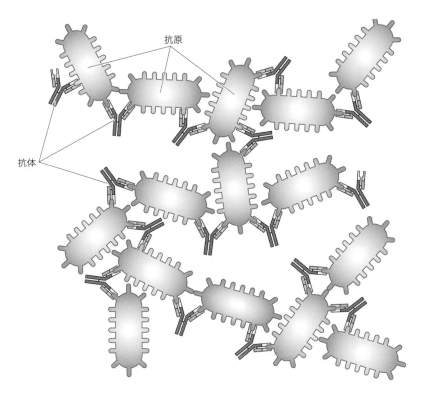

図11 抗原−抗体複合体

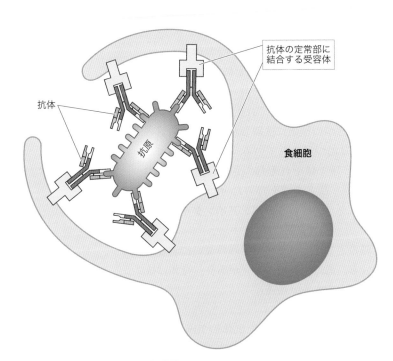

図12 オプソニン化

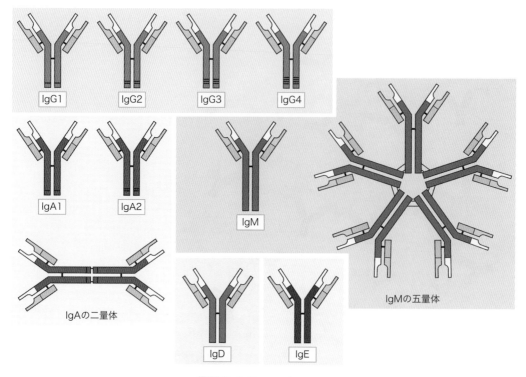

図13 抗体のサブクラス

常部を橋渡しするように結合し，活性化される．そして C4 以降の因子を活性化する．

　NK 細胞は細胞膜上に抗体重鎖（IgG）の定常部に対する受容体を有しており，ウイルス感染細胞などの異常な細胞の膜上に抗体が結合していると，定常部を介してその異常細胞に結合し破壊する．

6) 抗体のアイソタイプ

　抗体は化学的性質に基づいて大きく 5 つの種類に区別され，血液中の量の多い順に **IgG**，**IgA**，**IgM**，**IgD**，**IgE** と名づけられている．抗体のこのような分類を**抗体のクラス**という．IgG と IgA はそれぞれ，さらに IgG1～4 および IgA1～2 に細分類される（**図 13**）．数字までを含めた分類を**抗体のサブクラス**という．抗体のクラス，サブクラスという分類を**アイソタイプ**ともいう．

　抗体のサブクラス間の相違は重鎖の定常部のアミノ酸配列の違いによる．

　抗体のサブクラスには存在量，分布，構造，機能に差異があり，身体は抗原に応じて適切なサブクラスを選んで合成する（後述）．

7) 各抗体クラスの特徴

　IgG は血液中に最も多く存在するクラスであり，血中抗体の 70% 程度を占める．血液中のみならず組織中にも分布しており，高い補体活性化能と高いオプソニン化能，そして NK 細胞活性化能を有する．つまり IgG は身体中に広く存在し，異物を強力に排除できるクラスであるといえる．IgG は一

次応答の後半と二次応答で機能する．胎盤において母体から胎児に能動輸送される抗体は IgG クラスのみであり，自前の抗体を持たない新生児は母親の IgG で異物の侵入から守られる．

IgA は血液中で IgG に次いで多いクラスであり，血中抗体の 20％程度を占める．補体活性化能およびオプソニン化能は弱く，主に中和と凝集により抗原を排除する．IgA の特徴は，相当な量が消化管液や気道分泌液，乳汁などの中に分泌されていることである．血液中を循環する IgA は**単量体**であるが，外分泌される IgA は**二量体**を形成する（図 13）．上皮細胞上の粘液中に分泌された IgA は上皮への異物の侵入を防ぎ，バリア機能を担っている．また乳汁中に分泌される IgA は新生児の腸管上皮において機能する．

IgM は主に血液中に存在するクラスであり，血中抗体の 10％程度を占める．IgM はその構造に特徴があり，**五量体**を形成している（図 13）．凝集能と補体活性化能が高く，補体によるオプソニン化を促す．IgM は血液中の異物を凝集して食細胞に処理させるクラスであるといえる．骨髄で生まれた B 細胞（後述）が初めに発現している B 細胞受容体が IgM 型であり，一次応答で初めに出現する抗体が IgM である．

IgD は血液中の抗体の 0.2％程度を占めているが，その機能はまだ分かっていない．成熟直後のナイーブ成熟 B 細胞（後述）は IgM 型 B 細胞受容体とともに IgD 型受容体を発現し，一次応答の初期にも IgM とともに IgD が分泌されている．

IgE は血液中で最も少なく，わずかしか存在しない．補体活性化能もオプソニン化能もないが，好塩基球と肥満細胞が IgE の定常部に対する受容体を有しており，これらの細胞は IgE をまとっている．好塩基球および肥満細胞の細胞表面上の IgE に抗原が結合すると，これらの細胞は活性化され，ヒスタミンを放出する．寄生虫症および I 型アレルギーでこの仕組みが働く．

8）クラススイッチ

一次応答の初めに現れる抗体は主に IgM 型である．しかし時間の経過とともに同じ抗原に結合する抗体が IgM 型から IgG 型に変化し，二次応答においては初めから IgG 型が現れる（☞図 8）．また二次応答以降では IgG 型以外に IgA 型や IgE 型も出現する．このように，同じ抗原に対する抗体のアイソタイプが変化する現象を**クラススイッチ（アイソタイプスイッチ）**という．

b　B 細胞の分化と抗体産生の仕組み

1）B 細胞と形質細胞

抗体は B 細胞の一部および B 細胞から分化して生じる**形質細胞**により合成され，分泌される．

1 つの抗体産生細胞は 1 種類の重鎖と 1 種類の軽鎖しか合成しない．したがって，抗体の種類の数だけの抗体産生細胞が存在することになる．数百万あるいは数千万種類ともいわれる抗体が産生される仕組みを理解するには，以下に説明するように，B 細胞がリンパ系幹細胞から形質細胞へと発生・分

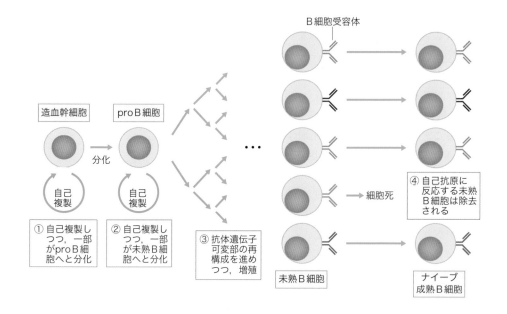

図14 骨髄における B 細胞の分化

化していく過程と，抗体遺伝子の再構成機構を理解する必要がある．

2）抗体遺伝子

　抗体分子に数百万種類の多様性があったとしても，それだけの数の重鎖および軽鎖遺伝子がすべて，親から受け継がれたゲノム DNA 上にあらかじめ用意されているわけではない．抗体をコードする遺伝子は 14 番染色体の重鎖遺伝子領域，2 番染色体の κ 鎖遺伝子領域[*]，22 番染色体の λ 鎖遺伝子領域[*]の 3 領域のみである．抗体の多様性は，親から受け継がれたこれら 3 つの抗体遺伝子が B 細胞の発生過程において，各 B 細胞ごとにそれぞれ改変されることによって生じる．

3）抗体遺伝子の再構成

　骨髄の造血幹細胞システムはリンパ系幹細胞を維持しながら，B 細胞のもとになる細胞を生み続ける．この細胞を **proB 細胞**という．proB 細胞は骨髄の中で増殖・分化して多数の**成熟 B 細胞**を産生する（**図 14**）．

　親から受け継がれた重鎖遺伝子の構造は**図 15 上段**のようになっている．ただしこの段階において，可変部をコードする領域はたんぱく質をコードするかたちになっていない．抗体遺伝子の可変部をコードする領域の配列は，proB 細胞が骨髄の中で分化する過程で，個々の proB 細胞ごとに様々に作り変えられ，たんぱく質を合成できる形に整えられる．これを**抗体遺伝子の再構成**といい，**VDJ 組換え**という方法により行われている．軽鎖遺伝子（κ 鎖と λ 鎖遺伝子）の可変部をコードする領域でも同様の再構成（**VJ 組換え**）が起きる．proB 細胞が抗体遺伝子を再構成しながら増殖することにより，可変部のアミノ酸配列には膨大な数のパターンが作られることになる．

> [*] **κ 鎖と λ 鎖遺伝子領域**
> 軽鎖には κ 型と λ 型の 2 種類があり，別の遺伝子にコードされている．個々の抗体産生細胞は κ 型か λ 型のいずれかの軽鎖を有している．

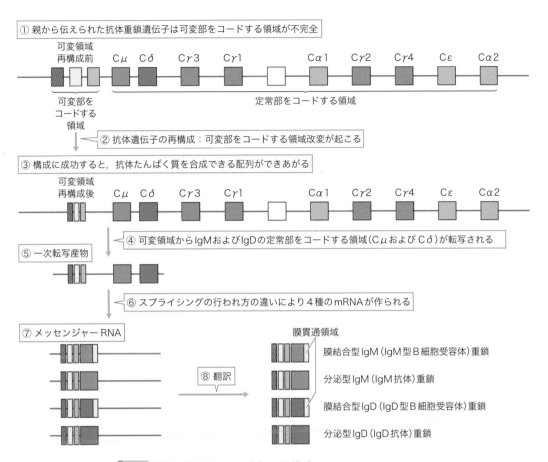

図15 抗体重鎖遺伝子可変部の再構成

Cμ, Cδ, Cγ3, Cγ1, Cα1, Cγ2, Cγ4, Cε, Cα2 はそれぞれ IgM, IgD, IgG3, Ig G1, IgA1, IgG2, IgG4, IgE, IgA2 の定常部をコードする領域である.

4) 未熟 B 細胞, B 細胞受容体, 成熟 B 細胞

抗体遺伝子の再構成に成功した段階の細胞を **未熟 B 細胞** という (**図14**). 未熟 B 細胞はまだ抗体を分泌していないが, 膜結合型抗体* を細胞表面に発現している. この膜結合型抗体を **B 細胞受容体** という. この段階で発現される膜結合型抗体は IgM 型と IgD 型である. 抗体遺伝子の再構成は膜結合型抗体を発現したところで停止する.

未熟 B 細胞の中には自己抗原に結合する抗体 (自己抗体) を産生するものがいる. 自己抗体は大変危険な存在であるので, そのような未熟 B 細胞はこの段階で細胞死を誘導され除去される (クローン除去).

自己抗原と反応しないことが確認された未熟 B 細胞は成熟 B 細胞に成長する. 成熟 B 細胞はいまだ抗原に出会ったことのない B 細胞であり, **ナイーブ成熟 B 細胞** ともいう.

5) クローン選択

ナイーブ成熟 B 細胞は骨髄を出て, 血液, 二次リンパ器官, リンパ管を

＊膜結合型抗体
抗体重鎖の定常領域に, 選択的スプライシングにより, 膜貫通配列が挿入され, 細胞膜に結合されている抗体.

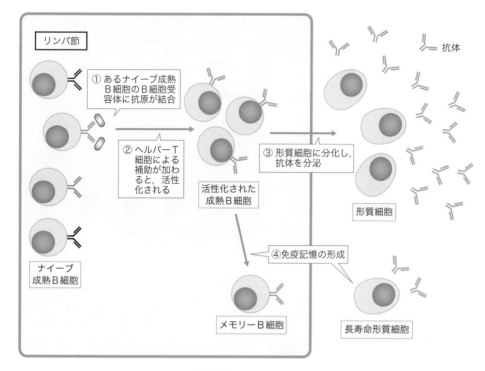

図16 クローン選択

循環する（☞図4）．そしてその B 細胞受容体に結合する抗原が身体に侵入したとき，初めて活躍の機会が与えられる（**図16**）．

　ただし多くの場合，B 細胞受容体に抗原が結合しただけでナイーブ成熟 B 細胞が抗体を分泌することはない．ヘルパー T 細胞（後述）からの情報を得て，その抗原が間違いなく攻撃対象であることを確認した上で，ナイーブ成熟 B 細胞は活性化されて抗体産生細胞へと分化する．

　活性化成熟 B 細胞は**形質細胞**へと分化し，大量の抗体を分泌しながら組織へと侵入していく．ここまでの反応が一次応答の前半を形成している．

　このように，身体はあらかじめ多様なナイーブ成熟 B 細胞を用意しておいて，役に立つ細胞を選び出している．このようなやり方を**クローン選択**という．

6）抗体遺伝子のクラススイッチ組換え

　活性化された成熟 B 細胞は重鎖の定常部を IgM・IgD 型から別のアイソタイプの定常部にすげ替え，クラススイッチを遂行する．

　抗体のクラススイッチは，重鎖遺伝子の定常部をコードする領域の改変によって行われる（**図17**）．このようなゲノム DNA の改変を**クラススイッチ組換え**（あるいは**アイソタイプスイッチ**）という．

　クラススイッチ後のサブクラスは，そのナイーブ成熟 B 細胞を活性化したヘルパー T 細胞（後述）が分泌していたサイトカインの種類により決まる．ヘルパー T 細胞は樹状細胞からの影響を受けており，樹状細胞はパターン認

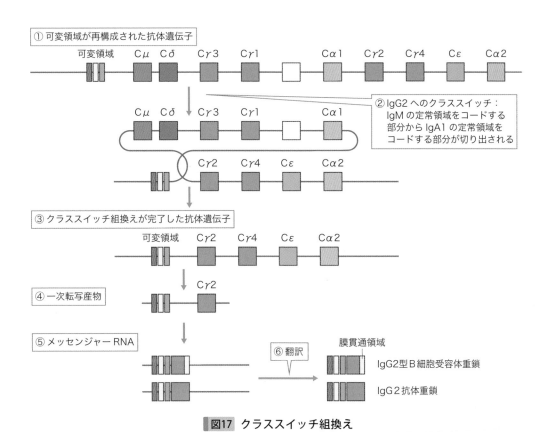

① 可変領域が再構成された抗体遺伝子

可変領域　Cμ　Cδ　Cγ3　Cγ1　Cα1　Cγ2　Cγ4　Cε　Cα2

② IgG2 へのクラススイッチ：
IgM の定常領域をコードする
部分から IgA1 の定常領域を
コードする部分が切り出される

Cμ　Cδ　Cγ3　Cγ1　Cα1

Cγ2　Cγ4　Cε　Cα2

③ クラススイッチ組換えが完了した抗体遺伝子

可変領域　Cγ2　Cγ4　Cε　Cα2

④ 一次転写産物

Cγ2

⑤ メッセンジャー RNA

⑥ 翻訳

膜貫通領域

IgG2型 B 細胞受容体重鎖

IgG2 抗体重鎖

図17　クラススイッチ組換え

抗体遺伝子の可変領域をコードする部分の下流には，抗体のサブクラスの定常領域をコードする断片が並んでいる．

識受容体によって抗原の特徴を判別して応答の方向性を決めているため，結
果として抗原の性質に応じて適切なサブクラスが選択される．

　クラススイッチ組換えを起こした成熟 B 細胞から形質細胞が作られるよ
うになると，より効率的に抗原が排除され，免疫応答は終息へと向かう．こ
のような機構が一次応答の後半を形成している．

7）抗原の記憶と二次応答の仕組み

　抗原を排除した後，活性化成熟 B 細胞および形質細胞は消退し，一次応
答は終息する．ただし，活性化成熟 B 細胞の中から少数の，寿命の長い細
胞が生まれ，2 回目以降の抗原の侵入に対して備える．そのような細胞とし
ては**長寿命形質細胞**と**メモリーB 細胞（記憶 B 細胞）**がある．二次応答は
長寿命形質細胞とメモリーB 細胞の働きで形成される．

　長寿命形質細胞は，身体から抗原が除去された後も骨髄の中で抗体産生を
続ける．この抗体により 2 回目以降の侵入時でも抗原を早期に検出すること
ができる．

　メモリーB 細胞は細胞膜上に B 細胞受容体を保持しながら，二次リンパ
器官の中で生存し続ける．そして，2 回目以降に抗原が侵入した場合，ナイー
ブ成熟 B 細胞よりも速やかに活性化されて増殖し，形質細胞を供給する．

2 T細胞の働き

▶ T細胞は胸腺で分化するリンパ球であり，T細胞受容体を有する

a T細胞の働きの概要

1) T細胞と胸腺

　T細胞は最終的に胸腺で成熟するリンパ球である．もともとは骨髄の造血幹細胞に由来するが，proT細胞と呼ばれる段階で胸腺に移動する．胸腺で成熟したT細胞（成熟T細胞）は血液中に出て，血液，リンパ組織，末梢組織の間を循環する（☞図4）．成熟T細胞が活性化されると，リンパ管および血管を経て炎症組織にも遊走する．

　すべての成熟T細胞は，異物受容体としてT細胞受容体を有する点で共通するが，機能的には3つの異なる集団に区分される．3つの集団とは細胞傷害性T細胞，ヘルパーT細胞，制御性T細胞である．

2) T細胞受容体

　T細胞受容体は2本のポリペプチド鎖（α鎖とβ鎖）からなる膜貫通たんぱく質である（図18）．それぞれの鎖のアミノ末端（細胞外領域）には可変部が存在し，2本の鎖の可変部が一体となって異物認識部位として機能する．

　T細胞受容体は異物をそのまま認識するのではなく，異物のたんぱく質成分に由来するペプチド断片を認識する．ただし遊離の状態のペプチド断片を

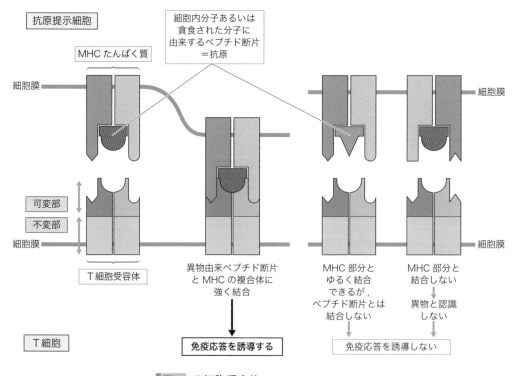

図18　T細胞受容体

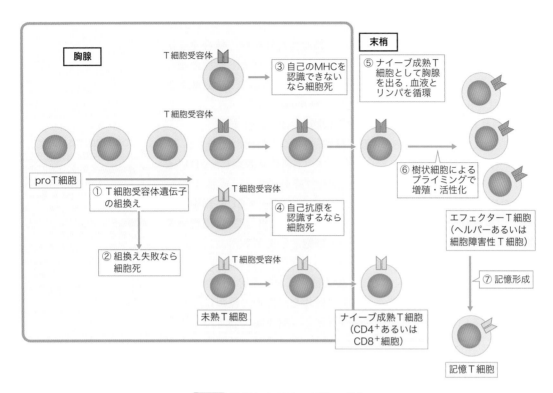

図19 胸腺における T 細胞の分化

認識するのではなく，**主要組織適合抗原**（major histocompatibility complex antigen, **MHC 分子**）という膜たんぱく質とペプチド断片でできる複合体を認識する．T 細胞受容体が認識する異物，あるいは異物由来のペプチド断片も**抗原**と呼ばれる．

　T 細胞受容体の可変部は，B 細胞受容体（抗体）と同様，ゲノム DNA の再構成により作られる．T 細胞受容体遺伝子（α 鎖および β 鎖遺伝子）の再構成は，proT 細胞が胸腺内で増殖・分化する間に実行される．1 つの成熟 T 細胞は 1 種類の T 細胞受容体を合成し，胸腺では一つひとつ異なる T 細胞受容体をもった成熟 T 細胞が多数作られる（**図 19**）．自己抗原を認識する T 細胞受容体をもつ細胞は，**成熟 T 細胞**として胸腺外に出る前に細胞死を誘導されて排除される．

3）MHC 分子と抗原提示

　MHC 分子にはクラス I とクラス II の 2 種類がある．クラス I はあらゆる種類の細胞の表面に存在し，クラス II は食細胞の表面に存在している．すべての細胞は，**細胞質内に存在するあらゆるたんぱく質**が分解されて生じるペプチド断片の一部を MHC クラス I 分子に結合させ，細胞表面に突き出している．また食細胞は，**貪食によって取りこんだたんぱく質**を分解して，そのペプチド断片の一部を MHC クラス II 分子に結合させ，細胞表面に突き出している．細胞がペプチド断片を MHC 分子に結合させて細胞表面に突き出し，T 細胞に認識させようとすることを**抗原提示**という．

　成熟 T 細胞は細胞に出会うと，その細胞の表面の MHC 分子をみつけ，それに結合しているペプチド断片と自身の T 細胞受容体が強く結合するかどうかを試す．もし T 細胞受容体がその MHC 分子とペプチド断片の複合体に強く結合するならば，そのペプチド断片が非自己であることを意味するので，その抗原を有する細胞を排除する方向に働き始める．

4) CD8⁺細胞と CD4⁺細胞，細胞傷害性 T 細胞とヘルパー T 細胞

　成熟 T 細胞は大きく **CD8⁺細胞**と **CD4⁺細胞**＊の 2 つの集団に区別される．CD8⁺細胞は MHC クラス I 分子に結合したペプチド断片を認識し，CD4⁺細胞は MHC クラス II 分子に結合したペプチド断片を認識する．成熟 T 細胞のうち，まだ抗原に出会っていないものをそれぞれ**ナイーブ CD8⁺細胞**および**ナイーブ CD4⁺細胞**という．後述のようにナイーブ CD8⁺細胞は**細胞傷害性 T 細胞**に，ナイーブ CD4⁺細胞は**ヘルパー T 細胞**に分化する．

5) 樹状細胞による抗原提示，プライミング

　ある異物が初めて身体内に侵入すると，侵入部位において樹状細胞がその異物を貪食して分解し，異物由来のペプチド断片を，異物の種類に応じて MHC クラス I あるいはクラス II 分子に結合させる（**図 20a**）．抗原ペプチドを細胞表面に提示した樹状細胞は二次リンパ器官に遊走し，二次リンパ器官内で自身の MHC 分子-抗原ペプチド複合体に結合するナイーブ CD8⁺細胞あるいはナイーブ CD4⁺細胞を探す（**図 20b**）．首尾よくそのようなナイーブ T 細胞に出会えたなら，樹状細胞はそのナイーブ T 細胞を**エフェクター T 細胞**へと分化させる．エフェクター T 細胞は T 細胞としての機能を果たすための最終分化段階である．ナイーブ CD8⁺細胞由来のエフェクター T 細胞は**細胞傷害性 T 細胞**と呼ばれ，ナイーブ CD4⁺細胞由来のエフェクター T 細胞は**ヘルパー T 細胞**と呼ばれる．樹状細胞がナイーブ T 細胞に抗原提示してエフェクター T 細胞に分化誘導することを**プライミング**という．プライミングの段階で**クローン選択**が起きていることに注意してほしい．

　樹状細胞がナイーブ成熟 T 細胞に抗原提示するとき，パターン認識受容体からの情報に応じて異なるサイトカインを分泌し，ナイーブ成熟 T 細胞のその後の分化の方向性に影響する．とくにヘルパー T 細胞には **Th1 細胞**，**Th2 細胞**，**Th17 細胞**などの**サブセット**が存在するが，どのサブセットに分化するかは樹状細胞が分泌するサイトカインによって決まる．

6) T 細胞による標的細胞の認識

　エフェクター T 細胞は，樹状細胞が提示した抗原と同じ抗原を提示している**標的細胞**を探し出し，結合する．細胞傷害性 T 細胞の標的細胞は MHC クラス I 分子を用いて抗原提示している細胞であり，あらゆる種類の細胞が標的となりうる．ヘルパー T 細胞の標的細胞は MHC クラス II 分子を用いて抗原提示している細胞であり，食細胞が標的である．

7) 細胞傷害性 T 細胞の働き

　樹状細胞によってプライミングされた細胞傷害性 T 細胞は，二次リンパ器官を出て炎症の起きている場所へと遊走し，標的細胞を探索し，それらに結合して破壊する（**図 21**）．

＊ **CD8⁺細胞と CD4⁺細胞**
CD8 および CD4 とは膜たんぱく質の名称であり，CD8⁺細胞および CD4⁺細胞とは細胞膜上に CD8 および CD4 を有している細胞という意味である．細胞傷害性 T 細胞は CD8 を有しているが CD4 を有さず，ヘルパー T 細胞は CD4 を有するが CD8 を有さないという特徴があり，CD8 と CD4 の有無に注目することで両者を区別することができる．

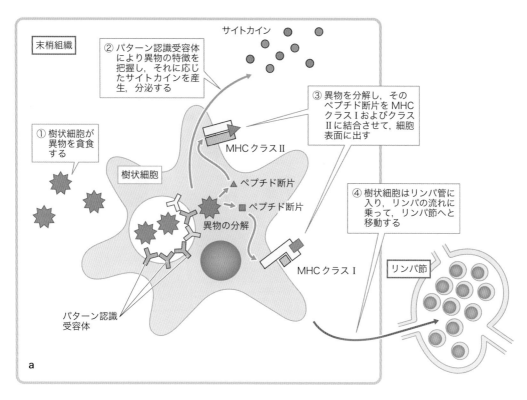

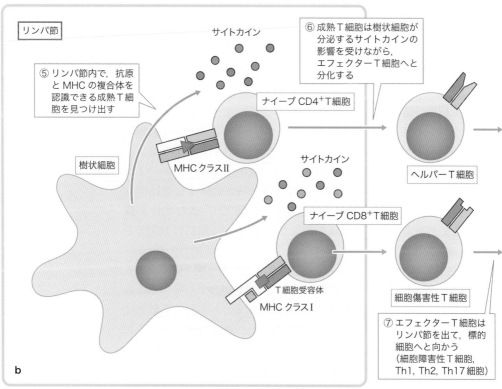

図20 樹状細胞による成熟T細胞の活性化

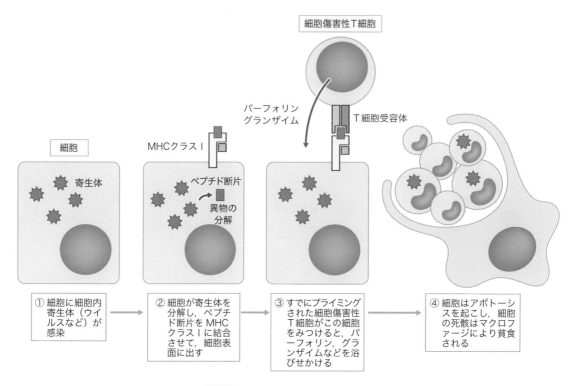

① 細胞に細胞内寄生体（ウイルスなど）が感染 → ② 細胞が寄生体を分解し，ペプチド断片を MHC クラス I に結合させて，細胞表面に出す → ③ すでにプライミングされた細胞傷害性 T 細胞がこの細胞をみつけると，パーフォリン，グランザイムなどを浴びせかける → ④ 細胞はアポトーシスを起こし，細胞の死骸はマクロファージにより貪食される

図21 細胞傷害性 T 細胞の働き

　細胞質にウイルスなどの異物が侵入した細胞は，その異物に由来するペプチドを MHC クラス I 分子に抗原提示しており，細胞傷害性 T 細胞の格好の標的となる．

8) ヘルパーT 細胞の働き

　ヘルパーT 細胞は抗原提示する食細胞に結合するとサイトカインを放出する．放出するサイトカインはヘルパーT 細胞のサブセットにより異なる．

　炎症組織において抗原を提示する食細胞は，ヘルパーT 細胞の標的の 1 つである．例えば Th1 細胞は抗原提示するマクロファージに結合して IFN γ を分泌し，マクロファージの貪食能を活性化する（**図 22**）．また Th2 細胞は IL-4，IL-5 などを産生し，好酸球を遊走させる．Th17 細胞は IL-17 を分泌し，好中球を遊走させる．

　ナイーブ成熟 B 細胞もまたヘルパーT 細胞の標的となる（**図 23**）．ナイーブ成熟 B 細胞は，自分の表面の B 細胞受容体に抗原が結合すると，その異物を貪食し，MHC クラス II 分子を用いて抗原提示する．ヘルパーT 細胞は二次リンパ器官内でこのような成熟 B 細胞に結合し，適切なサイトカインを浴びせかけ，成熟 B 細胞を抗体産生細胞（形質細胞）へと分化させる[6]．

---

[6] ヘルパーT 細胞が成熟 B 細胞を活性化するとき，ヘルパーT 細胞と成熟 B 細胞とは同じ異物を認識しているが，T 細胞受容体が認識しているペプチドと，B 細胞受容体（抗体）が認識するエピトープとは必ずしも同じではない．

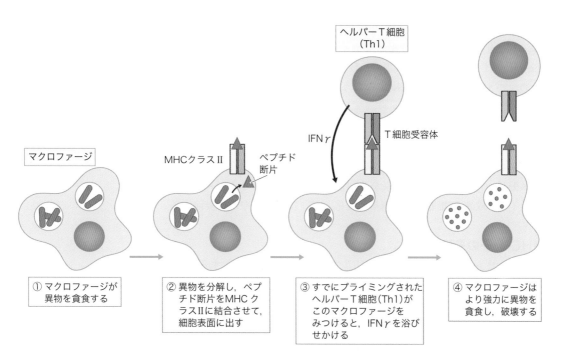

図22 ヘルパーT細胞によるマクロファージの活性化

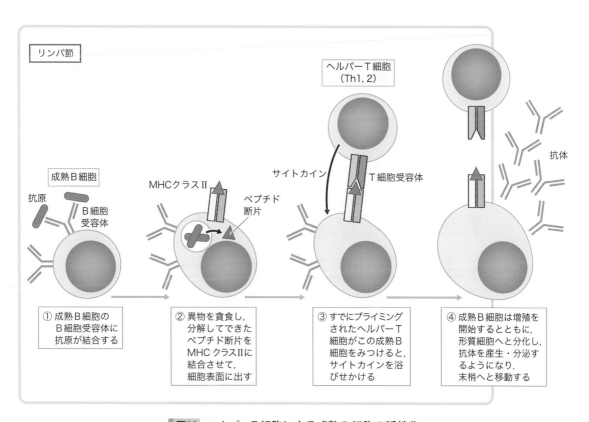

図23 ヘルパーT細胞による成熟B細胞の活性化

ここで分泌されるサイトカインの種類は，抗体のクラススイッチに影響する．例えば，Th1 細胞は IFNγ を分泌してナイーブ成熟 B 細胞を IgG3 産生細胞へ，Th2 細胞は IL-4 を分泌して IgG1 あるいは IgE 産生細胞へと誘導する．そのため，ヘルパーT 細胞が欠損するような病態では，抗体の産生も著しく減少する．

9) メモリーT 細胞

　抗原が排除されればエフェクターT 細胞は消退していくが，一部のエフェクターT 細胞は寿命の長い，休眠状態の細胞となって二次リンパ器官に生き残る．これを**メモリーT 細胞**という．抗原が 2 回目以降に侵入したとき，メモリーT 細胞はナイーブ成熟 T 細胞よりも素早く反応して，抗原を速やかに排除する．

b MHC 分子の多型性

　1 セットのヒトゲノム DNA 中に MHC クラス I 分子をコードする遺伝子座は 3 個，MHC クラス II 分子をコードする遺伝子座は 3 個ある．3 種の MHC クラス I 分子および 3 種のクラス II 分子はそれぞれ同じ機能を有するが，構造は互いに異なっている（**図 24a**）．

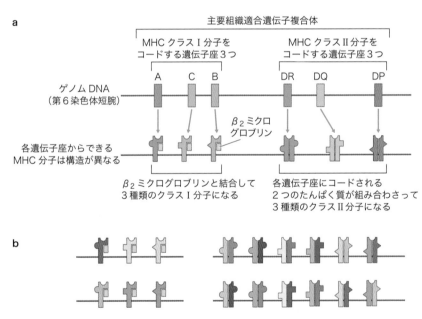

図24　MHC 分子の多型性が生じる仕組み

MHC クラス I 分子をコードする遺伝子座 3 個と MHC クラス II 分子をコードする遺伝子座 3 個は第 6 染色体短腕の約 350 万塩基対の領域にまとまって存在しており，この領域を主要組織適合遺伝子複合体（MHC）という．各遺伝子座に対応してクラス I 分子には A，B，C の 3 種類があり，クラス II 分子には DP，DQ，DR の 3 種類がある．クラス I 分子 A，B，C およびクラス II 分子 DP，DQ，DR はそれぞれ多型性に富み，他人同士の間でこれらの型の組み合わせが完全に一致することはまれである．

さらに，各MHC分子をコードする遺伝子はそれぞれ遺伝的多型性に富み，各MHC分子は数十にのぼる対立遺伝子（アレル）をもつ（**図24b**）．そのため，1人の人間は最大6種類のMHCクラスI分子と最大12種類のMHCクラスII分子をもつことになる．そして，他人同士の間ですべてのMHC分子の型が一致することはきわめてまれである[7].

c 移植免疫

他人同士の間で組織が移植された場合，**免疫抑制薬**の投与などが行われなければ，移植組織は数日から数週のうちに壊死を起こして脱落する．これは個体間での各種たんぱく質のアミノ酸配列の差異が獲得免疫系によって認識され，移植臓器に対する免疫応答（**拒絶反応**）を引き起こすからである．とくに，個体間のMHC分子[*]の相違が拒絶反応において重要な役割を果たすことが分かっている．

臓器移植を実施するには，MHC分子の型ができる限り一致するようにし，移植前にドナーのMHC分子に対する抗体をもっていないことを確認する．その上で免疫抑制薬によりT細胞の働きを阻害し，拒絶反応[8]を抑制する．

＊**MHC分子**
「主要組織適合遺伝子複合体」という名称は，ＭＨＣ分子の移植組織の適合における役割に由来する．ヒトのMHC分子をヒト白血球抗原（human leukocyte antigen, HLA）とも呼ぶ．

3 寛容と制御性T細胞

▶ **ある物質に対して獲得免疫が成立しないことを寛容という**

a 寛　容

ある物質に対して獲得免疫が成立しないことがある．これを**寛容（トレランス）**という．例えば，自己抗原に対する寛容，妊娠母体の胎児に対する寛容，食物由来の抗原に対する寛容が挙げられる．

b 寛容を作る仕組み

免疫系は寛容を作る仕組みを複数用意している．

すでに述べたように，骨髄における未熟B細胞，また胸腺における未熟T細胞のうち，自己抗原に反応するものは細胞死を誘導され，除去される．

---

[7] MHC分子の多型性は，人体が様々なペプチドに対応できるようにするために進化したと考えられている．もしヒトが1種類のMHCクラスI分子と1種類のクラスII分子しか持っていなかったなら，それらのMHC分子では対応できない病原体が出現したとき，種としての存続の危機に陥りかねない．ヒトはMHC分子に多様性を設けることで，個体としても，種としても，感染症への抵抗性を高めているといえる．

[8] 拒絶反応には，細胞傷害性T細胞による反応と抗体による反応とがある．T細胞受容体は自己のＭＨＣ分子にゆるく反応するように選択されているが，中には非自己のＭＨＣ分子とドナー（臓器を提供する側）由来のペプチドの複合体に強く結合してしまって活性化されるものが存在する（アロ反応性）．移植組織に含まれていた樹状細胞によりレシピエント（移植を受ける側）のアロ反応性CD8[+]T細胞が活性化されると，生じた細胞傷害性T細胞は移植組織を攻撃するようになる．さらに，移植組織が破壊されてレシピエント自身の樹状細胞に貪食され，これが移植組織由来の抗原を提示すると，移植組織を攻撃するT細胞および抗体が作られるようになる．とくにドナー由来のMHC分子に対する抗体は激しく移植組織を攻撃する．

4
免疫系

このような寛容形成を**クローン除去**という.

　末梢に出た成熟B細胞および成熟T細胞の働きを抑制する仕組みも用意されている. ある抗原に対する成熟B細胞および成熟T細胞が抗原に応答しなくなる現象が知られ, この状態を**アナジー**＊という.

　クローン除去およびアナジーの誘導に加えて, 次に述べる**制御性T細胞**（**Treg細胞**）の産生もまた寛容を形成する仕組みのひとつである.

c 制御性T細胞

　制御性T細胞（Treg細胞）はCD4$^+$T細胞に属する一集団であり, MHCクラスII分子に結合するT細胞受容体を有するが, その特異的抗原に対して免疫応答を起こさず, むしろ抗原提示細胞がヘルパーT細胞に結合するのを妨げる. 加えて, IL-10やTGF βのような免疫抑制性のサイトカインを分泌して周囲の免疫担当細胞を不活化する.

d 寛容の役割

　自己抗原に対する寛容はクローン除去, アナジー, Treg細胞により形成される. もし何らかの原因で自己抗原に対する寛容が解除されてしまうと, 免疫系は自身の組織を攻撃し, **自己免疫疾患**を引き起こす.

　妊婦にとって胎児は, 父親由来のたんぱく質をもつため, 異物として認識されてもおかしくない存在である. しかし母体が胎児を排除することはなく, 寛容が成立している. 妊娠中の母体は, 父親由来の抗原を認識するTreg細胞を産生し, 胎児に対する免疫応答を抑制することが分かっている.

　消化管上皮は毎日多様な食品由来分子に曝され, また食物由来の高分子化合物の一部は組織, あるいは血液中に入りこんでいる. しかし通常, 口から食べたものに対して激しい免疫応答が起こることはない. 経口的に摂取された物質に対しては寛容が生じる傾向があり, これを**経口寛容**という. 経口寛容は, 消化管の粘膜関連リンパ組織において, 食品成分に反応するリンパ球がクローン除去やアナジーの誘導により不活化させられたり, また食品成分に応答するTreg細胞が生じることで形成されると考えられている. 後述の食物アレルギーでは, 原因食品に対する経口寛容が破綻していると考えられる.

＊**アナジー**
末梢の成熟B細胞が, B細胞受容体を刺激されているにも関わらず, ヘルパーT細胞からの刺激がないという状況を経験すると, その成熟B細胞は細胞死あるいはアナジーに陥る.
また, 樹状細胞が成熟T細胞に抗原提示するとき, その抗原が異物であるならば, 樹状細胞はT細胞に抗原提示とは別の複数のシグナル（副刺激）を送り, 抗原が攻撃の対象であることを伝える. しかし成熟T細胞が副刺激なしに抗原提示を受けると, その成熟T細胞は細胞死あるいはアナジーに陥る.

D アレルギー

1 アレルギーの分類

▶ アレルギーとは, 過剰な免疫応答により正常組織が損傷される病態である

a アレルギーとは

　無害な抗原に対して獲得免疫が過剰に応答し，抗原そのものの作用ではなく，免疫応答のために正常組織が損傷を受ける病態を**アレルギー**（allergy）あるいは**過敏反応**という．アレルギーの原因となる抗原を**アレルゲン**といい，またアレルゲンに対する免疫記憶が成立することを**感作**という．

b アレルギーの種類

　アレルギーは，関与する免疫機構によって，**Ⅰ型**，**Ⅱ型**，**Ⅲ型**，**Ⅳ型**に分類される．この分類を**クームス分類**という．Ⅱ型アレルギーは細胞傷害型と細胞刺激型に細分されるが，細胞刺激型を**Ⅴ型**と分類することもある．

1）Ⅰ型アレルギー

　アレルゲンに対して生じたIgE抗体が引き起こす病態である．アレルゲンが身体内に侵入すると好塩基球および肥満細胞の表面に結合したIgE抗体を架橋し，それによって活性化された好塩基球および肥満細胞からヒスタミンが分泌される．ヒスタミンは血管拡張および血管透過性亢進，そして浮腫を引き起こす．アレルゲンの侵入から発症までが15分程度ときわめて早く，**即時型アレルギー**とも呼ばれる．ヒスタミンの作用が全身にわたると**アナフィラキシー**という病態に陥り，生命の危険を伴う．蕁麻疹，花粉症，気管支喘息，アトピー性皮膚炎などが代表的なⅠ型アレルギーによる疾患である．

2）Ⅱ型アレルギー

　細胞膜上の抗原に対して生じた抗体が引き起こす病態である．血液型不適合の輸血を行った場合や，膜たんぱく質に対する自己抗体が生じた場合，抗体が細胞膜上の抗原に結合し，補体の活性化，および食細胞やNK細胞による細胞傷害を誘導し，細胞が破壊される．このような病態を**細胞傷害型Ⅱ型アレルギー**という．自己免疫性溶血性貧血，悪性貧血（萎縮性胃炎），1型糖尿病などが代表的な疾患である．

　細胞間シグナル伝達物質の受容体に対して生じた抗体が，受容体を刺激することがある．甲状腺刺激ホルモン（TSH）受容体に対する刺激抗体が甲状腺機能亢進症を引き起こすバセドウ病（グレーブス病）が代表的である．このような病態を**細胞刺激型Ⅱ型アレルギー**，または**Ⅴ型アレルギー**という．

3）Ⅲ型アレルギー

　組織中あるいは血液中に生じた抗原抗体複合体が引き起こす病態である．抗原抗体複合体は補体を活性化し，炎症を引き起こす．人工的なⅢ型アレルギーとしては**アルサス反応**と**血清病**が知られる．アルサス反応では皮下に投与された抗原が壊死性炎症を起こす．血清病では血中に投与された他動物の血清中のたんぱく質が抗原となって抗原抗体複合体を形成し，関節包や腎糸球体に沈着し，関節炎や腎炎を引き起こす．自己免疫疾患である全身性エリテマトーデスおよび急性糸球体腎炎が代表的疾患である．

4）Ⅳ型アレルギー

　アレルゲンがT細胞による免疫応答を引き起こす病態である．**ツベルクリン反応**が典型的な反応である．結核菌は細胞傷害性T細胞による応答と

Th1 細胞による応答を誘発し，記憶される．結核菌抗原が再び皮下に投与されると，皮下局所に細胞傷害性 T 細胞および Th1 細胞が誘引され，炎症を引き起こす．応答までに 24 時間程度かかるため，**遅延型アレルギー**とも呼ばれる．接触性皮膚炎が代表的疾患である．

② 食物アレルギー

> ▶ 食物アレルギーとは食品成分をアレルゲンとするアレルギーである

食物アレルギーとは食品成分をアレルゲンとするアレルギーである．必ずしも食べることにより症状が出る場合だけでなく，食品成分を吸引したり，皮膚に触れたりして症状が現れる場合も食物アレルギーという．

新生児-乳児消化管アレルギーやセリアック病（グルテン不耐症）のようにT細胞による免疫が主体となる食物アレルギーもあるが，最も頻度が多いのはⅠ型アレルギーによる食物アレルギーである．すなわち，食品成分に対して Th2 細胞による獲得免疫が成立し，IgE 抗体が産生されることによるアレルギーである．

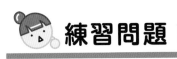 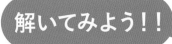

Q1 空欄に当てはまる語句を入れてみよう.

・自然免疫は（　①　），（　②　），（　③　）で特徴づけられる.
・獲得免疫は（　④　），（　⑤　），（　⑥　），（　⑦　）で特徴づけられる.
・免疫担当細胞は（　⑧　）で作られ，（　⑨　）で機能する.
・リゾチームは細菌細胞壁の（　⑩　）を分解する.
・補体は（　⑪　）で合成される.
・Ⅰ型インターフェロンは（　⑫　）の増殖を抑制する.
・抗体の作用には（　⑬　），（　⑭　），（　⑮　），（　⑯　），（　⑰　）がある.
・抗体のクラスには血液中の量の多い順に，（　⑱　），（　⑲　），（　⑳　），（　㉑　），（　㉒　）がある.
・T細胞は（　㉓　）で分化・成熟する.
・（　㉔　）T細胞はウイルスに感染した細胞を抗原特異的に破壊する.
・（　㉕　）T細胞はサイトカインを分泌して，各種エフェクター細胞を活性化する.
・（　㉖　）T細胞は寛容の形成に機能する.
・Ⅰ型アレルギーは（　㉗　）を介する免疫の過剰な応答である.
・Ⅱ型アレルギーは（　㉘　）に対する抗体が引き起こす病態である.
・Ⅲ型アレルギーは（　㉙　）が引き起こす病態である.
・Ⅳ型アレルギーは（　㉚　）を介する免疫の過剰な応答である.

Q2 細菌が組織（細胞外）に侵入してきたとき，何が起こるか説明してみよう.

Q3 ウイルスが組織に侵入してきたとき，何が起こるか説明してみよう.

5 循環器系

Key words

心臓，弁，血管，刺激伝導系，心筋，興奮収縮連関，体循環，肺循環，血圧

この章で学ぶこと

● 血液は大静脈から右心房，右心室を経て肺動脈へ流れ，肺から肺静脈が左心房に流入し，そして左心室に入って大動脈に出ていく．

● 心臓の機能を考える上で，前負荷，後負荷，収縮力，心拍数の4つの因子を知ることが基本である．

● 心臓の動きは，刺激伝導系に生じる電気的興奮によって調節されている．

● 動脈，毛細血管，静脈，リンパ管が，血液とリンパ液の運搬の場である．

● 血圧は血液量と血管の抵抗に影響され，これらは自律神経による神経性，体液性（内分泌性），および局所性の調節を受けている．

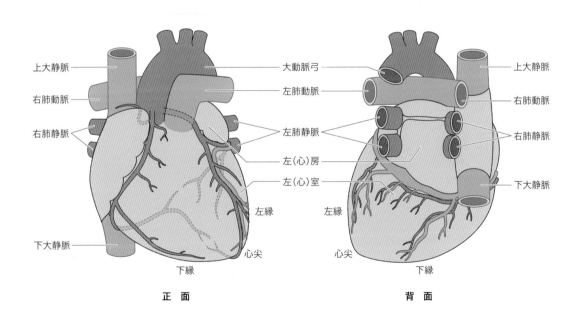

| 正面 | 背面 |

概略図 心臓の外観

Ⓐ 心臓の構造と機能

1 心臓の外形と内腔

▶ 心臓は4つの腔からなる．肺動脈は左右の計2本，肺静脈は左右2本ずつで計4本である

　心臓は握りこぶし大で，重さ250〜300 g，左右の肺の間の**縦隔**（☞ 6章図13）に位置している．心底（base）はほぼ正中で後上部にあり，下部にある**心尖部**（apex）は左前下方に斜めに向いて位置している．心底は大きな血管が出入りする広い部分で，心尖部は左の乳頭を通る垂直線（左乳頭線）のやや内側にあり，第5肋間[1]でその拍動[2]を触れる．

　心臓には左右の**心房**（atrium）と左右の**心室**（ventricle）があり，それぞれの間に**心房中隔**，**心室中隔**がある（**図1**）．

　全身を流れた酸素濃度の低い**静脈血**が**上大静脈**と**下大静脈**から**右心房**，**右心室**を経て左右の**肺動脈**へ流れて肺に入る．肺を通過して酸素濃度が高くなった**動脈血**はそれぞれ左2本，右2本の**肺静脈**から**左心房**に流入し，そして**左心室**に入って**大動脈**に出ていく．

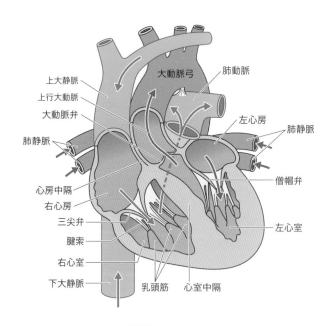

上大静脈
上行大動脈
大動脈弁
肺静脈
心房中隔
右心房
三尖弁
腱索
右心室
下大静脈
乳頭筋
心室中隔
大動脈弓
肺動脈
左心房
肺静脈
僧帽弁
左心室

図1 心臓の内部

---

[1] 第5肋骨と第6肋骨の間の領域を指す.
[2] この拍動を心尖拍動という.

2 心臓の弁

▶ 心臓には4つの弁がある

　心臓には4つの弁がある（図1，図2）．左心房と左心室の間には**僧帽弁**（mitral valve），右心房と右心室の間には**三尖弁**（tricuspid valve）があり，これらの弁は心室の**乳頭筋**＊の収縮弛緩に伴い，**乳頭筋**の先に付いている**腱索**＊によって開閉する．また左心室と大動脈の間には**大動脈弁**（aortic valve），右心室と肺動脈の間には**肺動脈弁**（pulmonary valve）がある．僧帽弁は前尖と後尖と呼ばれる2枚の弁尖から，他の弁は3枚の弁尖からなり，これらの弁が血液の逆流を防ぐ．

＊**乳頭筋と腱索**
心室内壁から円錐状に突出し，僧帽弁や三尖弁の開閉を担う筋肉組織を乳頭筋という．その先に腱索と呼ばれるヒモ状の組織がつながり，弁の辺縁付近に付着している．心臓の収縮期には乳頭筋が収縮して腱索を引っ張り，弁が心房側に反転しないようにして，閉鎖不全にならない（血液が逆流しない）ように調節している．

5
循環器系

臨床医学へのリンク

弁の閉鎖不全症と狭窄症

　弁の動きが癒着などで十分に開放できないと**狭窄症**，十分に閉鎖できないと**閉鎖不全症（逆流症）**と呼び，合わせて弁膜症という．両方ともリウマチ熱が原因で起こるほか，僧帽弁閉鎖不全症は心筋梗塞や外傷，心内膜炎などによる腱索や乳頭筋の断裂，弁の破壊などによって起こる．大動脈弁狭窄症は加齢など動脈硬化性因子によっても起こる．また大動脈弁では3枚の弁尖があるが，2枚しかない場合があり（二尖弁），若年から癒着や変性が進んで大動脈弁狭窄症を引き起こす原因の1つとなる．

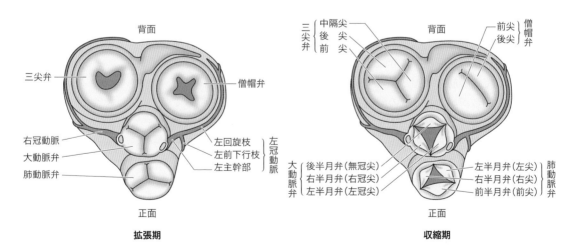

拡張期　　　　　　　　　　　　**収縮期**

図2 弁と冠動脈
心臓から心房，肺動脈，大動脈を取り去って，上から見た図である．

③ 心臓の内腔と壁

▶ **心臓の壁は，心内膜，心筋層，心外膜からなる**

　心臓の壁は，内側から**心内膜**（endocardium），**心筋層**（myocardium），**心外膜**（epicardium）の3層からなる．心内膜は単層扁平上皮と内皮下層（線維芽細胞，膠原線維，弾性線維）からなり，血管の内膜の続きで同様の構造である．心筋層は横紋筋である心筋細胞からなり，壁の大部分を占める．筋線維は，らせん状に内腔を囲むように走っていて，血液を絞り出すように収縮できる．心房筋は薄いが，心室筋，とくに左心室の筋層は大きな圧力を生むために厚い[3]．

　主に心房細胞から分泌される心房性ナトリウム利尿ペプチド（atrial natriuretic peptide，ANP）は，腎尿細管におけるナトリウム（Na）排泄の促進（Na 利尿），血管拡張作用やレニン-アンジオテンシン-アルドステロン系の抑制などの作用により，うっ血性心不全の治療薬として利用されている．ANP の血中濃度は心不全で上昇し，心不全の重症度の指標にも使われる．

　また，主に心室細胞から産生される脳性ナトリウム利尿ペプチド（brain natriuretic peptide，BNP）は，Na 利尿，血管拡張，レニン-アンジオテンシン-アルドステロン系の抑制，交感神経系の抑制などの作用を有する．うっ血性心不全では BNP の血中濃度は上昇し，ANP よりも心不全の診断，重症度判定や治療の指標として価値が高い．

④ 心臓の血管（概略図，図2，図3）

▶ **心筋は冠動脈で灌流されている．酸素必要量に応じた供給ができなくなる状態を虚血という**

　心臓の動脈は，大動脈の起始部（大動脈弁の上部）から分岐する左右の**冠動脈**（冠状動脈，coronary artery）である．**左冠動脈**は最も太い**主幹部**を経て，**左前下行枝**と**左回旋枝**に分岐し，**右冠動脈**と合わせてこれら主要3本が枝分かれして，心筋に栄養と酸素を供給する．

　労作時に心拍数が増えるとその酸素必要量に応じて，冠動脈は拡張して多量の血液が流れることになり，より多くの栄養と酸素を供給できる．酸素必要量に応じた供給が何らかの原因でできなくなる状態を**虚血**（ischemia）という．

　左冠動脈の血流は，心筋の灌流後に，各部の細い静脈を経て心臓の後面で右心房と右心室の間にある冠状静脈洞に集合し，右心房に流入する．一方，

---

[3] 高血圧（圧負荷）が長期間続くと，左心室の壁厚が全周性（対称性）に増加（ぶ厚くなる）し，肥大を起こす．一方，僧帽弁や大動脈弁の閉鎖不全症，心筋梗塞，拡張型心筋症などは左心室の拡大（容量負荷）を起こす．ただし両心房は壁が薄く，圧負荷でも容量負荷でも拡大する．右心室も壁が薄く，圧負荷でも容量負荷でも拡大するが，心室中隔欠損症などの先天性心疾患（☞p155～156）では長期にわたるため，壁の肥厚をきたす．

右冠動脈血流は前心静脈を経て直接，右心房に入る．

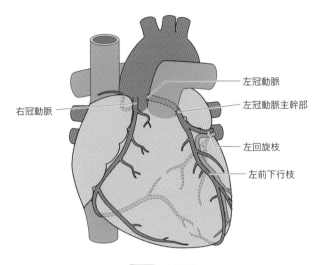

図3 冠動脈

臨床医学 への リンク

狭心症と心筋梗塞

　冠動脈の壁内に粥状動脈硬化巣（プラーク）*（図）ができると，血流量に影響を及ぼし，**狭心症***や**心筋梗塞***を起こす原因になる．また血管平滑筋が急に痙攣し内径が狭窄・閉塞する現象（冠攣縮，スパズム）による狭心症があり，早朝など安静時に起こりやすい．これらを合わせて，**虚血性心疾患**（ischemic heart disease, IHD），あるいは**冠動脈疾患**（coronary artery disease, CAD）と呼ぶ．

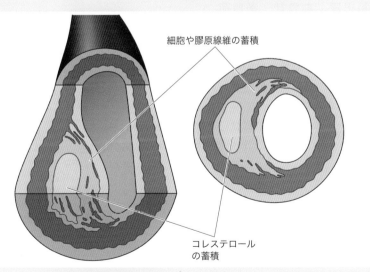

細胞や膠原線維の蓄積

コレステロール
の蓄積

＊**粥状動脈硬化巣（プラーク）**
コレステロールや細胞，膠原線維が蓄積され，血管壁厚が増している病変．

＊**狭心症**
一定以上の労作が加わると，酸素の供給量が運動によって増大する必要量に足りなくなり（虚血），胸痛などが生じる．これを安定型労作性狭心症という．この狭心症が新規に生じたり，胸痛が増悪したり，より軽い労作でも胸痛が生じたりする場合を不安定狭心症という．

＊**心筋梗塞**
粥状硬化巣が破綻し血栓で内腔が詰まると，そこから先に血液が流れなくなり，一定時間を過ぎると心筋が壊死に陥る．これを心筋梗塞という．上記の不安定狭心症，急性心筋梗塞，心臓突然死を合わせて急性冠症候群（acute coronary disease, ACS）という．

表1 心臓と血管の交感神経刺激

器官	部位，細胞	カテコールアミン受容体*	交感神経刺激
心臓	洞結節	β_1	心拍数増加
	心房筋	β_1	収縮力増加
	房室結節	β_1	房室伝導促進
	心室筋	β_1	収縮力増加
血管	平滑筋	α_1	収縮
		β_2	弛緩

*カテコールアミン（アドレナリン，ノルアドレナリン，ドーパミン）のうち，アドレナリン，ノルアドレナリンが結合する受容体として，7回膜貫通型のGたんぱく質共役型受容体がある．α_1，α_2，βの3種類と，それぞれに3つずつのサブタイプ（α_{1A}，α_{1B}，α_{1D}，α_{2A}，α_{2B}，α_{2C}，β_1，β_2，β_3）が存在する．このうち，心臓と血管に分布する主な受容体とその作用を表に示した．なお，ドーパミンには5種類の受容体がある．平滑筋ではα_1受容体刺激による収縮が，β_2刺激による弛緩よりも優位である．

⑤ 心臓の神経

▶ 心臓には自律神経が分布し，収縮力や心拍数を調節している

　心臓には，自律神経（交感神経，副交感神経）が分布し，収縮力や心拍数は両自律神経のバランスで調節されている（**表1**）．また，心臓には，感覚神経[4]が分布している．

⑥ 心機能

▶ 心臓は収縮と拡張を繰り返して，血液を送り出している．心臓の機能を考える上で，前負荷，後負荷，収縮力，心拍数の4つの因子を知ることが基本である

ⓐ 心周期，心拍数，心拍出量，前負荷，後負荷

　心臓は，心房と心室が交互に規則正しく収縮と拡張を繰り返してポンプ作用を発揮し，血液を末梢組織に送り出している．この収縮と拡張の経過を**心周期**といい，**心拍数**は，1分間における心拍出（拍動）の回数である（**図4，図20**）．心拍数が60回/分の場合，収縮期と拡張期合わせて1秒かかることになる．心臓から1分間に拍出される血液量を**心拍出量**（cardiac output）といい，1回拍出量×心拍数　で表される．安静時には1回拍出量は成人で約70 mLであり，心拍数を70回/分とすると，心拍出量は約5 L/分となる．激しい運動時などでは，心拍数は最大で200回/分程度，心拍出量は5倍程度に増加し，とくに骨格筋への血流は20 L/分程度に増加する．

ⓑ 心機能の考え方と心不全

　一般的に，心臓の機能と**心不全***の治療を考える上で，**前負荷**，**後負荷**，

* 心不全
身体が必要とする血液量を供給できない状態に陥る病態を心不全という．通常は拍出量が低下（低心拍出性）する"うっ血性心不全"を指す．また低心拍出性心不全に対して，貧血，甲状腺機能亢進症，脚気心（ビタミンB₁欠乏症），褐色細胞腫では，心拍出量が通常より増大しており，高心拍出性の心不全と呼ばれる．

---

[4] 心臓を支配する感覚神経は，脊髄神経である第1・2胸神経である．

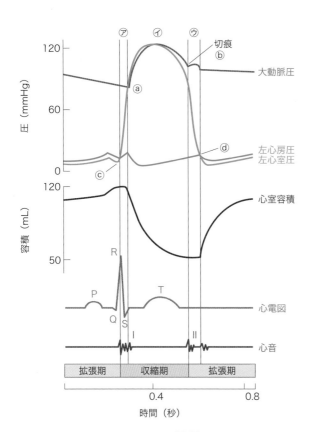

図4　心周期

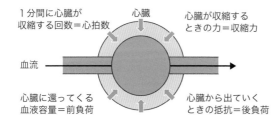

図5　心不全の因子

収縮力，**心拍数**の4つの因子を知ることが基本である（**図5**）．心房や心室腔に血液が流入して心筋が引き伸ばされると，**スターリングの心臓の法則**[*]によって，**収縮力**が生じる．腔の容積は，静脈から心臓に戻ってくる血液量[5]によって決まり，最大に拡張した場合の容量（拡張末期容積）に相当する容量負荷を**前負荷**という．また左心室が収縮して動脈に血液を送り出す場合の抵抗を**後負荷**という．

　心疾患によってポンプとしての収縮力が低下すると，心拍数を増加させて代償する（1回拍出量が前述の70 mLから50 mLに減ると，5 L/分の心拍

***スターリング（Starling）の心臓の法則**
心房腔や心室腔に血液が流入して心筋が引き伸ばされると，引き伸ばされるほど元に戻ろうとする力がより強く生じて，腔の容量は小さくなろうとする．

---

[5] この血液量を静脈還流量という．

5 循環器系

出量を保つためには，心拍数は100回/分に増加させる必要がある）．このような状態は，交感神経系やレニン-アンジオテンシン-アルドステロン系（RAAS；☞7章）を活性化させる．その結果，血管が収縮することと循環血液量が増えることにより前負荷と後負荷が増大する．やがてこの代償性変化に限界がくると，心不全が生じる．

7 刺激伝導系

> 心臓の拍動は，刺激伝導系に生じる電気的興奮によって調節される

a 刺激伝導系

　心筋細胞は収縮を担う心筋細胞のほかに，**刺激伝導系**と呼ばれる特殊心筋がある．規則正しい心臓の拍動は，刺激伝導系に生じる電気的興奮によって調節されている．上大静脈が右心房に戻る付近にある**洞結節（洞房結節）**からの電気的興奮が，**房室結節**，**ヒス束**を経て心室中隔で左右の脚に分かれ，それぞれの心室筋にある**プルキンエ（Purkinje）線維**に伝わり，左右の心筋が収縮する（**図6**）．心筋の電気的興奮を体表面から記録するのが，**心電図検査**である．

　興奮，運動，発熱などで身体組織の酸素需要が増えると，交感神経の興奮が洞結節を刺激して心拍数を増やす（☞表1）．心臓の収縮力も増強し，血圧が上昇する．一方，副交感神経系を担う迷走神経は洞結節の活動を抑制するので，心拍数は減少し，収縮力も抑制され，血圧は下がる．

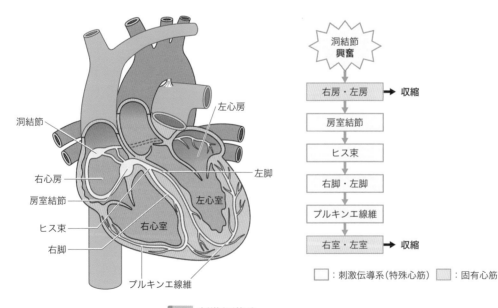

図6 刺激伝導系

P 波	洞結節が興奮して心房筋が脱分極を生じる過程
PQ 時間	洞結節の興奮が房室結節に伝わり，左右脚の分岐まで到達する時間
QRS 波	左右脚の分岐からプルキンエ線維に伝わり，心室筋が脱分極を生じる過程
ST	すべての心室筋が興奮しているため，心臓周囲に電流が流れず，心電図上波形が表れない
T 波	心室筋の再分極によって生じる
U 波	再分極の終了時に生じる波形

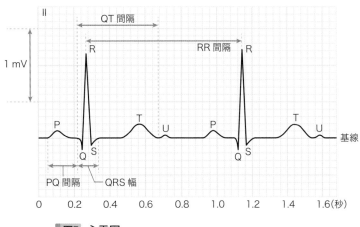

図7　心電図

b 心電図検査

　心筋細胞膜の外側はプラス（正）に荷電されているが，興奮するとマイナス（負）になる（脱分極）．この興奮が元に戻る状態を再分極という．この電気的現象を体表から記録したものが，心電図である（図7）．この規則的な刺激伝導に異常が生じ，不規則な状態になる病態を不整脈といい，頻脈性不整脈[*]，徐脈性不整脈[*]がある．

8 心筋の興奮収縮連関

▶ 筋細胞における活動電位から収縮に至る過程を興奮収縮連関という．細胞内カルシウムイオン（Ca^{2+}）の流入は骨格筋と異なる

　筋細胞における活動電位から収縮に至る過程を**興奮収縮連関**という．心筋では，すべての心筋細胞がギャップ結合を介して電気的に繋がっていて，洞結節からの電気的興奮はすべての心筋細胞に伝わる．骨格筋では，細胞膜の電気的興奮が直接的に筋小胞体にある Ca^{2+} チャネルを開くが（☞ 11 章），心筋では異なる（図8）．まず，心筋の細胞膜にある電位依存性 Ca^{2+} チャネルを介して細胞外から Ca^{2+} が流入し，その後に，筋小胞体にある Ca^{2+} チャネル（リアノジン受容体）に働き，細胞内に多量の Ca^{2+} が放出する[6]．その後は骨格筋と同じで，Ca^{2+} がトロポニンCに結合し，ミオシン頭部とアクチンが結合する．ミオシン頭部はアデノシン三リン酸（ATP）を加水分解し，そのエネルギーでミオシン線維とアクチン線維との相互のずれが起こり，筋全体として収縮する．収縮が終わると筋小胞体の Ca^{2+} ATP アーゼにより Ca^{2+} が筋小胞体に取りこまれ，あるいは細胞膜上の Na^+–Ca^{2+} 交換系や Ca^{2+} トランスポーターで細胞外にくみ出され，細胞内の Ca^{2+} が減少し，筋肉は弛緩する．活動電位によって流入した Na^+，Na^+–Ca^{2+} 交換系によって流入し

＊頻脈性不整脈
通常，心拍数が 100 回 / 分以上になる状態で，異常な電気的興奮が生じたり，心臓内で刺激伝導路以外に異常な電気の流れの旋回（回帰，リエントリー）が生じたりすることによって起こる．中でも心室頻拍や心室細動は致命的な不整脈で，自動体外式除細動器（AED）が作動する不整脈である．

＊徐脈性不整脈
洞結節からの電気的興奮の発生頻度が低下したり，刺激伝導系の伝導が障害（ブロック）されたりしたときに起こり，心拍数が減る．ペースメーカの植えこみの適応となる．

---

[6] Ca^{2+} 誘発性 Ca^{2+} 遊離と呼ばれる．

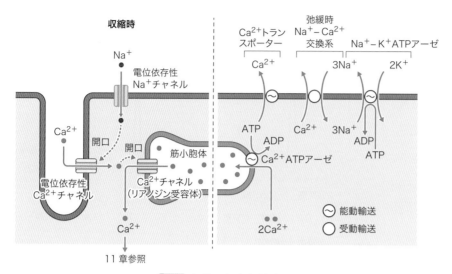

図8　心筋の興奮収縮連関

［小澤瀞司（監），本間研一ほか（編）：標準生理学，第8版，p614, 医学書院，東京，2014より作成］

表2　エネルギー代謝

エネルギー産生系	特　徴
クレアチンリン酸転移反応	クレアチンリン酸とADPからクレアチンとATPが産生される
解糖系	グリコーゲンがグルコースに分解され，グルコースが乳酸にまで分解される過程で，ATPが産生される
酸化的リン酸化反応	糖質，脂質，たんぱく質の分解による代謝産物をミトコンドリア内で二酸化炭素と水に分解する際に，ATPが産生される（好気的代謝系）

たNa⁺はNa⁺-K⁺ATPアーゼによって細胞外にくみ出され，K⁺は流入して興奮前の状態に戻る.

9 心筋のエネルギー代謝

▶ 心筋における主なエネルギー源は脂肪酸である

　骨格筋の収縮に必要なエネルギーにはATPが必要であり，ATPの供給には，クレアチンリン酸転移反応，解糖系，酸化的リン酸化反応がある（**表2**）が，心筋では酸化的リン酸化反応が重要である．心筋における主なエネルギー源は**脂肪酸**であり，その他にグルコース，乳酸（ケトン体やピルビン酸，アミノ酸は少ないと考えられる）がある．

　心臓が利用する脂肪酸の由来は，心筋細胞内のトリグリセリド（TG）の分解によるもの，TGに富むカイロミクロンや超低比重リポたんぱく質（VLDL）のレムナントリポたんぱく質やリン脂質が取りこまれて分解によってできたもの，あるいは血中の遊離脂肪酸からである．なお，心筋が虚血に

なると，酸素不足でβ酸化が減少するため脂肪酸の利用が低下し，代わってグルコースの利用が主になる.

B 血液の循環

1 体循環，肺循環の構造と機能

▶ 全身を流れる体循環（大循環）と肺を流れる肺循環（小循環）があり，また胎生期の循環はこれらと異なる

a 大循環と小循環

　肺静脈を経て左心房に流入した**動脈血**[*]は，左心室，大動脈，そこから枝分かれをして各器官に向かう動脈，細動脈，そして毛細血管へと流れて，組織の細胞に運ばれる．全身の細胞から毛細血管，細静脈，静脈，大静脈へ流れてきた静脈血は右心房に戻る．これらの流れを**体循環**（または**大循環**）（図9）という．右心房から右心室へ流れた**静脈血**[*]は，肺動脈，肺毛細血管を経て肺胞に達し，二酸化炭素（炭酸ガス）と酸素を交換して動脈血となり，肺静脈を経て左心房に戻る．これらの流れを**肺循環**（または**小循環**）という．

b 胎生期の血液循環

　胎生期には，胎盤からの動脈血が臍静脈に流れて臍帯を通過すると，肝臓の背面にある静脈管を経て下大静脈に入る（図10）．右心房に戻ってきた血液は，心房中隔の**卵円孔**を通じて，左心房に流入する．また一部は肺動脈に入るが，肺動脈から**動脈管**を通って，大動脈に送られる．胎児の全身に回って，静脈血となり，内腸骨動脈から臍動脈を経て，臍帯を通じて胎盤に戻る．

＊**動脈血と静脈血**
赤血球中のヘモグロビンが酸素を十分に結合し飽和していることにより鮮紅色である血液を，動脈血という．酸素を放出して暗赤色になっている血液を静脈血という．

5
循環器系

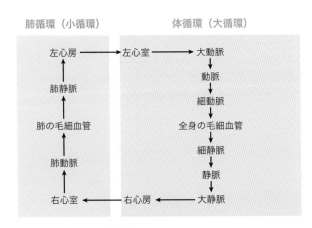

図9 体循環と肺循環

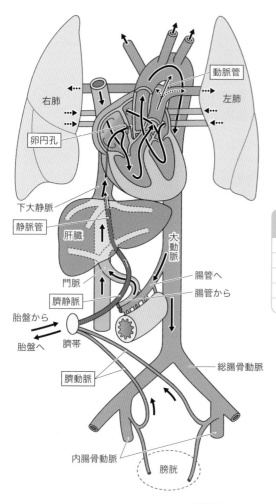

右肺

動脈管

左肺

卵円孔

下大静脈

静脈管

肝臓

門脈

臍静脈

胎盤から

胎盤へ

臍帯

臍動脈

内腸骨動脈

大動脈

腸管へ

腸管から

総腸骨動脈

膀胱

胎生期循環の構造物	その遺残物
卵円孔	卵円窩
動脈管	動脈管索
静脈管	静脈管索
臍動脈	臍動脈索
臍静脈	肝円索

図10 胎生期循環

ⓒ 出生後の血流の変化と先天性心疾患

　出生後に呼吸が始まると，肺が機能し始め，肺への血流に対する抵抗が減少する．同時に左心系の圧力が上昇し，卵円孔と動脈管が閉鎖して，成人と同じ循環になる．何らかの原因で卵円孔が閉鎖しない場合は**心房中隔欠損症**と呼ばれ，動脈管が閉鎖しない場合は**動脈管開存症**と呼ばれる．また，心臓の発生過程で心室中隔の一部が閉鎖しなかった状態が**心室中隔欠損症**であり，**先天性心疾患**で最も頻度が多い．

❷ 血管の構造

▶ 動脈や静脈は３層構造をなすが，その構成は部位によって異なる

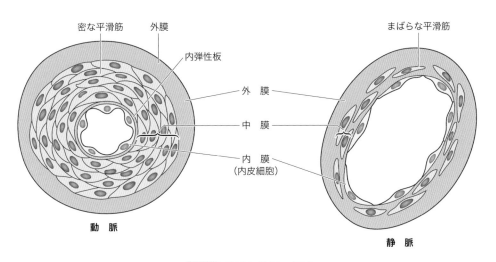

図11 動脈と静脈の構造

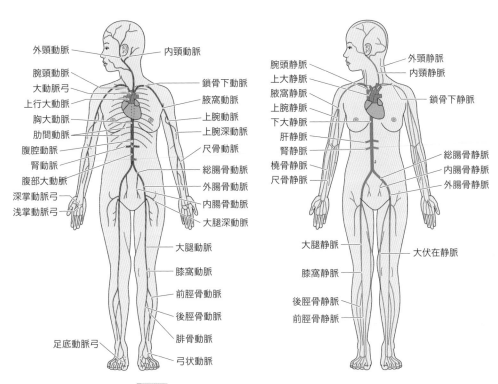

図12 動脈（左）と静脈（右）の各部の名称

a 動　脈

　動脈の壁は内膜（内皮），中膜，外膜の３層構造をもつ．内膜は単層の扁平上皮細胞と，その外側の結合組織からなり，内弾性板で中膜と隔てられる．中膜は輪走筋（平滑筋）と弾性線維からなり，血管腔の収縮と拡張を担う．外膜は結合組織からなる（**図11**）．**図12左**に動脈の各部の名称を示す．

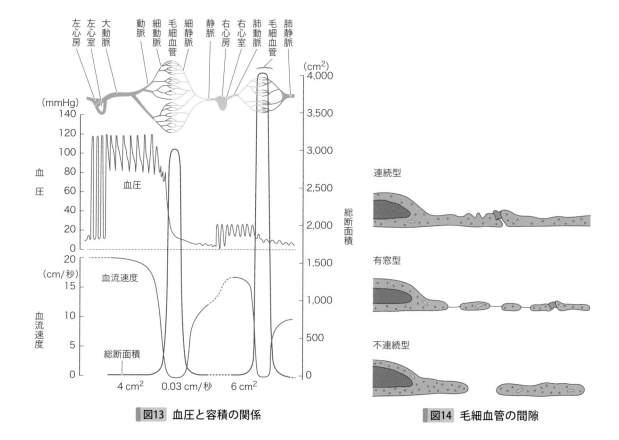

図13 血圧と容積の関係

図14 毛細血管の間隙

　心臓から出る大動脈やその主要な枝では，高い圧力に抵抗するために中膜の弾性線維が発達しており，これらは**弾性（型）動脈**と呼ばれる．次に細くなると中膜に輪走する平滑筋が発達する**筋型動脈**となる．さらに細くなると細動脈と呼ばれ，外膜がなくなり，平滑筋線維によって構成されている．収縮と弛緩により血圧の調節を担っている．

b 微小循環と毛細血管

　動脈そして細動脈がさらに枝分かれしてますます細くなり，一層の内皮細胞と基底膜，外周の結合組織からなる**毛細血管**となる．細動脈の末梢（終末細動脈）から毛細血管を経て，細静脈末梢（終末細静脈）までを**微小循環**という．体循環，肺循環ともに，血管が細くなると本数は増え，総断面積も増える（**図13**）．血流速度は低下するが，静脈となって集合してくると上昇する．

　微小循環では，生体の代謝を維持するために必要な物質の輸送を担っている．最も重要な機構は**拡散***と**濾過**である．毛細血管の内皮細胞の隙間は空いていて，酸素，二酸化炭素はもちろん，糖質やたんぱく質，アミノ酸など様々な物質が通ることができる．ただし毛細血管が存在する組織によって隙間の大きさが異なる（**図14**）．筋肉や肺，中枢神経などではきわめて狭く（連続型），消化管の粘膜や腎臓の糸球体などでは大きくなり（有窓型），そして肝臓や脾臓ではさらに大きくなる（不連続型）．

＊拡散
拡散は，血管内腔と外側との物質の濃度勾配，拡散する距離，拡散する面積に影響される．

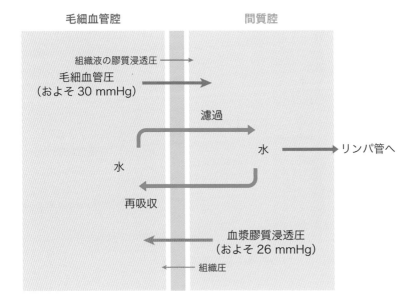

毛細血管腔　　　　　　　　　　間質腔

組織液の膠質浸透圧

毛細血管圧
（およそ 30 mmHg）

濾過

水　　　　　　　　　　　　　　　水　　　→ リンパ管へ

再吸収

血漿膠質浸透圧
（およそ 26 mmHg）

組織圧

図15 **濾過と再吸収による水の動き**

　毛細血管の働きで，水の濾過と再吸収は重要である（**図15**）．毛細血管の内腔から外向きに働く力が毛細血管圧であり，小さいながら組織液の膠質浸透圧も加わる．逆に血漿膠質浸透圧（☞3章 D-**1**）が，主要な内向きの駆動力となる．さらに，小さいながら間質腔に存在する組織液による圧力（組織圧）も加わる．組織圧が正（プラス）の場合，その圧力は水を間質腔から毛細血管腔へ移動させる力となる．組織圧が負（マイナス）の場合，その圧力は 水を毛細血管腔から間質腔へ移動させる力となる．組織圧は器官によって異なるが，皮下組織の組織圧はやや陰圧といわれている．毛細血管圧，組織液の膠質浸透圧，血漿膠質浸透圧および組織圧のバランスが何らかの原因で崩れると**浮腫**が起こる．

　微小循環，とくに細動脈のレベルでは，神経性・体液性および局所性（後述）による血流調節を受ける．神経性では，交感神経性血管収縮線維の支配を受ける．体液性ではアドレナリン，ノルアドレナリン，アンジオテンシンⅡ，バソプレシンなど，局所性ではプロスタグランジン，アセチルコリン，乳酸，一酸化窒素（NO），二酸化炭素（CO_2）などにより調節される．これらの調節により，微小循環は，器官の活動状態によってその血液流量が大きく変化する．運動していないときの骨格筋では，全毛細血管のうち，血流が認められるのは数十分の１程度だが，運動すると著増する．

＊浮腫
浮腫とは，間質腔に水分が過剰に溜まる状態である．その量は，毛細血管内外における濾過と再吸収，そしてリンパ管への排出のバランスで決まる．熱傷や炎症などによる毛細血管壁の傷害，うっ血性心不全や門脈圧亢進症などによる毛細血管圧の上昇，低アルブミン血症による血漿膠質浸透圧の低下，リンパ管閉塞などによる排泄障害が主な原因である．

C 静　脈

　静脈は，3層構造からなるが，壁厚は薄く，弾性線維が少ない．外膜には縦走筋があるものがある（**図11**）．**図12右**に静脈の各部の名称を示す．

　立位や椅子に座っている状況でも，静脈の血液が重力に逆らって押し上げ

5

循環器系

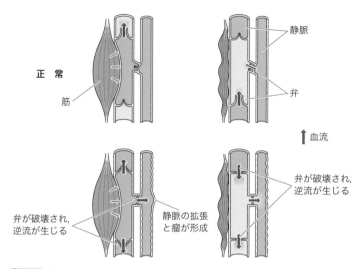

図16 静脈の血流を進める弁と筋肉の働きと，弁の破壊による逆流

られて心臓に戻るには，2つの仕組みがある．まず静脈にはところどころに弁が認められる．静脈弁は，血液が末梢から心臓側へ一方向に流れるようになっていて，低圧でも逆流を防ぐ構造になっている．すなわち，元の方向に戻らないようになっている．もう1つは筋肉の収縮と弛緩である（**図16**）．歩行などで筋肉が収縮すると，ポンプのように働いて，とくに深いところにある静脈を圧迫し，血液を押し上げる．静脈弁が破壊され逆流が生じるようになると，静脈の拡張が生じ，例えば下肢静脈瘤が生じる（**図16**）．下肢静脈瘤は，下肢の皮静脈にうっ血が生じ，血管が拡張して瘤を形成し，皮膚の上からも屈曲蛇行してみえることが多い病態である．長時間の立位，妊娠中の子宮の圧迫による静脈還流のうっ滞などが原因で生じる．

　消化管を灌流している循環系のうち，上腸間膜動脈，下腸間膜動脈からの血液が腸管で栄養を吸収し，上腸間膜静脈，下腸間膜静脈から門脈（☞ p54「門脈」用語解説）を経て，肝臓に流入する（**図17**）．肝臓が必要とする血液は，およそ30%が肝動脈（固有肝動脈）から，70%が門脈から供給される．

臨床医学へのリンク

深部静脈血栓症，肺動脈血栓塞栓症，エコノミークラス症候群

　身体の深部の太い静脈にうっ血や圧迫などによって血栓が生じるのを深部静脈血栓症と呼び，この血栓が塞栓となって右心房，右心室を経て肺動脈に詰まれば，肺動脈血栓塞栓症を起こす．とくに車中や災害時など長時間の坐位や足を屈曲したままの状態や，手術後など下肢を動かさない時間が長くなる際に生じやすい．飛行機の長時間の坐位によって起こる場合をエコノミークラス症候群（ロングフライト症候群）と呼ぶ．

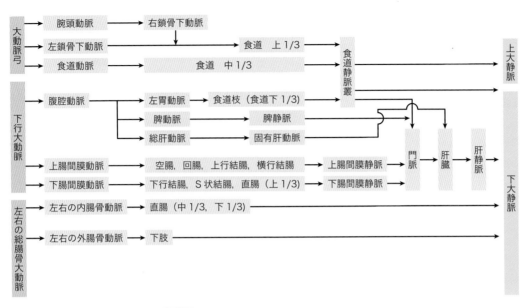

図17 主な消化管の動静脈の各部の名称

*途中の動脈・静脈名は省いているので，それぞれの血管が直接繋がっているのではないことに注意.

5

循環器系

d リンパ管（図18）

　全身の組織では，毛細血管で血液と間質液との間で物質交換が行われる.
このとき，血漿も間質液側に漏れることになり，大部分は血管に戻るが，一
部は毛細リンパ管に吸収され，リンパ液となり，太い集合リンパ管に流れる.
下半身のリンパ管はさらに太い胸管に集合し，左の上肢と頭頸部からの流れ
と合流し，**左静脈角***の部分で静脈血に流入する. 右の上肢と頭頸部からの
流れは右鎖骨下静脈に合流する. リンパ管のところどころにリンパ節がある
が，胸管にはリンパ節はない.

　リンパ系の働きは間質液となった血漿（水分やたんぱく質，リポたんぱく
質）の吸収と，感染や異物からの防御である. リンパ節にはリンパ球やマク
ロファージが存在して，細菌やがん細胞などを取りこみ，免疫応答を行う働
きがあり，生体の防御を担っている.

　小腸では，吸収した脂質と小腸上皮細胞で合成された脂質がカイロミクロ
ンというリポたんぱく質となって分泌され，リンパ液に流れ，胸管を経て大
静脈に合流する. 長鎖脂肪酸は吸収されてからカイロミクロンに取りこまれ
て上記の経路に入るが，中鎖および短鎖脂肪酸は吸収されて毛細血管に入り，
門脈に直接流入する.

***静脈角**
内頸静脈と鎖骨下静脈が合流す
る部分を静脈角という.

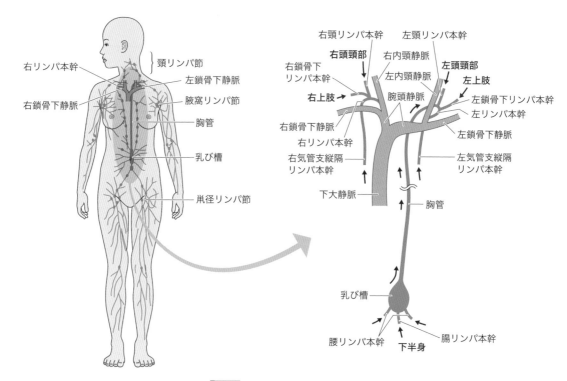

図18 各部のリンパ管の名称

Ⓒ 循環調節機構

❶ 血圧（☞図13）

> ▶ 血圧とは，心臓から送り出された血液が血管壁に与える内圧のことである

　血圧とは心臓から送り出された血液が血管壁に与える内圧のことである．**心拍出量**（心臓が拍出する血液量）と**血管抵抗**に影響される（☞図20）．心臓が収縮する際に最大になる血圧を**収縮期血圧**（または最高血圧）という．また，拡張期には最低になることから**拡張期血圧**（または最低血圧）という．最高血圧と最低血圧の差を**脈圧**といい，最低血圧に脈圧の1/3を加えたものを平均血圧という．

　心臓の収縮期において，大動脈はその弾性によって拡張し，心臓の拡張期には元に戻る力が働いて収縮する．その結果，大動脈弁が閉鎖して左心室からの血流がない拡張期でも血圧が保たれ，収縮期にも拡張期にも各器官や末梢組織に血流が維持されることになる．高齢者高血圧の特徴である孤立性収縮期高血圧では，加齢の影響で血管の弾性が減少することになり，その結果，拡張期血圧が低く，収縮期血圧が高い（脈圧が大きい）パターンとなる．

② 血圧の測定法

> ▶ 上腕で測定する血圧が一般的であり，下肢血圧，中心血圧も臨床で用いられる

　一般には，上腕にマンシェット（圧迫帯）を巻き，肘部内側の上腕動脈がある付近に聴診器を当て，マンシェットに空気を入れて加圧する[7]．きつく締めた状態では，上腕動脈の血流が止まっているが，徐々に緩めていくと血流が始まり，音が聴こえ始める．この音をコロトコフ音といい，そのときの計測値が最高血圧に相当する．さらに緩めていくと音が聞こえなくなり，そのときの計測値が最低血圧とする．下肢の血圧（通常は足首で測定）も測定可能であり，ankle brachial index（ABI）[*]の算出に利用される．

　大動脈起始部では，駆出圧よりも腹部大動脈あたりの反射波によって生じる収縮後期の血圧が最大となり，**中心血圧**と呼ばれ，専用の装置によって測定される．

* ABI
下肢血圧（下腿にマンシェットを巻いて測定）を測定し，上腕血圧との比（足関節上腕血流比）を計測したものが，ABI で末梢動脈疾患（閉塞性動脈硬化症など）の診断に用いられる．

③ 循環調節

> ▶ 血圧は血管内を流れる血液量と血管の抵抗に影響される．これらは自律神経による神経性の調節，体液性（内分泌性）の調節，局所性の調節を受けている

　生体にはおよそ体重の8%程度の血液がある．総論として，血液量は水分摂取量，代謝によって生じる水分量，皮膚や呼吸で蒸発する量，尿量のバランスで決定される．そして，血圧は血管内を流れる血液量と血管の抵抗によって決まる．これらは自律神経による神経性の調節，体液性（内分泌性）の調節，局所性の調節を受けている．また個々の調節作用の作動時間により，短期的（秒〜分）・中期的（数分後からそれ以上）・長期的機構（日〜週からそれ以上）に分類される．神経性は短期的，バソプレシン，レニン-アンジオテンシン-アルドステロン系（RAAS）の作用は中期的から長期的，心肥大や血管壁肥厚のような構造変化は長期的機構とされている．

　長期的に高血圧が続くと，心肥大（心筋細胞の肥大による左心室や右心室壁厚の増加），血管壁の肥厚（平滑筋細胞の増殖による平滑筋層の増加）が代償性に起こる．後述するアンジオテンシンⅡ，アドレナリン，ノルアドレナリン，血小板由来成長因子（PDGF）などの作用による．

---

[7] 従来，水銀血圧計で上腕を用いて測定する駆出圧（上腕血圧）の数値を用いるのが一般的であったが，近年は水銀の環境への影響，アネロイド式血圧計の精度の問題から，自動電子血圧計の使用が勧められている．また，他に手首や指で測定する装置があるが，精度の点から，より安定している上腕式が勧められている．

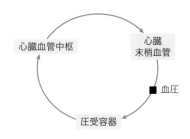

図19　血圧の神経性調節

表3　受容器の部位と作用

種類	部位	作用
動脈圧受容器	頸動脈洞，大動脈弓	血圧をモニター
動脈化学受容器	頸動脈小体，大動脈小体圧受容器の近くに存在	酸素濃度をモニター 動脈血酸素濃度が低下すると化学受容器反射が誘起され，交感神経を興奮させ，収縮力と心拍数を増加させ組織への血流を増大させる．また，呼吸反応を引き起こし，呼吸数と 1 回換気量をともに増加させ，分時換気量と酸素摂取量を増加させる．さらに，収縮力と心拍数を増加させ，組織への血流を増大させる
心肺部圧受容器	左右の心房，大静脈－右心房接合部，肺静脈－左心房接合部,肺動脈	低圧系内圧をモニター 循環血液量が減少すると，心肺部圧受容器がこれを感知し，反射性に腎臓での NaCl と水の再吸収が増加し，尿中へのこれらの排泄が減少して，血液量の減少を最小限に抑える．さらに飲水行動，腸管での NaCl と水の吸収増加が起こり，減少した血液量を回復させる

これらのほかに，延髄腹側部表面の中枢性化学感受領野（pH や酸素濃度をモニター）や視床下部視索上核，またはその近傍の浸透圧受容器（osmotic receptor；浸透圧をモニターしバソプレシン分泌を調節）がある．

a 神経性の調節

　神経性調節は，自律神経（交感神経と副交感神経）による心臓と血管の調節である（☞表1）．血管の収縮，心臓の収縮力そして心拍数が数秒単位で変化することにより，血圧が変動する．交感神経が興奮し優位になれば収縮力と心拍数は増加し，副交感神経が優位になれば収縮力と心拍数は低下する．

1）圧受容器と血圧

　心臓を支配する交感神経や副交感神経の活動を調節する**延髄**の部位を，**心臓血管中枢**という（図19）．なお，迷走神経の起始核（疑核と迷走神経背側核）を除いて，延髄の心臓交感神経および血管を収縮させる神経ニューロン群をまとめて**血管運動中枢**（すなわち副交感神経を除いた狭義の心臓血管中枢）という．

　血圧が上がる（循環血液量の増加，動脈の血管抵抗増大など）と，動脈の伸展を圧受容器*（表3）が感知する．その情報は，大動脈弓からは迷走神経を介して，頸動脈洞からは舌咽神経を介して，それぞれ延髄孤束核の**心臓血管中枢**を刺激する．そして二次ニューロンの疑核からの迷走神経（副交感神経）により心拍数と収縮力が抑制され，血圧を低下させる（図20）．

　一方，心臓血管中枢において孤束核から尾側延髄腹外側部（caudal ventrolateral medulla，CVLM）にも情報が伝わり，CVLM は，GABA（γ－アミノ酪酸，γ–aminobutyric acid）*を伝達物質とするニューロンを介して，同じく心臓血管中枢内の**吻側延髄腹外側部**（rostral ventrolateral medulla，RVLM)[8]という領域の興奮を抑制する．RVLM は交感神経の起始核である脊

*圧受容器
圧力をモニターする受容器で,
動脈の圧受容器は頸動脈洞，大動脈弓にある．心内や肺静脈にも圧受容器が存在し，主に低圧系のモニターとして働く（表3）.

* GABA
中枢神経における抑制性の神経伝達物質

[8] RVLM は化学受容器からの情報で興奮したり，皮膚や筋の刺激で興奮・抑制されたりする．さらに視床下部（ストレスや運動などの情報）や前庭（重力の変化の情報）からも入力を受けている．そのため RVLM は最終経路（final common pathway）と呼ばれている．

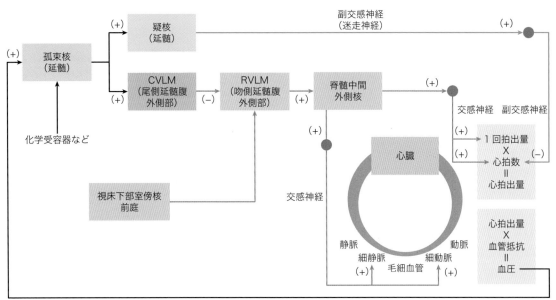

図20　心臓血管中枢と神経性調節

髄中間外側核を興奮させるので，CVLM の刺激により交感神経の活動は低下することになる．こうして血管の交感神経活動が低下すると，動脈が拡張して総末梢血管抵抗が減少する．また静脈が拡張すると静脈圧が低下して，右心房に戻る血液量，すなわち静脈還流（前負荷）が減る．その結果，左心室からの心拍出量が減って血圧が低下する．

　逆に血圧が低下すると，圧受容器の神経活動が減少し，反射的に心臓および血管を支配する交感神経活動が増加し，逆に心臓迷走神経の活動は減少する．同時に副腎髄質からのカテコールアミン分泌が増加し，交感神経の亢進と同じ効果をもたらす．このため，心臓では心拍数が上がり，収縮力が増加すると静脈還流量増加も起こり，心拍出量が増加する．その結果，血圧の上昇が起こる．

2）化学受容器やその他の調節機構（表3）

　器官の血流が減って酸素不足になると，解糖系による ATP 産生に伴い，乳酸が増加し，体液 pH が低下する．化学受容器がこれを感知し，交感神経を興奮させ，収縮力と心拍数を増加させ，組織への血流を増大させる．

　以上，まとめると，圧受容器（頸動脈洞，大動脈弓，心肺部）が血圧の感知，化学受容器（頸動脈小体，大動脈小体）が血中二酸化炭素や酸素濃度，pH の変化を感知する．大脳皮質が精神的ストレス，間脳視床下部が血漿浸透圧*，延髄が寒冷刺激や疼痛刺激を感知する．なお腎臓では，傍糸球体装置の圧受容器が血圧を，緻密斑が血漿浸透圧を感知する．そして，その後の調節は**図20** の通りである．

＊**血漿浸透圧**
血漿浸透圧は電解質（Na⁺），ブドウ糖，尿素窒素によって規定され ［2×Na⁺(mEq/L) ＋ブドウ糖(mg/dL)/18＋尿素窒素(mg/dL)/2.8］，主に Na⁺ 濃度に大きく影響される．280〜290 mOsm に厳密に維持されている．

b 体液性の調節

1) カテコールアミン

　血管は常に一定の緊張状態を保っている．これは交感神経が平常時でも絶えず発生させているインパルス（緊張性放電）によってもたらされている．そして交感神経が興奮すると，神経終末からノルアドレナリン*を放出し，血管のα₁受容体に作用して強く収縮させる．加えて，副腎髄質[9]は常にホルモンを分泌して血管平滑筋を緊張させるが，その量は少なく，交感神経が強く興奮して副腎髄質ホルモンの分泌が基礎分泌の2〜5倍になってから，交感神経副腎系の強い作用が引き起こされる．このようにして心拍数と収縮力を増加させ，また筋血管・冠動脈は拡張する．その作用は広範で長時間に及ぶ．

2) レニン-アンジオテンシン-アルドステロン系（RAAS）（☞ 7章E）

　腎臓の細動脈には傍糸球体装置があり，血漿量や血圧の低下を感知するとレニンが分泌され，RAASが亢進する．腎血流が減少すると，①傍糸球体細胞にある圧受容器がこれを感知して，レニン分泌が高まる．②遠位尿細管の上皮細胞である緻密斑（macula densa）が遠位尿細管の尿中のCl⁻（またはNa⁺）をモニターして，濃度が低くなるとレニン分泌が高まる．③交感神経興奮によりレニン分泌が高まる．

　アンジオテンシンⅡは，血管を収縮させ，アルドステロンを分泌させる．アルドステロンは，腎臓の主に遠位尿細管においてNa⁺の再吸収促進とK⁺の放出を促すことにより，血漿量貯留を引き起こし昇圧させる．

　アンジオテンシンⅡやアルドステロンは血管や心筋において局所的に作用し，動脈硬化や心肥大，線維化を起こす．このような構造の変化をリモデリングという．

3) バソプレシン（抗利尿ホルモン，antidiuretic hormone，ADH）

　視床下部にある視索上核（しさくじょうかく）および室傍核（しつぼうかく）の神経細胞で産生され，軸索中を輸送され，下垂体後葉にある神経終末から血中に分泌される．さらに肝臓や視床下部の浸透圧受容器によって調節される．血漿浸透圧が上昇すると，バソプレシン分泌が増加する．血管では血管収縮作用，主として集合管では水の再吸収を促進して，循環血液量を増加させる．循環血液量が増加すると，心肺部圧受容器が感知し，バソプレシン分泌を抑制する．循環血液量が減少すれば逆の応答が起こる．

4) 心房性ナトリウム利尿ペプチド（atrial natriuretic peptide，ANP）

　循環血液量が増加し，静脈還流量が増加すると，心房壁の伸展を引き起こし，ANPの分泌が起こる．ANPは血管平滑筋に直接働いて弛緩させ，腎臓にも作用してNa⁺の排泄を増加させる．

*カテコールアミンとノルアドレナリン

カテコール骨格を持つドーパミン，ノルアドレナリン，アドレナリンをカテコールアミンと呼ぶ．ドーパミンは中脳，視床下部，とくに黒質と腹側被蓋野にある．ノルアドレナリンは，中枢および末梢では交感神経節後ニューロンにある．なお交感神経節後線維の終末からは，ノルアドレナリンのみが分泌されるが，副腎髄質からはアドレナリンとノルアドレナリンが分泌され，ほとんどがアドレナリンである．

---

[9] 副腎髄質ホルモンであるアドレナリン，ノルアドレナリンは，交感神経の活動により分泌される．

表4 血管内皮細胞から分泌される因子

血管拡張因子	血管収縮因子
NO（一酸化窒素） プロスタグランジンI_2（PGI_2） （プロスタサイクリン） アドレノメジュリン など	エンドセリン

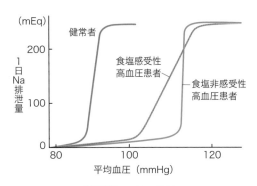

図21 圧利尿曲線

c 局所性の調節

　局所性に血管拡張物質が産生され蓄積されるが，血流による除去や代謝によって血管拡張の程度が決まる．このような物質として，二酸化炭素（CO_2），乳酸，アデノシン，ATP，ヒスタミン，水素イオン（H^+）のほか，局所酸素（O_2）分圧低下，代謝によって発生した熱も血管を拡張させ，その拡張の程度は各血管によって異なる．脳血管は CO_2 と pH に敏感で，冠血管はアデノシンと O_2 分圧低下に敏感である．筋血管は CO_2，H^+ の増加や，O_2 分圧低下，乳酸や K^+ によって拡張する．肺血管は例外的に O_2 分圧低下で収縮する．

　一層からなる血管内皮細胞は，血中の物質や血流のずり応力に反応して，血管収縮因子や血管拡張因子を産生し，血管平滑筋の収縮と弛緩を調節している（**表4**）．

d 圧利尿と食塩感受性

　Na の摂取量の増加（多くは食塩として）は，血漿量の増加と交感神経の活性化を介して血圧を上昇させる．24時間蓄尿でみた食塩摂取量の多い集団では血圧が高く，個人の食塩摂取量と血圧との間にも正の関連がある．食塩摂取量の増加によって血圧が上昇する状態を**食塩感受性**といい，高齢者，肥満者，糖尿病患者などでは食塩感受性が亢進している．すなわち，食塩摂取で血圧が上がりやすい状態とされている．

　Na 排泄と血圧，尿量の関係では，圧利尿の機構を理解する必要がある（**図21**）．まず健常者では食塩を摂取しても血圧をわずかに上昇させるだけで，Na 排泄量（あるいは尿量）を数倍に増加させることができる（曲線の傾きが急）．しかし食塩感受性高血圧患者では，同じ Na 排泄量あるいは尿量を得るために，血圧を大きく高めなければならない（曲線の傾きが緩やか）．一方，食塩非感受性高血圧患者では，健常者のグラフと比べて曲線は急な傾きのままで，右にシフトしたものと考えられる．

e ショック

　血液が全身性に急激に低下することによって起こる状態が**ショック**である．器官や組織の循環が障害され，多臓器不全に陥り，死に至る可能性がある．

　心臓に原因がある場合，心原性ショックと呼び，心筋梗塞や心筋炎，重症の不整脈などが原因であることが多い．その他，出血性ショック（多量の出血），敗血症性ショック，アナフィラキシーショックなどがある．

臨床医学へのリンク

アルコール摂取，睡眠不足，精神的ストレスと血圧の関係

　アルコールは，摂取直後には血管が拡張して降圧となることがあるが，慢性的には交感神経を活性化させて血圧を上昇させる．また，睡眠不足や精神的ストレスは血圧を上昇させる要因になる．

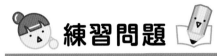 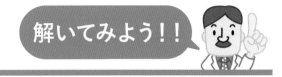

Q1 空欄に当てはまる語句を入れてみよう.

・全身を流れた酸素濃度の低い静脈血が, 上大静脈と（　①　）から右心房, 右心室を経て, 左右の（　②　）へ流れて肺に入る. 肺を通過して酸素濃度が高くなった動脈血は, それぞれ左2本, 右2本の肺静脈から（　③　）に流入し, そして左心室に入って大動脈に出ていく.

・心臓の腔の容積が最大に拡張した場合の容量（拡張末期容積）に相当する負荷を（　④　）という.

・興奮, 運動, 発熱などで身体組織の酸素需要が増えると, 交感神経の興奮が洞結節を刺激して（　⑤　）を増やす. 収縮力も増強し, 血圧が上昇する. 一方, 副交感神経系を担う（　⑥　）は刺激を抑制し, 心拍数は減少し, 血圧も下がる.

・心筋における主なエネルギー源は（　⑦　）であり, その他に（　⑧　）, 乳酸がある.

・毛細血管の内腔から外向きに働く力が毛細血管圧であり, 逆に（　⑨　）が主要な内向きの駆動力となる. このバランスが何らかの原因で崩れると（　⑩　）が起こる.

・血圧は, 血管内を流れる血液量と（　⑪　）によって決まる. これらは自律神経による（　⑫　）の調節, 体液性（内分泌性）の調節, 局所性の調節を受けている.

・交感神経が興奮すると, 神経終末から（　⑬　）を放出し, 血管のα₁受容体に作用して強く収縮させる.

Q2 冠動脈の解剖と機能について説明してみよう.

Q3 腸管で栄養を吸収した血液の流れについて説明してみよう.

Q4 血圧が低下したときの神経性の調節を説明してみよう.

6 呼吸器系

Key words

気道，肺，縦隔，胸膜，呼吸運動，肺機能，ガス交換，呼吸不全

この章で学ぶこと

● 呼吸器系は，空気の通り道となる気道と，ガス交換を行う肺からなる．

● 気道には，鼻腔・咽頭・喉頭からなる上気道，気管・気管支からなる下気道がある．

● 肺は多数の肺胞の集まりで，右肺は上葉・中葉・下葉の3葉，左肺は上葉・下葉の2葉からなる．

● 肺は横隔膜などの呼吸筋によって受動的に動き，これにより呼気と吸気が生じる．

● %肺活量は肺の伸展性の低下で減少し，1秒率は気道の狭窄で減少する．

● 呼吸によって酸素（O_2）と二酸化炭素（CO_2）が交換されることをガス交換という．ガス交換は拡散によって行われる．

● O_2は赤血球中のヘモグロビンと結合し，血液中で運搬されて組織や細胞に供給される．

● 呼吸中枢は脳幹部の延髄にあり，化学受容器からの情報を得て呼吸運動を調節する．

● 呼吸状態は動脈血のO_2分圧とCO_2分圧で評価することができる．

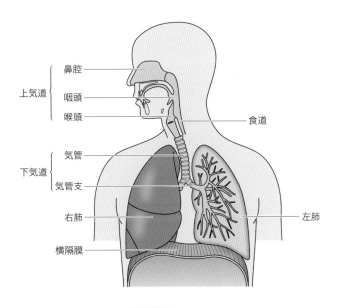

概略図　気　道

気道は肺への空気の通り道で，大きく上気道と下気道に分かれる．
[森田純仁：呼吸器系，臨床医学—人体の構造と機能及び疾病の成り立ち，羽生大記ほか（編），南江堂，p217，2019 より許諾を得て転載]

Ⓐ 気道の構造と機能

　気道は空気の通り道で**上気道**と**下気道**からなる（☞概略図）．気道を通る空気の流れは呼吸運動によって生じる．

１ 上気道

▶ 上気道は鼻腔・咽頭・喉頭からなる（☞概略図）

ⓐ 鼻

　鼻は気道の入り口で**外鼻・鼻腔・副鼻腔**からなり，嗅覚を司る．外鼻は顔に出ている部分で，外鼻孔という孔が開いている．一般でいう鼻は外鼻を指す．鼻腔は外鼻孔に続く空間で，鼻中隔によって左右に隔てられている．入口付近を鼻前庭といい，鼻毛がある．出口は後鼻孔で咽頭につながる（**図1**）．**鼻甲介**は鼻腔の中のヒダで，鼻道を作る．上鼻甲介は上鼻道を，中鼻甲介は中鼻道を，下鼻甲介は下鼻道を作り，下鼻道には鼻涙管[1]が開く（**図2**）．

　副鼻腔は頭蓋骨の空洞で，鼻腔と交通している．前頭洞，蝶形骨洞，上顎洞，篩骨洞がある（**図2**）．副鼻腔も鼻腔と同様に粘膜で覆われている[2]．

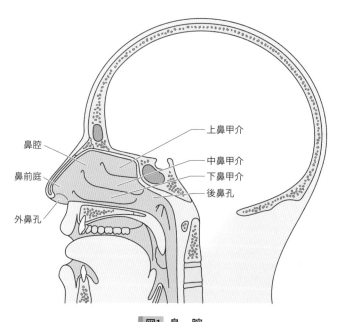

	上鼻甲介
鼻腔	中鼻甲介
鼻前庭	下鼻甲介
	後鼻孔
外鼻孔	

図1 鼻 腔

鼻甲介は鼻腔の中のヒダで，鼻道を作る．

---

[1] 鼻涙管は眼窩と鼻腔をつなげている管で，涙は鼻涙管を通って鼻腔に入る．泣いているときに涙をこらえていると外鼻孔からサラサラの液が流出するが，これは鼻水ではなく涙である．
[2] 蓄膿症とは副鼻腔炎のことである．

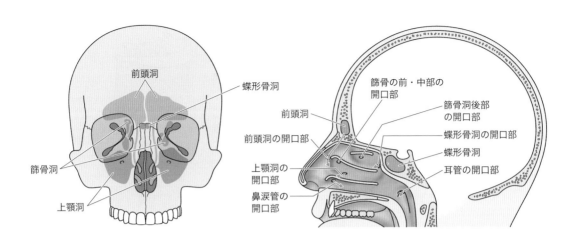

図2 副鼻腔

b 咽 頭

　咽頭は鼻腔につながる上気道の一部であるが，口腔にもつながる食物路でもあり，呼吸器系と消化器系の両方に属する．咽頭は呼吸気と飲食物の共通路である（☞2章A-**2**）．呼吸気の通路は気道で，鼻腔→咽頭→喉頭の順に，飲食物の通路は食物路で，口腔→咽頭→食道の順につながる．嚥下時に咽頭では**嚥下反射**により，**軟口蓋**が鼻腔を，**喉頭蓋**が気管をふさぎ，気道との交通を遮断することで**誤嚥***を防いでいる．このため，この反射が弱くなると誤嚥性肺炎を起こしやすくなる．

　咽頭には**耳管**が開いている．耳管は咽頭と中耳をつなぐ管である．咽頭は鼻腔側から鼻部，口部，喉頭部があり，鼻部には耳管の開口部がある（図

＊誤嚥
誤嚥とは，空気以外の飲食物のような液体や固形物が気管から気道に入ることをいう．一方，誤飲は本来入るべきではない異物が食道から消化管に入ることをいう．

臨床医学へのリンク

誤嚥性肺炎

　誤嚥性肺炎は，長期療養型の医療・介護関連施設に入所している老衰や脳血管障害，認知症などで寝たきり状態の人に多くみられる．このような人は嚥下反射が低下し，口腔内常在菌を不顕性誤嚥して肺炎を起こす．原因菌が不明な例も多い．誤嚥性肺炎は繰り返すため予防が大切で，嚥下訓練，ギャッチアップの体位，口腔ケアが有用である．また，誤嚥を起こしにくい食品も考案されている．誤嚥性肺炎を何度も繰り返し経口摂取が困難な場合は，経鼻や胃瘻による経管栄養が行われることが多い．誤嚥性肺炎は予後不良の肺炎の終末期像である．肺炎は65歳以上の高齢者に多く，日本人の死因の上位疾患であるが，肺炎の死亡者数が増加している主な原因は，日本が高齢化社会になったためと考えられている．とくに誤嚥性肺炎は寿命に近い高齢者に発症しやすいため，医療費や延命措置などの多くの社会的問題を抱えている．

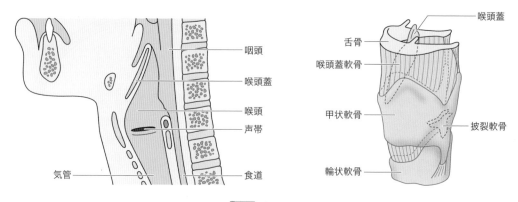

図3 喉 頭

喉頭は空気の取り入れ口で，軟骨で囲まれている．喉頭蓋は嚥下時に気管の入り口をふさぎ，飲食物を食道へ進ませ，気管への誤嚥を防いでいる．

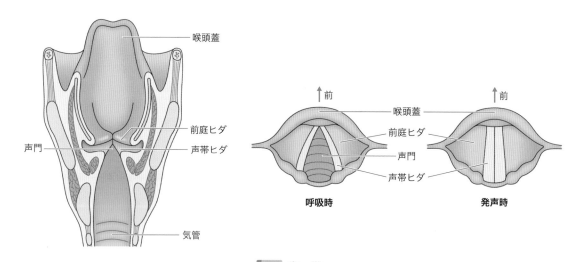

図4 声 帯

声帯は喉頭にあり，声帯ヒダの隙間を声門という．呼吸をするときに声門は開いて，発声するときに声門は閉じる．

2)．耳管は中耳の気圧を調節している．飛行機に乗ると耳が詰まったような感じになることがあるが，唾を飲みこむと治る．これは，耳管が開き，中耳の気圧を調節しているためである．また，小児は成人と比較して耳管が短く，咽頭の炎症が耳管を通して波及し，中耳炎になりやすい．

C 喉 頭

　喉頭は上気道の一部をなし，咽頭から続き気管につながる肺の空気の出入口である．喉頭は，周囲を軟骨で取り囲まれている．喉頭には4つの軟骨があり，喉頭蓋軟骨，甲状軟骨，披裂軟骨，輪状軟骨がある（図3）．いわゆるのどぼとけは，甲状軟骨が皮膚の上から触れたものである．

　喉頭には**声帯**があり，発声を司る（図3, 図4）．声帯には声帯ヒダと前庭ヒダがあり，声帯ヒダの隙間を**声門**という．声帯は反回神経に支配されて

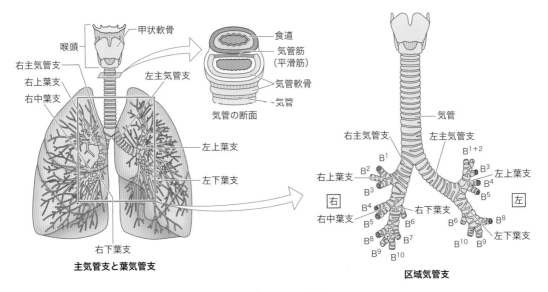

図5 気管と気管支

気管と気管支は軟骨で取り囲まれている．気管は食道と接している．右の主気管支は左の主気管支よりも太く短くて傾斜が急である．葉気管支は右が3本，左が2本で，区域気管支は右が10本，左が8本である．

いる[3]．反回神経は脳神経の迷走神経から枝分かれして，胸腔内を下行し，右は鎖骨下動脈，左は大動脈弓で反回し，上行して喉頭に分布する．呼吸をするときに声門は開いて，発声するときに閉じる．声帯は声を出すのに必要であり，音波を作り出すことを発声，言語音にすることを構音といい，区別する．脳血管障害[*]などで脳の言葉を司る部位が障害されると，**構音障害**が起きてうまく話せなくなる．また，人工呼吸器[*]を装着する際に気管内挿管を行うと，挿管チューブは声門を通るため会話ができなくなる．

＊脳血管障害
脳梗塞・脳出血・くも膜下出血の3つを脳血管障害という．世界でも日本でも死因の上位を占めている．

② 下気道

▶ 声帯より末梢を下気道といい，気管と気管支で構成される（☞概略図）

＊人工呼吸器
全身麻酔をかけて手術をするときや，重症な呼吸不全や心不全で酸素を十分に取りこめないときに装着される機器である．

a 気　管

気管は喉頭からつながる1本の気道で，周囲を軟骨と平滑筋に取り囲まれている．気管は食道と接している．このため，進行した食道がんでは気管は圧排される（**図5**）．

---

[3] 肺がんなどで反回神経麻痺が起きると，麻痺側の声帯は正中に固定され開かなくなる．このためしゃがれ声になり，これを嗄声という．嗄声は風邪などで声帯に炎症が及んで生じるのが一般的であるが，肺がんのような重篤な病気が隠れている場合もあり，注意が必要である．

b 気管支

気管支は気管からつながる気道で，末梢に進むにつれて木の枝のようにいくつも枝分かれする．このような枝分かれを分岐という．気管と同様に周囲を軟骨と平滑筋で取り囲まれている．気管支は右と左で若干構造や数が異なっている（**図5**）．

主気管支は，気管から分岐する最初の2本の気管支である．右主気管支は左主気管支に比べて，太く短くて傾斜が急である．このため，ピーナッツや抜歯した歯などの異物を誤嚥した場合，右側の気管支に入りやすい．右主気管支は分岐してすぐに上葉支を分岐するため，左よりも短い．また，左胸腔には心臓が突出しているため，右肺は左肺よりも容量が大きく，出入りする空気は右側の方が多いことから，右主気管支の方が太い．心臓がある分，左主気管支の傾斜はゆるやかになる．

葉気管支は主気管支から分岐する．葉気管支は肺葉（☞本章B-**1**a）の空気の通り道である．右の葉気管支は右上葉支・右中葉支・右下葉支の3本で，左の葉気管支は左上葉支・左下葉支の2本である．

区域気管支は葉気管支から分岐する．区域気管支の数も肺区域（☞本章B-**1**b）の数と一致する．右区域気管支は全部で10本，左区域気管支は全部で8本になる．右区域気管支は，右上葉支からはB^1・B^2・B^3の3本，右中葉支からはB^4・B^5の2本，右下葉支からはB^6・B^7・B^8・B^9・B^{10}の5本で，合計10本となる．左区域気管支は，左上葉支からはB^{1+2}・B^3・B^4・B^5の4本，左下葉支からはB^6・B^8・B^9・B^{10}の4本で，合計8本となる（**図5**）．左上葉支は上区支と舌区支に分かれており，上区支からはB^{1+2}とB^3が，舌区支からはB^4とB^5が分岐する．左上葉支はB^1とB^2が一緒になっており，右上葉支よりも1本少ない．また，左下葉支にはB^7が欠如しており，右下葉支よりも1本少ない．右B^7は左でいうと心臓のある場所にあたる．左は心臓が突出しているためB^7はない．このため，区域気管支は右よりも左は2本少ない．

 コラム　ピーナッツ誤嚥の危険性

　ピーナッツの誤嚥は大変危険である．ピーナッツから出る油分は気道粘膜に早期から強い炎症を起こし，気道粘膜を腫脹させる．また，誤嚥したピーナッツは水分を含んで膨化し，気道を塞ぐこともある．これによって気管支炎や肺炎を起こすと，強い咳嗽や発熱，呼吸困難が生じる．ピーナッツは抜歯した歯や金属と違ってX線に写らないため，発見が遅れ重篤になることもある．また水分を吸うともろくなり，気管支鏡での摘出が困難となる．ピーナッツは丸く小さく表面がツルっとしていて誤嚥しやすいため，乳幼児の近くには決して置いてはならない．

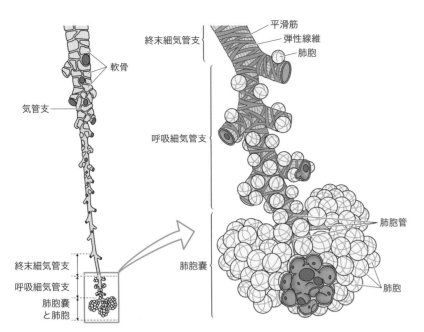

軟骨

気管支

終末細気管支

呼吸細気管支

肺胞嚢
と肺胞

終末細気管支

平滑筋
弾性線維
肺胞

呼吸細気管支

肺胞管

肺胞嚢

肺胞

図6　細気管支と肺胞嚢

細気管支は気管支と肺胞管の間をつないでいる．細気管支には平滑筋はあるが軟骨はない．肺胞には平滑筋も軟骨もない．

表1　呼吸器の軟骨・平滑筋の有無

	軟骨	平滑筋
気管	+	+
気管支	+	+
細気管支	－	+
肺胞	－	－

＋：あり，－：なし

c 細気管支

細気管支は気管支と肺胞管の間をつなぎ，気道と肺の中間のような性質を持つ．気管支は葉気管支，区域気管支，亜区域気管支といくつも分岐を繰り返して，最後に終末細気管支→呼吸細気管支→肺胞管となる（図6）．

d 気道の機能

気道は空気を取り入れて肺に運ぶ通路で，軟骨と平滑筋に取り囲まれている．軟骨は気道の骨組みで，気管と気管支の周囲に存在しているが，細気管支の周囲にはない．平滑筋は気道の太さを調節しており，気管・気管支・細気管支に存在している．肺胞の周囲には軟骨も平滑筋もない（図6，表1）．

気道平滑筋は収縮・弛緩し，気道の太さを変えて，出入りする空気の量を調節している．気道平滑筋は交感神経の興奮により弛緩し，気道の径は太くなる．一方，血管平滑筋は交感神経の興奮により収縮し，血管の径は細くな

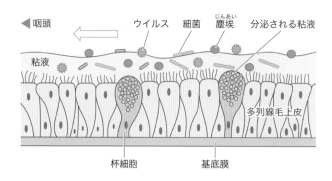

図7　気道の防御機能

気道の上皮は多列線毛上皮で，粘液に捉えられたホコリやチリ，微生物
は線毛の動きで咽頭側に運ばれ，痰として排出される．

り，気道と血管の平滑筋は逆の反応をする．

　気道には加温・加湿作用がある．空気は気道を通っていく間に体温で加温
され，粘膜からの水蒸気で加湿される．

　気道の重要な機能として防御機能がある．気道からは外気のホコリやチリ，
微生物が容易に侵入してくるため，これら異物を体内から排除して防御する
仕組みが備わっている．鼻腔には鼻毛があり，大きなホコリやチリを捉える．
気管支の粘膜は**多列線毛上皮**であり表面に線毛がある．気管支の粘膜には**杯
細胞**があり，粘液を分泌している．気管支の粘膜の粘液はネバネバしていて
ホコリやチリ，微生物がくっつきやすい．粘液に捉えられたホコリやチリ，
微生物は，線毛の動きで咽頭側に運ばれて痰として排出される（**図7**）．また，
粘液中には殺菌作用のあるリゾチームや，局所管腔免疫を担当するIgA *が
含まれている．咳やくしゃみは気道に侵入してきた異物を物理的に排除する．
加齢や脳血管障害などで**咳嗽反射**や**嚥下反射**が弱まると**不顕性誤嚥** *によっ
て何度も誤嚥性肺炎を起こすようになる．加齢により線毛の動きも悪くなり，
気道の防御機能も低下する．このため，高齢者ほど肺炎になりやすい．

＊ IgA
免疫グロブリンの1種である
（☞4章C-**1**ⓐ）．

＊**不顕性誤嚥**
誤嚥すると通常は咳嗽反射に
よってむせてせきこむ．これを
顕性誤嚥という．誤嚥をしても
むせず，せきこみがない状態を
不顕性誤嚥といい，誤嚥性肺炎
の主な原因となる．

臨床医学へのリンク

気管支喘息

　好酸球によって気道粘膜の慢性炎症を起こす疾患で，吸入物質のアレルギー
が主な原因である．発作時には気道平滑筋が収縮し気道が狭くなるため，呼吸
困難が生じる．

　気管支喘息の発作を治療する吸入薬は交感神経刺激薬で，これによって気道
平滑筋は弛緩し，狭くなっていた気道が拡がるため，呼吸が楽になる．

Ⓑ 肺の構造と機能

1 肺

▶ 肺は多数の肺胞から構成され，ガス交換が行われる

a 肺　葉

　肺は右肺と左肺の計2つある．右肺は上葉・中葉・下葉の3葉に，左肺は上葉・下葉の2葉に分かれる（**図8**）．肺の上側の尖った部分を肺尖部，下側の横隔膜に接する部分を肺底部，縦隔側で血管や気管支が出入りする内側の真ん中の部分を**肺門部**という．左胸腔には心臓が張り出しているため，肺の容量は右より左側が小さい．

b 肺区域

　右肺は10区域，左肺は8区域に分かれる（**図9**）．右肺は，右上葉がS^1・S^2・S^3の3区域，右中葉がS^4・S^5の2区域，右下葉がS^6・S^7・S^8・S^9・S^{10}の5区域あり，計10区域ある．左肺は，左上葉は上区と舌区に分かれており，左舌区は右中葉に相当する．左上葉は上区のS^{1+2}・S^3と舌区のS^4・S^5からなり4区域，左下葉はS^6・S^8・S^9・S^{10}の4区域あり，左肺は計8区域となる．右S^7は左側の心臓にあたる位置の肺であり，左S^7は存在しない．また，左はS^1とS^2が一緒になってS^{1+2}となっている．このため，左肺の区域は右肺の区域より2区域少なくなっている．

c 肺　胞

　肺胞はガス交換の行われる場所で，呼吸細気管支からつながる肺胞管の周

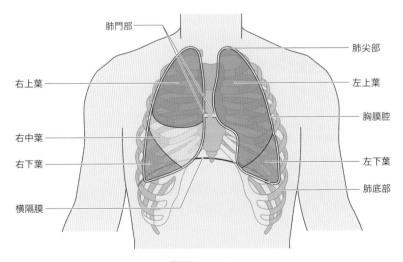

図8 肺　葉

右肺は3つ，左肺は2つに分葉される．左肺の方が容量が小さい．

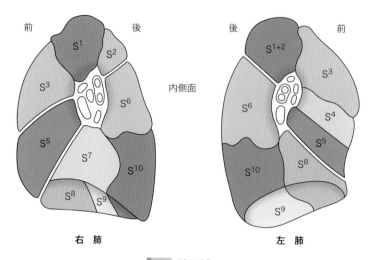

図9 肺区域

右肺は 10 区域，左肺は 8 区域に分かれる．左肺は S¹ と S² が一緒で S¹⁺² になっており，S⁷ がないため右肺よりも 2 区域少ない（右肺の S⁴ は図 9 では見えていない）．

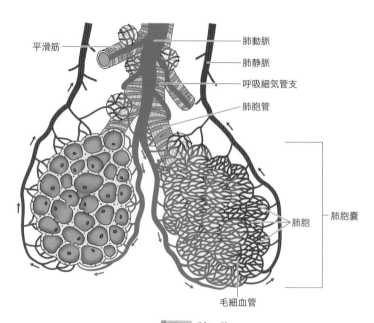

図10 肺　胞

肺胞の周囲は毛細血管で密に覆われており，肺胞と毛細血管の間でガス交換が行われる．肺動脈は静脈血（青）で，肺静脈は動脈血（赤）で満たされている．

囲に突出した袋で，肺胞がいくつも集まって肺胞囊となる．肺胞は密に毛細血管で覆われていて，肺胞と毛細血管の間でガス交換が行われる（図6，図10）．

d 肺循環

　肺動脈は右心室から出て，肺内では気管支の隣にピタッとくっついて伴走し，気管支と一緒に分岐していく．肺動脈は気管支から呼吸細気管支まで伴

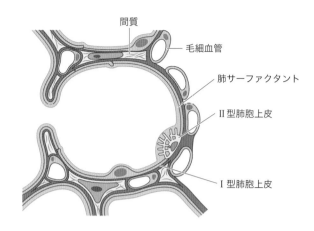

間質
毛細血管
肺サーファクタント
Ⅱ型肺胞上皮
Ⅰ型肺胞上皮

図11　肺胞上皮

肺胞の内腔はⅠ型肺胞上皮とⅡ型肺胞上皮で覆われている．Ⅰ型肺胞上皮は薄い単層扁平上皮で，Ⅱ型肺胞上皮は肺サーファクタントを産生する．

走し，肺胞では**毛細血管**となり，肺胞の周囲を密に覆う．肺胞周囲の毛細血管はガス交換後に**肺静脈**となって辺縁に分布し，その後徐々に集まって太い血管となり，最終的に左心房に入る（**図10**）．肺動脈の中の血液は O_2 を肺胞でもらう前なので静脈血，肺静脈の中の血液は肺胞から O_2 をもらった後なので動脈血である[4]．

　肺は常に外気に曝されているためリンパ組織が発達している．肺内にはリンパ管が密に存在しリンパ流が豊富で，肺門部や縦隔内に多くの**リンパ節**が存在する．

e 肺の機能

　肺の機能は，肺胞による**ガス交換**と**肺サーファクタント**の産生である．肺胞の内腔はⅠ型肺胞上皮とⅡ型肺胞上皮で覆われている（**図11**）．Ⅰ型肺胞上皮は単層扁平上皮で薄いため，毛細血管との間でガスが移動しやすく，ガス交換に有利である．また，Ⅱ型肺胞上皮は肺サーファクタントを産生し，肺胞表面の表面張力を低下させることで肺の虚脱を防いでいる．肺サーファクタントはリン脂質に富み，界面活性物質の役割をしている（**図12**）．

2 縦隔と胸膜

▶ 肺と肺の間を縦隔という．肺と胸腔の表面には胸膜がある

a 縦　隔

　胸部の中央で左右の肺に挟まれた部分を**縦隔**という．縦隔に肺は含まれな

---

[4] 心臓から出る血管は動脈，心臓に戻る血管は静脈と名づけるため，肺循環では中の血液が血管の名前と一致していないことに注意する．

6
呼吸器系

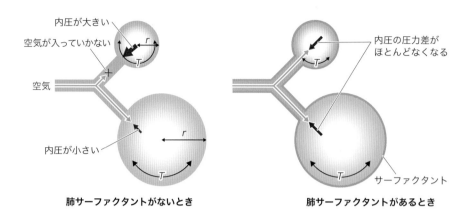

図12 肺サーファクタント

肺サーファクタントは，肺胞表面の表面張力を低下させることで肺の虚脱を防いでいる．内圧（P）は，P=2×T÷r（P：内圧，T：表面張力，r：半径）で表される．肺サーファクタントがないと，表面張力（T）は一定のため半径（r）の小さな肺胞の内圧（P）が高くなり，空気が入っていけず虚脱する．肺サーファクタントがあると，小さな肺胞の表面張力（T）が低下し，小さな肺胞も大きな肺胞も内圧（P）の較差がなくなり，半径（r）の小さな肺胞も虚脱しない．

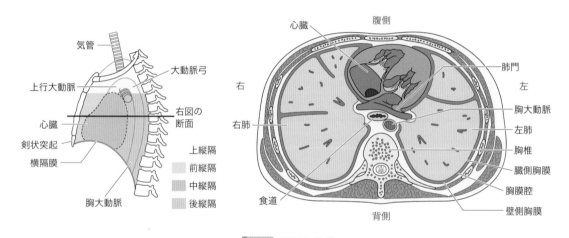

図13 縦隔と胸膜

右図は左図の赤線の断面を下方より見たところで，コンピューター断層撮影（CT）像はこのように，横断面を下から見た像になる．

表2 縦隔にある器官・構造物

上縦隔	胸腺（上部），食道，気管，上行大動脈，大動脈弓，上大静脈，横隔神経，迷走神経
前縦隔	胸腺（下部）
中縦隔	心臓
後縦隔	食道，気管支，胸大動脈，交感神経

縦隔に肺は含まれない．

い．縦隔は上部，前部，中部，後部に区分される（**図13**）．縦隔には大血管や心臓などの重要な器官が多い．主な器官・構造物を**表2**に挙げる．

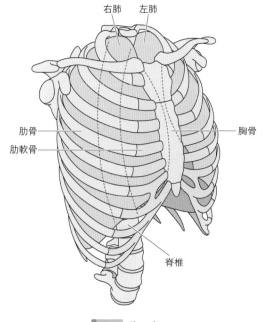

右肺　左肺

肋骨

肋軟骨

胸骨

脊椎

図14 胸　郭

胸郭は肋骨と胸骨，胸椎で構成された胸部の外郭をなす骨格で，肺を囲んでいる．

b 胸　膜

胸膜は漿膜の一種で，肺は胸膜に包まれている．肺を包んでいる胸膜を臓側胸膜，胸腔の壁の表面を覆っている胸膜を壁側胸膜という．臓側胸膜と壁側胸膜はつながっていて，臓側胸膜と壁側胸膜の間を**胸膜腔**という（**図13**）．胸膜腔には胸膜から分泌される少量の漿液が存在し，これを**胸水**という．胸膜の表面は他の漿膜と同様にツルツルとしていて，肺は絶えず動いているが，胸膜と少量の胸水によって摩擦なく動くことができる．

3 呼吸運動

> 肺は呼吸筋によって受動的に動き，これによって呼気と吸気が生じる

a 吸気と呼気

肺の動きは胸郭の動きに依存して受動的である．**胸郭**は肋骨と胸骨，胸椎で構成された胸部の外郭をなす骨格である（**図14**）．胸郭が動いて胸腔が拡大すると肺は膨らみ，胸腔が縮小すると肺はしぼむ．**吸息**は肺が膨らんだときに肺に空気が入ってくることで，**呼息**は肺がしぼんだときに肺から空気が出ていくことをいう（**図15**）．吸息による空気の流れを**吸気**，呼息による空気の流れを**呼気**という．

肺には**弾性収縮力**があり，風船のように自分で縮む力がある．胸腔内は外気より圧が低く常に陰圧であり，このため肺は胸腔内でしぼまないで膨らん

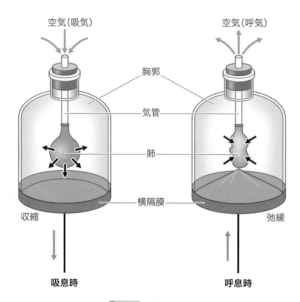

空気(吸気)　　　　　空気(呼気)

胸郭

気管

肺

横隔膜

収縮　　　　　　　弛緩

吸息時　　　　　　**呼息時**

図15　吸気と呼気

肺は風船と同じで弾性収縮力がある．横隔膜が収縮すると，横隔膜は平らになって胸郭が広がり，肺が膨らんで吸息が起き，吸気が生じる．横隔膜が弛緩すると，横隔膜はドーム状に上に凸となり胸郭が狭くなり，肺がしぼんで呼息が起き，呼気が生じる．

でいられる．胸に穴が開くと外気が胸膜腔に入って肺はしぼんでしまう．また，肺に穴が開くと風船のようにしぼんでしまう．このように胸や肺に穴が開いて肺がしぼんでしまう病気を気胸※という．

ⓑ 呼吸筋

　呼吸運動を司る骨格筋を**呼吸筋**という．胸郭は呼吸筋で囲まれており，呼吸筋の動きにより胸郭が動き，胸腔が拡大・縮小し，吸気と呼気が生じる．呼吸筋は横隔膜と外肋間筋からなり，通常の吸息時に収縮し胸腔を拡大する．通常の呼息は肺の弾性収縮力によって生じ，呼吸筋は弛緩する．**呼吸補助筋**は深呼吸や努力呼吸時に働き，斜角筋や胸鎖乳突筋は吸息時に収縮し胸腔を拡大し，腹直筋や内肋間筋は呼息時に収縮し胸腔を縮小する．

　横隔膜は胸腔と腹腔の境になるドーム状の骨格筋で，呼吸運動の中心的な役割をする．横隔膜は収縮すると平らになろうとして胸腔が拡大するため吸息が生じ，弛緩するとドーム状に戻って胸腔が縮小するため呼息が生じる（図16）．

　肋間筋は肋骨と肋骨の間の骨格筋で，外肋間筋が収縮すると肋骨が持ち上がり胸腔が拡大するため吸息が生じ，努力呼吸時に内肋間筋が収縮すると肋骨が下がり胸腔が縮小し呼息が生じる（図17）．

ⓒ 換　気

　呼吸運動によって肺胞から気道を通って外気との間に酸素（O_2）と二酸化

＊気胸
壁側または臓側胸膜に穴が開いて，胸膜腔に空気が貯留し，肺の虚脱が生じた状態．自然気胸は明らかな誘因がない気胸で，若い長身のやせ型の男性に多く，突然の呼吸困難や胸痛で発症することが多い．自然気胸は再発することが多い．

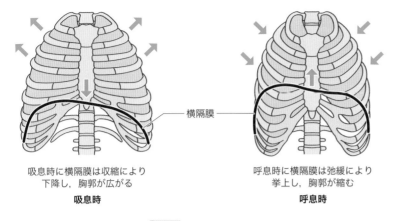

横隔膜

吸息時に横隔膜は収縮により
下降し，胸郭が広がる
吸息時

呼息時に横隔膜は弛緩により
挙上し，胸郭が縮む
呼息時

図16　横隔膜の動き

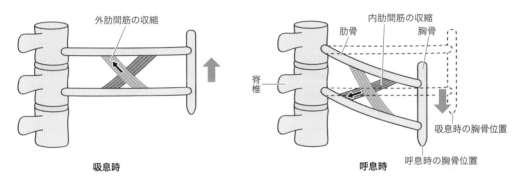

外肋間筋の収縮

内肋間筋の収縮

肋骨　　　胸骨

脊椎

吸息時の胸骨位置

呼息時の胸骨位置

吸息時　　　　　　　　　　　**呼息時**

図17　肋間筋の動き

吸息時は外肋間筋の収縮で肋骨が持ち上がって胸腔が広がり，呼息時は内肋間筋の収縮で肋骨が下がって胸腔が狭くなる．

炭素（CO_2）が出入りすることを**換気**という．換気の障害が生じると外気から入る O_2 は減少するため肺胞中の O_2 濃度は低下し，外気に出る CO_2 は減少し肺胞に蓄積するため肺胞中の CO_2 濃度は上昇する．肺胞の O_2 濃度低下と CO_2 濃度上昇はガス交換に影響し，血液の O_2 濃度は減少し CO_2 濃度は上昇する結果となる．動脈血の O_2 濃度（PaO_2；後述）と CO_2 濃度（$PaCO_2$；後述）を測定することにより換気の異常を調べることができる．

4 肺機能と検査

▶ 肺機能は肺気量に代表され，主にスパイロメータによって測定され，%肺活量と1秒率を求めることができる

a 呼吸数

　成人の正常（健常安静時）の呼吸数は約 12〜15 回/分である．心不全や呼吸不全で低酸素血症にある状態や，貧血・疼痛・運動時などでは呼吸数は

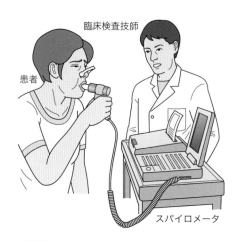

臨床検査技師

患者

スパイロメータ

図18 **スパイロメータによる肺気量の測定**

[森田純仁：呼吸器系，臨床医学―人体の構造と機能及び疾病の成り立ち，羽生大記ほか（編），南江堂，p222，2019 より許諾を得て転載]

増加する．一方，呼吸数が減少し呼吸が停止しそうなときは，呼吸中枢が存在する脳幹部が損傷するなど，死に直面しているような状況と考えられる．安静の状態で，呼吸数が著しく増加していたり減少したりしているときには，体内に重大な異常が起きている可能性が高い．

ⓑ スパイロメトリー

　スパイロメトリーは，肺に出入りする空気，すなわち呼気や吸気の量を測定する肺機能検査のことで，**スパイロメータ**によって検査する（**図18**）．スパイロメータによって描かれたグラフをスパイログラムという．スパイロメトリーによって，肺気量の大部分を測定することができ，％肺活量や1秒率を求めることができる．

ⓒ 肺気量

　肺の中に含まれる空気の量を**肺気量**という．肺気量はいくつかの容量に分かれており，これを**肺気量分画**という．肺気量分画の基本単位は，1回換気量，予備吸気量，予備呼気量，残気量からなる．これらの基本単位をもとに，全肺気量，肺活量，最大吸気量，機能的残気量が計算される（**図19**）．

　1回換気量は安静にしているときの1回の吸気または呼気の量で，成人では約 500 mL である．換気を行うときには気道に空気が残っており，このような肺胞に到達しない空気を**死腔**という．死腔はガス交換に関与しない．実際にガス交換に関与する換気量を肺胞換気量といい，[**肺胞換気量**＝1回換気量－死腔]で求められる．**予備吸気量**は最大限に吸いこんだときの吸気量で，**予備呼気量**は最大限に吐き出したときの呼気量である．最大限に吐き出したときに肺内に残っている空気を**残気量**という．[**全肺気量**＝予備呼気量＋1回換気量＋予備吸気量＋残気量]で，[**肺活量**＝予備呼気量＋1回換気

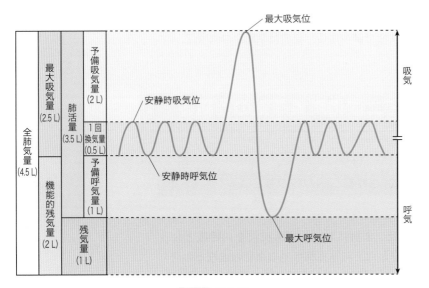

図19 肺気量

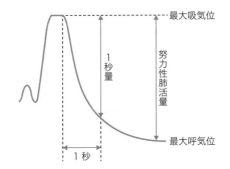

図20 努力性肺活量と1秒量

量＋予備吸気量］，**機能的残気量**＝予備呼気量＋残気量］である．スパイロメトリーは肺に出入りする空気の量を測定する検査のため，残気量は実測できない．

d 努力性肺活量と1秒量

　最大吸気から最大努力呼気を行ったときの最大吸気位から最大呼気位までの量を**努力性肺活量**といい，このとき最初の1秒間に呼出される空気の量を**1秒量**という．思いっきり吸いこんでこれ以上吸えない最大吸気位から，できる限り速く思いっきり吐き出した最大努力呼気で，最後まで吐き切った最大呼気位までが記録される（**図20**）．

e ％肺活量と1秒率

　％肺活量は予測値の肺活量に対する％で，肺の伸展性の低下で減少する．予測値は年齢・性別・身長から求められる．正常は80％以上である．**1秒**

率は1秒量の努力性肺活量に対する％で，[1秒率＝1秒量／努力性肺活量
×100] で計算される．気道の狭窄で減少する．正常は70％以上である．

ⓒ 血液による酸素・二酸化炭素運搬の仕組み

1 ガス交換

▶ 呼吸によって O_2 と CO_2 が交換されることをガス交換という

ⓐ 呼　吸

　肺におけるガス交換を外呼吸，末梢におけるガス交換を内呼吸という
（図21）．**外呼吸**は肺によって行われ，肺胞と肺の毛細血管の血液との間で
ガス交換が行われ，O_2 は肺胞から血液に，CO_2 は血液から肺胞に移動する．
外呼吸によって O_2 は体内に取りこまれ CO_2 は体外に排出される．**内呼吸**は
末梢で行われ，末梢の毛細血管と組織との間でガス交換が行われ，O_2 は血
液から組織に，CO_2 は組織から血液に移動する．内呼吸によって組織に移動
した O_2 は細胞でアデノシン三リン酸（ATP）産生に使用され，細胞で
ATP 産生の結果発生した CO_2 を血液に移動させる．内呼吸によって血液に
移動した CO_2 は，最終的に外呼吸によって体外に排出される．

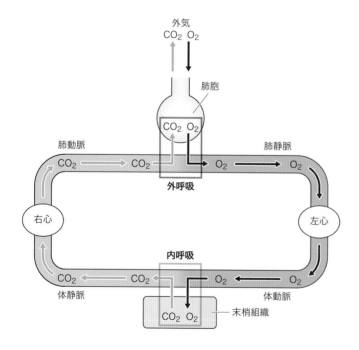

図21 外呼吸と内呼吸

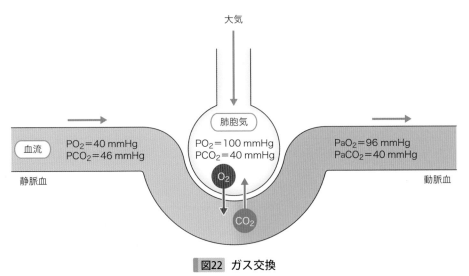

図22　ガス交換

ガス交換におけるガスの移動は拡散によって行われ，分圧の高い方から低い方へガスは移動する．

表3　ガス分圧

	静脈血	肺胞気	動脈血
O_2（mmHg）	40	100	96
CO_2（mmHg）	46	40	40

b　ガスの移動

　ガス交換は拡散によって行われる．細胞膜は二重リン脂質構造のため脂溶性の物質を通しやすい．O_2 や CO_2 などの呼吸ガスは脂溶性の物質のため，肺胞や毛細血管の細胞膜をスムースに通過することができる．O_2 と CO_2 は肺胞と血液の間を濃度が高い方から低い方へ濃度勾配にしたがって移動する．これを**拡散**＊という．気体の濃度は**分圧**＊で示され，分圧が高い方が濃度は高い．

　外呼吸では肺胞の空気と肺胞の周りの毛細血管内の血液との間でガスが移動する．O_2 分圧は肺胞気で 100 mmHg，静脈血で 40 mmHg で，肺胞気の方が静脈血よりも O_2 分圧が高いため，O_2 は肺胞から毛細血管へ拡散によって移動する．このときの O_2 の圧較差は 60 mmHg である．動脈血は100 mmHg になるはずであるが，気管支静脈などから他の静脈血が流入するため若干低い 96 mmHg となる．CO_2 分圧は肺胞気で 40 mmHg，静脈血で 46 mmHg で，静脈血の方が肺胞気よりも CO_2 分圧が高いため，CO_2 は毛細血管から肺胞へ拡散によって移動する．このときの CO_2 の圧較差は6 mmHg である．これにより，動脈血の CO_2 分圧は肺胞気と同じ 40 mmHg となる．このような肺胞とその周囲の毛細血管との間のガス交換によって，肺動脈から流入してきた毛細血管内の血液は**静脈血**から**動脈血**となり，肺静脈へ流出する（**図22**）．ガス分圧について**表3**にまとめた．

＊**拡散**
拡散とは分子運動による現象で，全透膜を介して濃度（分圧）に違いがある液体や気体の分子が，濃度（分圧）が高い方から濃度（分圧）が低い方へ，差がなくなり均一になるまで移動する現象である．

＊**分圧**
分圧とは，いくつかのガスが混合しているガス全体のうち，1つのガスによって生じる圧力のことである．気体の濃度を表すときに用いられ，液体に溶けている気体の濃度も分圧で示される．

6

呼吸器系

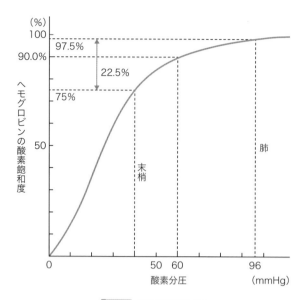

図23 酸素解離曲線

健常時の動脈血 O_2 分圧は 96 mmHg で，動脈血のすべての Hb のうち 97.5%が O_2 と結合している．静脈血 O_2 分圧は 40 mmHg で，このとき SaO_2 は 75%となり，静脈血のすべての Hb のうち 75%が O_2 と結合している状態である．Hb に結合していた O_2 の 22.5%が末梢の細胞で利用されたことになる．SaO_2 90%では PaO_2 は 60 mmHg となる．PaO_2 60 mmHg 以下を呼吸不全というが，このとき SaO_2 は 90%以下となる（後述）．

　物質の拡散しやすさを表す指標として**拡散係数**がある．拡散係数は高い方が拡散しやすい．CO_2 は O_2 よりも拡散係数が高く拡散しやすい．このため，O_2 に比べるとわずかな圧較差で CO_2 は移動できる．肺胞と毛細血管の間の O_2 の圧較差は 60 mmHg であるが，CO_2 の圧較差は 6 mmHg とわずかしかない．このため，肺の疾患で肺胞での拡散が障害された場合，CO_2 に比べて O_2 の方が影響を受けやすく，動脈血の CO_2 分圧は正常を保つが O_2 分圧は低下する．

c ガスの運搬

　血液中の O_2 は赤血球の中の**ヘモグロビン**（hemoglobin, Hb）と結合して運搬される．吸気で得られた O_2 は肺胞から肺の毛細血管に移動後，Hb に結合して血液中を移動し，体のすみずみまで行きわたり，すべての細胞に供給される（☞3章 C-**1**）．細胞は O_2 を利用して ATP を産生する．

d ヘモグロビンの酸素解離曲線

　酸素解離曲線は血液中の O_2 分圧と Hb の酸素飽和度の関係を示した S 字状の曲線である（**図23**）．Hb の**酸素飽和度**は Hb に何%の O_2 が結合しているかを表す指標で，正常の場合，動脈血の酸素飽和度は 97.5%程度である．Hb の酸素飽和度は周囲の O_2 分圧によって決まる．動脈血の場合，正常の**動脈血 O_2 分圧**（arterial oxygen partial pressure, **PaO_2**）は 96 mmHg で，

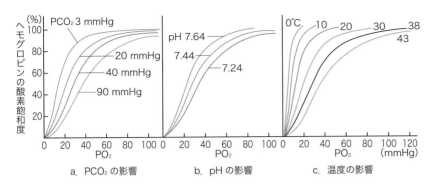

a. PCO₂の影響　　b. pHの影響　　c. 温度の影響

図24　酸素解離曲線の右方移動

O₂の需要量が増えると，Hbは酸素を離しやすくなる．同じO₂分圧で酸素飽和度が低下し，グラフは右方へ移動する．
[坂井建雄：系統看護学講座 専門基礎分野 解剖生理学 人体の構造と機能①，改訂第10版，医学書院，p147，2018を参考に著者作成]

動脈血酸素飽和度（arterial oxygen saturation，**SaO₂**）は97.5％となる．これは，健常時の正常動脈血のすべてのHbのうち97.5％が酸素と結合していることを示す．正常な静脈血O₂分圧は40 mmHgで，このときSaO₂は75％となり，静脈血のすべてのHbのうち75％がO₂と結合している状態を示す．したがって，末梢の毛細血管では22.5％（＝97.5−75）のO₂がHbから離れ，細胞でエネルギー代謝に利用される．このように血液中のO₂は，周囲のO₂分圧の大きさに依存してHbに結合したり離れたりする．その関係を示したのが酸素解離曲線である．

e 酸素解離曲線の右方移動

　O₂の需要量が増えると，HbはO₂を離しやすくなる．CO₂分圧が高い，pHが低い，体温が高い状態は，いずれもエネルギー代謝が活発でO₂の需要量が増加していることを示す．Hbは末梢の細胞により多くのO₂を供給しなければならず，O₂を離すためHbの酸素飽和度は低下する．同じO₂分圧では酸素飽和度が低下しており，その結果，Hbの酸素解離曲線は全体的に右側に移動する．これを**酸素解離曲線の右方移動**という（**図24**）．

2 呼吸の調節

▶ 化学受容器から情報を得て，呼吸中枢が呼吸運動を調節する

a 呼吸中枢

　呼吸中枢は脳幹部※の延髄にあり，呼吸筋を動かして呼気や吸気を発生させている．呼吸調節中枢は脳幹部の橋にあり，呼吸中枢を補助して呼吸のリズムを微妙に変化させている（**図25**）．横隔膜や肋間筋などの呼吸筋は骨格筋で，大脳皮質の体性運動野からの指令により，意思の力で呼吸の速さや深

6

呼吸器系

※**脳幹部**
脳幹部は脳の中軸部で，上位から中脳・橋・延髄からなる．脳幹部は呼吸中枢のみならず，循環中枢や血管運動中枢などが存在し，小さいが命を司る重要な中枢である．

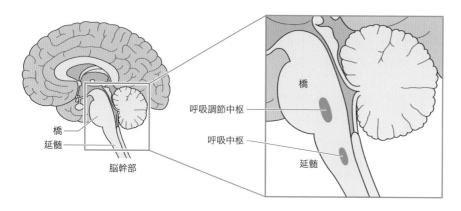

図25 呼吸運動の中枢
脳幹部の延髄には呼吸中枢が，橋には呼吸調節中枢があり，呼吸を調節している．

さを変えたり呼吸を止めたりすることができる随意筋※である．一方，呼吸は
睡眠中や無意識時にも発生しており，これは延髄の呼吸中枢からの指令を受
けて行われる．無意識下では，呼吸中枢は周期的に興奮し，活動電位を横隔
神経や肋間神経に伝え，横隔膜や肋間筋を収縮させて呼吸を発生させている．

ⓑ 化学受容器

　化学受容器は化学物質の濃度を感知してその情報を呼吸中枢に送る．呼吸
中枢は化学受容器からの情報を得て，呼吸運動を調節する．化学受容器には
中枢化学受容器と末梢化学受容器がある．

　中枢化学受容器は延髄に存在し pH を感知する．**動脈血二酸化炭素分
圧**（arterial carbon dioxide partial pressure，**$PaCO_2$**）が上昇すると
$CO_2 + H_2O \rightleftarrows H_2CO_3 \rightleftarrows H^+ + HCO_3^-$ の平衡式は右方向に反応が進み，動脈血
の H^+ の濃度が上昇することから，pH は低下し酸性に傾く．これにより脳
脊髄液※の pH は低下し，pH の低下を中枢化学受容器が感知して呼吸中枢を
興奮させる．

　末梢化学受容器は動脈に存在し，O_2 分圧を感知する．末梢化学受容器に
は頸動脈小体と大動脈小体があり，**頸動脈小体**は内頸動脈と外頸動脈の分岐
部に，**大動脈小体**は大動脈弓の内側に存在する．末梢化学受容器は PaO_2 の
低下を感知して呼吸中枢を興奮させる．末梢化学受容器は頸動脈小体が中心
的な役割を担う．

ⓒ 呼吸運動の調節

　呼吸運動が弱くなると，吸息による O_2 の取りこみと呼息による CO_2 の排
出が減り，PaO_2 は低下し $PaCO_2$ は上昇する．PaO_2 の低下により末梢化学
受容器が活性化し，また $PaCO_2$ の上昇により中枢化学受容器が活性化する
ため，それぞれの化学受容器が求心線維を通して呼吸中枢を刺激する．興奮
した呼吸中枢は遠心線維を通して呼吸筋を動かし，呼吸を深く速くして

PaO_2 と $PaCO_2$ を正常化する．PaO_2 と $PaCO_2$ が正常化すると化学受容器の活性化はなくなり，呼吸中枢への刺激はなくなる．呼吸中枢は絶えず化学受容器からの情報を得て瞬時に呼吸運動を調節し，PaO_2 と $PaCO_2$ を一定に保つ．

3 呼吸不全の病態生理

▶ 動脈血酸素分圧（PaO_2）≦ 60 mmHg の状態を呼吸不全という

a 呼吸不全

呼吸状態は PaO_2 と $PaCO_2$ で評価することができる．呼吸状態が悪化すると，PaO_2 の低下や $PaCO_2$ の上昇がみられる．呼吸状態の悪化に応じて PaO_2 は徐々に低下し，PaO_2 ≦ 60 mmHg になると**呼吸不全**という．呼吸不全にはⅠ型とⅡ型があり，PaO_2 ≦ 60 mmHg で $PaCO_2$ の上昇を伴わない場合を**Ⅰ型呼吸不全**，$PaCO_2$ の上昇を伴う場合を**Ⅱ型呼吸不全**という（**表4**）．換気障害*があると $PaCO_2$ が上昇する．

PaO_2 が 60 mmHg のとき SaO_2 はちょうど90%となるが，これは重要な意味を持つ．動脈血の酸素解離曲線（☞図23）をみると PaO_2 60 mmHg のとき SaO_2 90%である．したがって，SaO_2 ≦ 90%のときには呼吸不全の状態であることが分かる．PaO_2 や SaO_2，$PaCO_2$ は呼吸状態を示す指標となり，**動脈血ガス分析**によって測定される．

パルスオキシメータで測定した SaO_2 を，**経皮的酸素飽和度**（percutaneous arterial oxygen saturation, **SpO_2**）という．パルスオキシメータのプローブを指先に装着し（**図26**），爪の下の動脈拍動から SpO_2 が計算される．SpO_2 は SaO_2 とほぼ同じ値であることから，SpO_2 ≦ 90%であれば PaO_2 ≦ 60 mmHg と考えられ，呼吸不全の状態であることが分かる．SpO_2 は呼吸の**バイタルサイン**＊として現在の医療ではなくてはならない指標である．

b 呼吸不全の病態生理

1）換気障害（図27）

%肺活量80%未満を拘束性換気障害，1秒率70%未満を閉塞性換気障害，これらの混合型を混合性換気障害という．**拘束性換気障害**は肺の伸展性の低下で生じ，肺が固くなる肺線維症＊が代表疾患である．**閉塞性換気障害**は気道の狭窄で生じ，慢性閉塞性肺疾患（chronic obstructive pulmonary disease，COPD）や気管支喘息発作時にみられる．

＊換気障害
拘束性換気障害と閉塞性換気障害がある（後述）．

＊バイタルサイン
生命徴候のことで，生命の活力を示す指標である．バイタルサインは意識，血圧，脈拍数，呼吸数，尿量，体温などで，いずれも誰でも簡単に測定できる．脳，心臓，肺，腎臓は生命の維持に直結している器官であり，生きるためには，いずれも正常に機能している必要がある．意識は脳，血圧や脈拍数は心臓，呼吸数は肺，尿量は腎臓の機能を示し，体温は代謝に関連する．

＊肺線維症
間質性肺炎の1つで，肺胞壁（間質）が慢性炎症により線維化を起こし，肺が固くなる疾患．

表4 呼吸不全

動脈血ガス分析	正常	Ⅰ型呼吸不全	Ⅱ型呼吸不全
PaO_2（mmHg）	96	≦ 60	≦ 60
$PaCO_2$（mmHg）	40	≦ 45	> 45

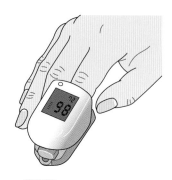

図26　パルスオキシメータ

パルスオキシメータで SpO_2 が測定され，PaO_2 を予測できるため，呼吸不全状態かどうかを知ることができる．$PaCO_2$ を予測することはできない．
［森田純仁：呼吸器系，臨床医学―人体の構造と機能及び疾病の成り立ち，羽生大記ほか（編），南江堂，p221，2019 より許諾を得て転載］

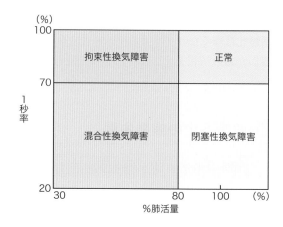

閉塞性換気障害
1 秒率　＜　70％

拘束性換気障害
％肺活量　＜　80％

図27　換気障害

臨床医学へのリンク

慢性閉塞性肺疾患（COPD）

　COPD は世界の死因の上位の疾患で，日本でも男性の死因の 10 位以内に入っているが，認知度の低い疾患であまり知られていない．COPD は主にタバコの喫煙によって，非可逆性の閉塞性換気障害を起こす疾患である．気管支喘息は原則的に可逆性の気道狭窄であるが，COPD は非可逆性であることが特徴的である．COPD はかつて肺気腫と呼ばれており，ほぼ同義と考えて差し支えない．肺気腫では肺胞の非可逆的な破壊がみられる．

　症状は，労作時の呼吸困難，慢性の咳・痰が主で，進行すると体重減少や食欲低下が出現する．長期にわたる喫煙歴がある場合，COPD を疑い，スパイロメトリーで 1 秒率が常に 70％未満であることが診断の必要条件である．

　治療と予防には禁煙が最も重要で効果的である．インフルエンザワクチンは増悪頻度と死亡率を低下させる．薬物療法には気管支拡張薬の吸入薬を使用する．栄養障害には高エネルギー・高たんぱく食の食事指導を行う．呼吸不全状態では酸素療法や換気補助療法が行われる．COPD の増悪は主に気道感染症によって起こり，生命予後を悪化させるため，風邪などの感染症の予防に努めることが重要である．

2）拡散障害

　肺胞と肺の毛細血管の間のガスの移動が障害された状態を**拡散障害**という．間質性肺炎による肺胞壁の肥厚や，肺水腫＊などで肺胞に水が漏出し肺胞と肺の毛細血管の距離が増大したときなど，ガスが拡散する通り道の性状の変化や厚みの増大などで生じる．

＊肺水腫
左心不全のときにみられる病態で，肺の毛細血管圧の上昇により肺うっ血が生じ，肺胞内に水分や赤血球が漏れ出てくる．

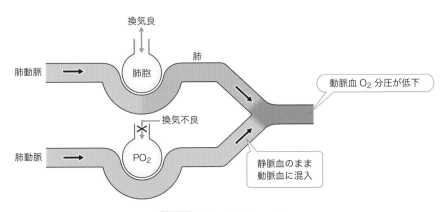

図28 換気血流比不均等

換気と血流のつり合いが崩れて酸素化が不良になった状態. 換気不良で肺胞中の O_2 分圧が低ければ, O_2 は血流中に移動しないため, 静脈血のまま動脈血に混入し, 動脈血 O_2 分圧は低下する. また, 換気が良好であっても, 毛細血管の中に血液がなければガス交換は行われない.

3）換気血流比不均等（図28）

　肺胞気と肺の毛細血管の血流のつり合いが取れておらず, 効率のよいガス交換ができない状態を**換気血流比不均等**という. ガス交換は肺胞内の空気と毛細血管の中の血液の間で行われる. 肺胞の中に空気がなければ毛細血管の中に血液があってもガス交換は行われず, 逆に肺胞の中に空気があっても毛細血管の中に血液がなければ同様にガス交換は行われない. 肺胞の空気と毛細血管の中の血液がバランスよく存在して初めて正常なガス交換が行われる. 換気血流比不均等は肺炎や無気肺 *など様々な肺疾患でみられる.

c 呼吸の障害
1）病的呼吸（図29）
①チェーン・ストークス呼吸

　チェーン・ストークス呼吸は, 周期的に無呼吸が出現する呼吸で, 無呼吸に続いて1回換気量が少しずつ増えた後, 再度1回換気量が少しずつ減少して無呼吸になることを繰り返す呼吸である. 重症な中枢神経疾患や, 心不全のため臨死状態になっているようなときにみられる. 無呼吸により PaO_2 が低下し $PaCO_2$ が上昇すると, 化学受容器が活性化して呼吸中枢を刺激し, 呼吸が出現する. 呼吸が始まると PaO_2 が増加し $PaCO_2$ が低下するため, 化学受容器による呼吸中枢の刺激が止まり, 呼吸が弱まって無呼吸となる. 無呼吸になると再度 PaO_2 が低下し $PaCO_2$ が上昇するため, 化学受容器が活性化して呼吸中枢を刺激し, 呼吸が出現する. このように呼吸と無呼吸を周期的に繰り返す特徴的な呼吸である.

②クスマウル呼吸

　クスマウル呼吸は, 深く速い呼吸で, 糖尿病性ケトアシドーシス *や尿毒症 *などによる高度の代謝性アシドーシス（☞7章F）のときにみられる. 深く速い呼吸（過換気）によって呼気中に CO_2 を多く排出すると, $PaCO_2$

＊**無気肺**
肺内の空気の量が減少・消失し肺が虚脱した状態. 原因の多くは気道閉塞で, がんや粘稠な喀痰などによって気道の内腔が閉塞し, それより末梢の肺に空気が入らなくなることによって生じる.

＊**糖尿病性ケトアシドーシス**
高度なインスリン不足で, 高血糖と著しいケトン体の蓄積した状態で意識障害となる. ケトン体は酸性の物質でアシドーシスとなる.

＊**尿毒症**
末期の腎不全でみられる全身の臓器障害で, 意識障害を伴い, 治療しないと死に至る. 腎での H^+ の排泄と HCO_3^- の再吸収ができなくなるためアシドーシスとなる.

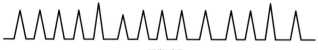

a. 正常呼吸

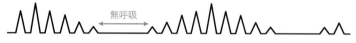

無呼吸

b. チェーン・ストークス呼吸

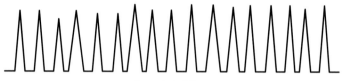

c. クスマウル呼吸

図29　病的呼吸

が低下し血液はアルカリ性に傾く．アシドーシスで酸性になった pH を，呼吸性代償によって正常に戻そうとする呼吸である．

2) 睡眠時無呼吸症候群

　睡眠時無呼吸症候群は，睡眠中に何度も無呼吸や低呼吸が出現し，日中眠くなる呼吸障害である．原因によって**閉塞性**と**中枢性**に大別されるが，大部分は閉塞性である．閉塞性睡眠時無呼吸症候群は，睡眠中の気道の閉塞によって起こる無呼吸で，肥満や扁桃肥大などで上気道が狭くなっているために生じ，狭くなった気道を呼気と吸気が通るので「いびき」が必発である．中枢性睡眠時無呼吸症候群は，呼吸中枢の障害で呼吸運動が停止する無呼吸で，脳血管障害や心不全などでみられる．長距離トラック運転手や鉄道運転手などで運転中の居眠りは重大事故につながり，労働安全衛生上重要な疾患である．

3) 過換気症候群

　過換気症候群は，心理的な原因で発作的に過換気が起きる呼吸障害である．若い女性に多く，ストレスや緊張，不安などにより自分の意志とは無関係に呼吸が深く速くなる．「息苦しい」と呼吸困難を訴えるが，パルスオキシメータでは SpO_2 は多くの場合 100% で，動脈血ガス分析では PaO_2 は上昇，$PaCO_2$ は著しく低下するため，pH はアルカリに傾き呼吸性アルカローシスになり，このため手足のしびれやけいれんを訴える．また，$PaCO_2$ の低下のため脳の血管が収縮し脳血流が減少するため，頭痛やめまいを訴え，高度のときは意識障害や失神がみられることもある．患者は呼吸困難や手足のしびれでパニック状態にあることが多いので，いずれは収まることを伝えながら不安感を取り除くことが大切である．

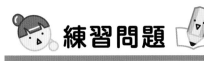

練習問題

解いてみよう!!

Q1 空欄に当てはまる語句を入れてみよう.

・上気道は上から（　①　）（　②　）（　③　）で構成される.
・下気道は上から（　④　）（　⑤　）で構成される.
・気道の平滑筋は（　⑥　）の興奮で弛緩し, 気道を広げる.
・気道の上皮には（　⑦　）があり, ホコリやチリ, 微生物を外に排出している.
・肺は無数の（　⑧　）で構成され, その周囲は（　⑨　）で密に覆われ,（　⑩　）が行われている.
・肺動脈内の血液は（　⑪　）血で, 肺静脈内の血液は（　⑫　）血である.
・肺と肺の間を（　⑬　）といい, 心臓や大血管, 食道, 気管などの重要な器官が存在する.
・横隔膜は主な呼吸筋の1つで,（　⑭　）で収縮し（　⑮　）で弛緩する.
・スパイロメトリーは肺機能検査で,（　⑯　）が測定される.（　⑰　）は肺の伸展性の低下で減少し, これを（　⑱　）換気障害といい,（　⑲　）は気道の狭窄で減少し, これを（　⑳　）換気障害という.
・ガス交換とは呼吸によって（　㉑　）と（　㉒　）が交換されることをいう. 肺におけるガス交換を（　㉓　）, 末梢におけるガス交換を（　㉔　）といい, ガスは（　㉕　）によって濃度の高い方から低い方へ移動する.
・血液中で O_2 の大部分は（　㉖　）の中の（　㉗　）に結合して運搬され, CO_2 の大部分は（　㉘　）の形で運搬される.
・（　㉙　）は血液中の O_2 分圧とヘモグロビンの酸素飽和度の関係を示したS字状の曲線で, O_2 分圧が高いほどヘモグロビンの酸素飽和度は増加し,（　㉚　）の増加,（　㉛　）の低下,（　㉜　）の上昇によって右方移動する.

Q2 左右の気管支と肺の構造の違いについて説明してみよう.

Q3 呼吸運動の調節の仕組みについて説明してみよう.

Q4 呼吸不全とその病態について説明してみよう.

7 腎・尿路系

Key words

腎臓，尿，体液，浸透圧，ホルモン，血管作動性物質，電解質，レニン-アンジオテンシン-アルド
ステロン系（RAAS），酸塩基平衡

この章で学ぶこと

- 腎臓の役割は，尿の量・組成を調節することにより体液の恒常性を保つことである．
- 腎臓は後腹膜器官であり，腎臓で作られた尿は尿管を通り膀胱に蓄えられ，尿道を経て排泄される．
- 腎臓は 100 万以上あるネフロン［腎小体（糸球体とボウマン嚢）＋尿細管］により構成される．
- 血漿から糸球体で濾過された原尿の 99%が尿細管で再吸収され，1%が尿として排出される．
- アルドステロン・バソプレシン・ANP・PTH・FGF23 などのホルモンが腎臓に作用して，水・電解質バランスが調節されている．
- 腎臓は，レニン・エリスロポエチン・活性型ビタミン D などのホルモンの分泌・活性化を行っている．
- 腎臓は酸塩基平衡に関わる重要な器官である．
- 血圧を維持する生体の重要なシステムとして，レニン-アンジオテンシン-アルドステロン系（RAAS）がある．

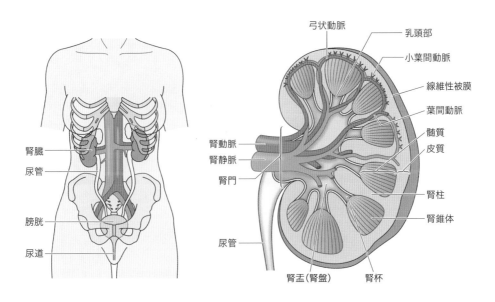

概略図 泌尿器系の概略図と腎臓の縦断面

A 腎臓の構造と尿の生成，蓄積・排泄

1 腎臓の構造

▶ 腎臓は，多数の腎小体と尿細管からなるネフロンにより構成されている

a 肉眼構造

　腎臓は腹部の後壁上部，第11胸椎から第3腰椎の高さにかけて脊柱両側にある．腎臓は，腹腔の後方の腹膜の背側に位置する後腹膜器官である（☞1章 図4）．右上部に肝臓があるため，右腎はやや低い位置にある．ソラマメ状の形をしており，大きさは成人で縦10～12 cm，横5～6 cm，厚さ4 cm前後，重さは100～150 g，脂肪組織で周囲を覆われている．凹んだ内側には腎門と呼ばれるくぼみがあり，腎動脈・腎静脈・尿管の出入り口となる．腎臓は，外側の皮質と内側の髄質に区別される（☞概略図）．皮質には腎小体と尿細管が，髄質には尿細管と集合管が存在する（図1）．集合管は乳頭部に開口し，腎杯，腎盂，尿管へと続く．

b 血管系

　腎臓には心拍出量の20～25％ほどの血液量が供給されている．腎臓の血管系には，血液が毛細血管網を2回通るという特徴がある．腹部大動脈から左右に1本ずつの腎動脈が分岐し，腎門から腎臓に入る．腎動脈から葉間動脈・弓状動脈・小葉間動脈を経て，**輸入細動脈**から糸球体内に血液が供給さ

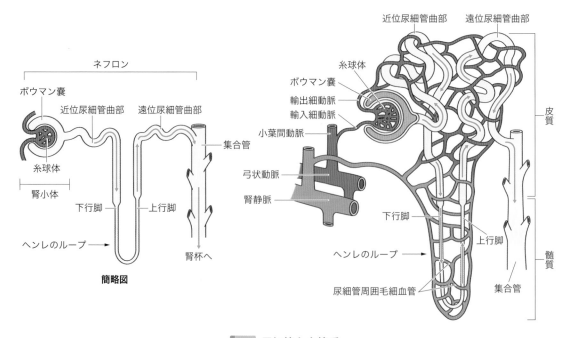

図1 尿細管と血管系

れる．糸球体内で動脈血による1回目の毛細血管網を作る．そして，それが再集合して**輸出細動脈**となり，尿細管の周囲で2回目の毛細血管網（尿細管周囲毛細血管）となって尿細管を栄養する．その後，小葉間静脈・弓状静脈・葉間静脈から腎静脈を経て下大静脈に注ぐ．

c 微細構造（図2）

1）腎小体

顕微鏡レベルでは，腎臓の大部分は糸球体とそれに続く尿細管・集合管で占められている．**糸球体**は毛細血管の糸玉状の塊であり，それを包む袋状のものをボウマン（Bowman）嚢と呼び，糸球体・ボウマン嚢を合わせて**腎小体**（直径約200μm）という（**図3**）．糸球体には，動脈血が輸入細動脈から入り，輸出細動脈から出る．この出入り口（血管極）は血圧と糸球体濾過量を調節する重要な部分であり，**傍糸球体装置**（juxtaglomerular apparatus, JGA）と呼ばれている．ボウマン嚢は血管極の反対側にある尿細管極にて近位尿細管につながる．糸球体の内部には50mmHgという高い圧がかかっており，それに対して，この毛細血管を内向きに束ね糸球体の毛玉様の形を維持している**メサンギウム**という，糸球体内において糸球体毛細血管を支える結合組織がある．メサンギウムには糸球体内メサンギウムと，傍糸球体装置において輸入細動脈と輸出細動脈の間に存在する糸球体外メサンギウムとがある．

2）尿細管，集合管

尿細管は近位尿細管，ヘンレ（Henle）のループ，遠位尿細管に分かれ，

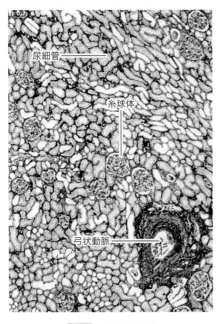

図2 正常腎組織

［写真提供：東邦大学客員教授 永井洋子先生］

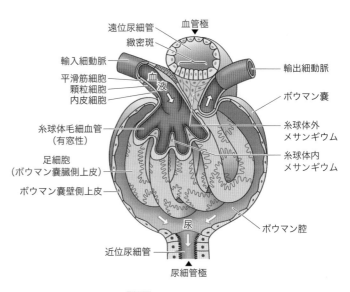

図3 腎小体の構造

それに続く集合管とともに，原尿からの物質の再吸収や分泌を行い，体液の恒常性の維持に重要な役割を果たしている．基本的に，近位・遠位尿細管，集合管は単層立方上皮，ヘンレのループは単層扁平上皮にそれぞれ覆われている．近位尿細管は皮質内を曲がって走行しヘンレのループ下行脚に続く．ループ下行脚は髄質内を下行し，その後ヘアピン状にUターンしてループ上行脚となり，遠位尿細管に続く．遠位尿細管は再び皮質内を曲がって走行し，いくつかの遠位尿細管が集まって集合管となり，続いて腎盂に到達する．腎小体とそれに続く**尿細管**（近位尿細管，ヘンレのループ，遠位尿細管）を合わせて**ネフロン**（nephron）と呼ぶ．個々の腎臓には100万以上のネフロンが存在する．

② 尿の生成

▶ 尿の生成は，主に糸球体濾過と尿細管・集合管での再吸収・分泌による

ⓐ 糸球体濾過

　1つ目の毛細血管網である糸球体では，その毛細血管圧は通常（20 mmHg）より高く50 mmHgほどに保たれている．この血管内圧により，血液が毛細血管壁を通りボウマン嚢に押し出され，原尿が生成される．毛細血管壁は血管内皮細胞，基底膜，糸球体上皮細胞の3層よりなる濾過膜として濾過機能を有する．濾過膜には小孔があり，グルコース，アミノ酸などの小さな分子や水・電解質は自由に通過できるが，赤血球，白血球，血小板などの血球成分やグロブリンなどの大きな血漿たんぱく質は通過できない．また，濾過膜にはこれらの大きさによる選択性と同時に，陰性荷電を持つ分子を通しにくいという性質もある．濾過膜機能が正常であれば，原尿に細胞成分（赤血球，白血球，血小板）や大きなたんぱく質が含まれることはない．糸球体での濾過にて得られた原尿を糸球体濾過液（glomerular filtrate），また両腎で濾過により生成された単位時間（分）あたりの容量を**糸球体濾過量**（glomerular filtrate rate，**GFR**）[1]という．毎分，心拍出量の約1/4である1.2 Lが腎血流量となり，血液の液体成分はその半分であるので，約600 mLが腎血漿流量となる（**表1**）．GFRは腎血漿流量の約1/5にあたり，成人で通常120 mL/分，1日当たり180 Lにもなる．実際の尿量は1.5 L/日程度であり，GFRのおよそ99％はその途中の尿細管・集合管で再吸収される．この大量の原尿を生成し，その99％を再吸収するという一見無駄に思える機能が，尿の量

---

[1] 推算糸球体濾過量（estimated glomerular filtration rate，eGFR）は腎機能の指標として用いられている．クレアチニンは筋肉中に存在するクレアチンの代謝産物であり，クレアチニンの生成量は個人の筋肉量に比例する．したがって，血清クレアチニン値（SCr）は個体の筋肉量の影響を受け，男性では高く，女性や高齢者では低い．SCrで腎機能を評価する場合は，年齢や性別による筋肉量を考慮する必要がある．そのため，eGFRはSCrに加えて年齢・性別により次のように計算される．
男性 eGFR（mL/分/1.73 m²）＝194 × Cr$^{-1.094}$ × 年齢$^{-0.287}$
女性 eGFR（mL/分/1.73 m²）＝194 × Cr$^{-1.094}$ × 年齢$^{-0.287}$ × 0.739

表1　腎・尿路系に関する主な数値

腎血流量	1.2 L/分
腎血漿流量	600 mL/分
GFR	120 mL/分（180 L/日）
尿量	1.5 L/日
血液の pH	7.4
尿の pH	5〜7
血漿浸透圧	280 mOsm/L
血漿 Na$^+$ 濃度	140 mEq/L
血漿 K$^+$ 濃度	4 mEq/L

とその組成を調節して生体の恒常性を保つ上で非常に大切な役割を果たしている．

　糸球体は壊れやすく再生しない．主に糸球体濾過機能が腎機能のことであり，加齢とともに少しずつ糸球体は壊れ，腎機能は低下していく．また糖尿病などの疾患で，糸球体が破壊され腎機能が低下して，人工透析*を必要とすることもある．

b 尿細管・集合管での再吸収・分泌（図4）

1）近位尿細管

　原尿はボウマン囊を経て近位尿細管に入る．糸球体濾過液には大きな血漿たんぱく質以外の血漿成分が含まれており，小さなたんぱく質，グルコースやアミノ酸などのほとんどは近位尿細管で再吸収される．水・電解質の多くも近位尿細管で再吸収される．

　たんぱく質が代謝されると，リン酸や硫酸が生成される．特殊な病態で産生される乳酸などの有機酸やケト酸も含めて，これらは不揮発性酸と呼ばれる．腎臓はこれら不揮発性酸を，主に近位尿細管での重炭酸イオン（HCO₃$^-$）を再吸収すること，および同部位で産生したアンモニア（NH₃）に結合させてNH₄$^+$として排泄することにより処理している．これらにより，尿のpHは通常，弱酸性（pH 5〜7）となる．また，薬物やその代謝物も近位尿細管で分泌される．

2）ヘンレのループ

　ヘンレのループでは濾過された水，ナトリウムイオン（Na$^+$），塩化物イオン（Cl$^-$）の約20％が再吸収される．ヘンレのループの特徴は，下行脚と上行脚で水・Na$^+$に対する透過性が異なることと，髄質内をループ状に対向して流れるという特殊な流れ方にある．まず太い上行脚で能動的にNa$^+$の再吸収が行われ，Na$^+$は尿細管から間質へと輸送される．これにより間質の浸透圧は上昇する．下行脚では水の透過性が高く，間質の高い浸透圧に伴い，尿はヘンレのループの先端に向けて水が吸収され濃縮されていく．このため，周りの腎髄質間質でも深部に行くほど浸透圧が高くなっていく浸透圧勾配が形成される．これらの仕組みを対向流増幅系と呼ぶ．この浸透圧勾配は，髄

＊人工透析
腎機能が約10％未満の末期腎不全において，血液浄化のために行う医療行為．血液透析療法と腹膜透析療法がある．血液透析はポンプを使い，腕の血管（シャント血管）から血液を取り出し，ダイアライザーという人工的な濾過膜の中を通し，血液を浄化して再び体に戻す．腹膜透析は，半透膜の機能がある自分の腹膜を用いる．透析導入疾患は糖尿病性腎症が一番多い．

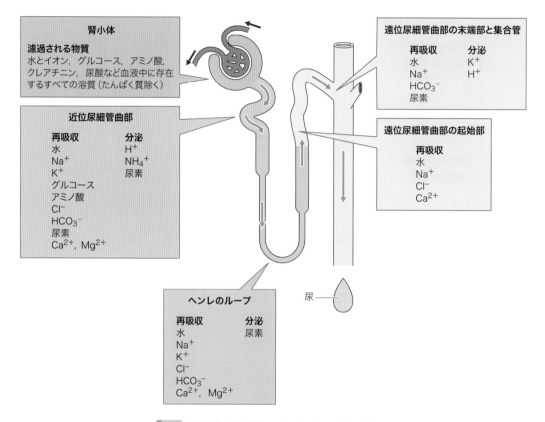

腎小体

濾過される物質
水とイオン，グルコース，アミノ酸，
クレアチニン，尿酸など血液中に存在
するすべての溶質（たんぱく質除く）

近位尿細管曲部

再吸収	分泌
水	H^+
Na^+	NH_4^+
K^+	尿素
グルコース	
アミノ酸	
Cl^-	
HCO_3^-	
尿素	
Ca^{2+}, Mg^{2+}	

ヘンレのループ

再吸収	分泌
水	尿素
Na^+	
K^+	
Cl^-	
HCO_3^-	
Ca^{2+}, Mg^{2+}	

遠位尿細管曲部の末端部と集合管

再吸収	分泌
水	K^+
Na^+	H^+
HCO_3^-	
尿素	

遠位尿細管曲部の起始部

再吸収
水
Na^+
Cl^-
Ca^{2+}

尿

図4 尿細管と集合管における再吸収と分泌

質内を再び進んでいく集合管での水の再吸収に大変重要な役割を果たしている．尿濃縮のための対向流増幅系を持たない両生類や爬虫類などは，水不足時に高張尿を排泄することはできない．

3）遠位尿細管

近位尿細管・ヘンレのループでの Na^+，水，およびカリウムイオン（K^+）などの再吸収は，おおむね体内のイオンバランスとは関係なく行われる．一方，遠位尿細管・集合管では，体内のイオンバランスの変化を感知して，Na^+，水，K^+ などの再吸収・分泌を調節しており，生体のイオンバランスの維持に重要な役割を果たしている．

遠位尿細管の一部は，そのネフロンの始まりである腎小体に接して傍糸球体装置を構成している（☞本章 A-**2**|d|）．糸球体血圧の低下にて輸入細動脈の傍糸球体細胞から分泌される**レニン**は，副腎皮質ホルモンの**アルドステロン**の分泌を高める．アルドステロンは遠位尿細管と集合管の上皮細胞に作用して Na^+ の再吸収を高め，K^+ の分泌を促進する．また，体液量が増加すると，心房壁から**心房性ナトリウム利尿ペプチド**（atrial natriuretic peptide，**ANP**）（後述）が放出され，アルドステロンの作用を抑制する．

また，遠位尿細管では体液のカルシウムイオン（Ca^{2+}）の調節にも重要な働きを果たしており，**副甲状腺ホルモン**（parathyroid hormone，**PTH**）と

活性型ビタミンDによる調節を受け，Ca^{2+}の再吸収を行っている．

4）集合管

集合管は水，Na^+，K^+，H^+の再吸収・分泌を行う部分である．とくに水の再吸収量を調節することにより，血漿浸透圧を調節している．**バソプレシン**（抗利尿ホルモン，antidiuretic hormone，**ADH**）は集合管のバソプレシンV2受容体に作用して，**アクアポリン**（aquaporin，AQP）と呼ばれる水チャネルを開口する．それにより，集合管が浸透圧勾配のある髄質内を進むことで水の再吸収が促進される．また，**アルドステロン**と**ANP**の作用のもとでNa^+の再吸収が調節されている．

c クリアランス

1）クリアランスの概念

腎臓の排泄機能を測定する方法としてクリアランス法がある．

$$物質\,X\,のクリアランス値（mL/分）= \frac{U \times V}{P}$$

V：1分間の尿量（mL），U：ある物質（X）の尿中の濃度，
P：Xの血漿中の濃度

クリアランス値とは，1分間に尿中に排泄された物質Xの量が血漿何mL中のXの量に相当するかを示している．言い換えれば，毎分当たりある物質Xが腎臓によって完全に体内から排泄される血漿の容積を表す．濾過，再吸収・分泌の割合によりそれぞれの物質でクリアランス値は異なる．

2）イヌリンクリアランス，クレアチニンクリアランス

濾過され尿細管で再吸収も分泌も受けない物質の，その単位時間当たりの尿中への排泄量（U × V）は，その物質の単位時間当たりの濾過量に等しい．したがって，それを血漿中の濃度（P）で割ると糸球体濾過量となる．多糖類の一種であるイヌリンは，糸球体での濾過後，尿細管で再吸収も分泌も受けることなく尿中へ排泄されるため，イヌリンクリアランス値はGFRを表すと考えられる．しかし，イヌリンクリアランス法はイヌリンを点滴静脈注射する必要がある．一方，クレアチニンは元来生体内に存在し（内因性），イヌリン同様，糸球体で濾過された後は尿細管でほとんど再吸収されずに尿中に排泄される．したがって，測定がより簡便であるため，クレアチニンのクリアランス値を，臨床的にはGFRと捉えている[2]．

3）パラアミノ馬尿酸（ばにょうさん）クリアランス

血漿中に含まれるある物質が腎臓を1回流れるだけですべて尿中に排泄されれば，その物質のクリアランス値は腎血漿流量に相当する．この物質に相当するものとしてパラアミノ馬尿酸がある．

---

[2] 血清クレアチニン（SCr）が上昇することはGFRが低下することを意味しており，臨床ではSCrを測定することにより腎機能を評価する．

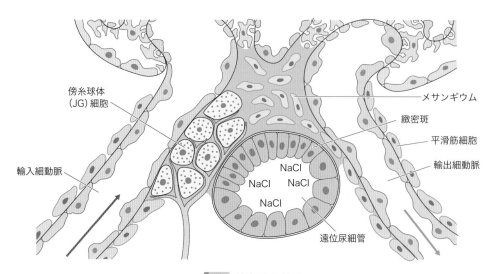

図の各部の名称：
傍糸球体（JG）細胞
輸入細動脈
メサンギウム
緻密斑
平滑筋細胞
輸出細動脈
NaCl NaCl NaCl NaCl
遠位尿細管

図5 傍糸球体装置

d 傍糸球体装置（JGA）（図5）

　糸球体の血管極付近には，遠位尿細管の一部（緻密斑），輸入細動脈および輸出細動脈，メサンギウムなどからなる傍糸球体装置がある．ここで，遠位尿細管を流れる塩化ナトリウム（NaCl）濃度および輸入細動脈の圧を検知している．傍糸球体装置の第一の機能は尿細管糸球体フィードバック（tubuloglomerular feedback, TGF）であり，遠位尿細管内のNaCl濃度の変化を検出して糸球体濾過量を一定に保つ機能である．GFRが増えると，遠位尿細管でのNaClの再吸収が追いつかなくなり，NaCl濃度が増加する．傍糸球体装置の遠位尿細管の上皮細胞部分は緻密斑と呼ばれ，特殊な上皮細胞からなり，この中を流れるNaCl濃度を感知している．GFRの増加による遠位尿細管内のNaCl量の増加を緻密斑の細胞が感知すると，輸入細動脈の平滑筋が収縮して糸球体濾過量を減少させる．これを尿細管糸球体フィードバックと呼ぶ．

　傍糸球体装置のもう1つの重要な役割は後で述べる**レニン-アンジオテンシン-アルドステロン系**（renin-angiotensin-aldosterone system, RAAS）である．血圧が低下した場合，輸入細動脈圧の低下を感知してRAASを活性化させ血圧を上昇させる．血圧低下によるGFR低下を防ぐ．このように，傍糸球体装置は2つの作用によってGFRを調節し，血圧の恒常性を維持している．

③ 尿の蓄積・排泄（図6）

▶ 尿路は腎杯・腎盂・尿管・膀胱・尿道にて構成される

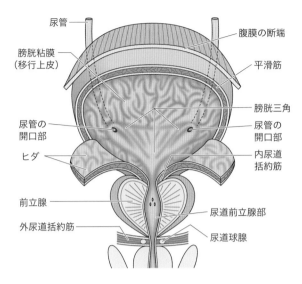

図6　尿の蓄積・排泄

a 尿　管

尿管は直径が6mm以下，長さが25～30cmの細長い管である．粘膜・平滑筋層・外膜の3層構造からできている．粘膜は伸縮性のある移行上皮からなる．平滑筋層はおおまかに上2/3が内縦（ないじゅう）・外輪（がいりん）の2層，下1/3が内縦・中輪・外縦の3層構造からなる．尿管の蠕動（ぜんどう）運動によって尿は膀胱へと運ばれる．

b 膀　胱

膀胱は女性では子宮の前面，男性では前立腺の直上に位置する．膀胱壁は3層構造であり，内面は移行上皮からなる粘膜で覆われ，平滑筋層はおおまかに3層よりなり伸展性に富む．上部の2本の尿管の開口部と下部の尿道の開口部は膀胱三角と呼ばれ，この部分は他の部分と比べて伸展性に乏しい．

c 尿　道

尿を体外に排出するための通路であり，長さは男性で18cm前後，女性で3～4cmである．女性は尿道が短いため，男性に比べて尿路感染症を起こしやすい．

d 排　尿

膀胱の出口には，平滑筋である内尿道括約筋と骨格筋である外尿道括約筋の2種類の括約筋がある．尿が溜まり膀胱壁が伸展すると，膀胱壁の収縮と内尿道括約筋の弛緩という排尿反射が始まる．排尿反射により尿は尿道に入り，排尿が可能であれば意識的に外膀胱括約筋を弛緩させ，排尿を開始する．

B 体液，浸透圧

1 体　液

> 体液は細胞内液と細胞外液に分かれ，細胞外液は間質液と血漿に分かれる

　まず，水の1日の出納（すいとう）について述べる．生体内の代謝により産生される水分を**代謝水**という．これは，体重の約5%にあたり，60 kgの成人の場合，約300 mL/日となる．その他，おおまかに食事で1,000 mL/日，それ以外の飲水1,200 mL/日の水分が摂取される．一方，体から出ていく水分として，皮膚と呼気からの喪失を**不感蒸泄**（ふかんじょうせつ）と呼び，これは体重の約15%にあたり，60 kgの成人の場合，約900 mL/日となる．その他，尿により1,500 mL/日，便により100 mL/日の水分が排泄される（**表2**）．

　一般的に除脂肪体重の約7割は水分であるが，脂肪組織においては1割しか含んでいない．したがって，体重における体液の割合は年齢・性別・体型などにより様々であるが，標準的には体の約6割が水で構成されている．体液は細胞の中にある**細胞内液**と細胞の外にある**細胞外液**に大きく分けられ，体内の水の2/3は細胞内液，1/3が細胞外液である（**図7**）．細胞外液は血管内の血液の液体成分である**血漿**（けっしょう）と，血管の外にあり細胞を浸している**間質液**（リンパ液，組織液）に分けられる．また，脳室・腹腔・胸腔などに存在する液体も細胞外液に含まれる．細胞膜の水分の透過性は高く，細胞内外および血管内外の水分の移動は原則自由である．細胞内と間質の間の水分の移動は浸透圧（後述）により決定される．電解質はNa$^+$-K$^+$ ATPアーゼ*により細胞内のNa$^+$が，細胞外に比べて著しく低く保たれていることが特徴である．一方，血管内外の水分の移動を規定するものは膠質浸透圧と毛細血管圧である．膠質浸透圧は，アルブミンなどのたんぱく質により決定され，血管内に水分を保持する力である．毛細血管圧は血管内から血管外に水分を移動させる力であり，その差により血管内外に水分が移動する．浮腫は，血管内から血管外に水分が必要以上に移動した状態をいう．

＊ Na$^+$-K$^+$ ATPアーゼ
すべての細胞がその細胞膜にNa$^+$-K$^+$ ATPアーゼを持っている．ATPのエネルギーを利用して，Na$^+$の濃度勾配に逆らってNa$^+$を細胞内から細胞外に，反対にK$^+$の濃度勾配に逆らってK$^+$を細胞外から細胞内に能動輸送している．

表2　1日の水分出納（体重60 kgの成人例）

摂取量（mL）		排泄量（mL）	
食事	1,000 mL	尿	1,500 mL
飲水	1,200 mL	大便	100 mL
代謝水	300 mL	不感蒸泄	900 mL
合計	2,500 mL	合計	2,500 mL

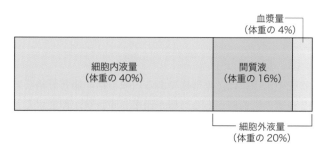

図7　体液の分布

② 体液量の調節

▶ Na⁺量が細胞外液量を決める

Na⁺と Cl⁻は細胞外液の大部分を占める主要な構成イオンである．血漿浸透圧は身体の恒常性維持機構により一定であるため，Na⁺と Cl⁻量が細胞外液量を決めるといえる．また，細胞外液量は血圧を決める重要因子であり，細胞外液量が減少すれば，循環血漿量も少なくなり，一般的に血圧は低下する．腎臓は，尿量およびその組成を変化させることで，細胞外液の一部である血漿の量および組成を変化させることができる．すなわち，腎臓は血漿の組成を直接調節することができる唯一の器官である．

ⓐ 体液量低下時の反応

1）レニン–アンジオテンシン–アルドステロン系（RAAS）

RAAS が亢進して体液量の減少，血圧の低下を回復させる．

2）バソプレシン（antidiuretic hormone，ADH，抗利尿ホルモン）

体液量低下の場合は血漿浸透圧上昇を伴うことが多く，視床下部でそれを感知し，口渇を生じ飲水行動が起こる．また，下垂体後葉からバソプレシンが分泌され，集合管での水の再吸収が増加して濃縮尿が出る．なお，バソプレシン（vasopressin）はそれ自体に血管収縮作用［Vaso（血管）＋ Press（押す）］があり，血圧を上昇させる．

ⓑ 体液量増加時の反応

1）心房性ナトリウム利尿ペプチド（atrial natriuretic peptide，ANP）

ANP は体液量が増加すると心臓の心房壁から分泌される．アルドステロンと反対の働きを持つペプチド性ホルモンである．腎の集合管に作用して Na⁺の再吸収を抑制する．結果として Na⁺・水ともに失われるので，ANP は塩と水の排出ホルモンといえる．また，ANP 自体にも血管拡張作用があり，血圧低下を起こす．レニン分泌も抑制する．

③ 浸透圧の調節

▶ 血漿浸透圧はほぼ血漿 Na⁺濃度によって決まる

浸透圧は溶液中の分子数およびイオン数で規定され，正常な血漿浸透圧は $280 \sim 290 \ \mathrm{mOsm/kgH_2O}$ である．

通常，血漿浸透圧は血漿 Na⁺濃度のほぼ2倍と考えてよい．腎臓は集合管での水の再吸収量を調節することにより，血漿浸透圧を調節できる．血漿浸透圧が上昇すると視床下部の浸透圧受容器でそれを感知し，下垂体後葉からバソプレシンが分泌される．バソプレシンは集合管での水の再吸収を促進して，濃縮尿が出て血漿浸透圧は低下する．反対に血漿浸透圧が低下すると，

バソプレシンの分泌が低下して希釈尿が出て，血漿浸透圧は上昇する．尿の浸透圧は約 $50 \sim 1,200 \, \text{mOsm/kgH}_2\text{O}$ まで変動できる．

臨床医学へのリンク

尿崩症と SIADH

尿崩症の原因には，バソプレシン（ADH）の下垂体からの分泌の欠乏（中枢性尿崩症）と，集合管でのバソプレシン作用不全（腎性尿崩症）がある．尿が濃縮できず，希釈尿が多量に出る（多尿）．血漿浸透圧が低下して口渇が生じ，多飲となる．飲水が十分に行われなければ高 Na 血症となる．

一方，SIADH（ADH 分泌不適症候群，syndrome of inappropriate antidiuretic hormone secretion）は，バソプレシンが血漿浸透圧に応じた量以上に分泌されることにより低 Na 血症を呈する疾患である．原因として，悪性腫瘍などによる異所性バソプレシン産生腫瘍や薬剤性がある．

C 腎臓に関連するホルモン・血管作動性物質

1 腎臓の産生するホルモン（表3）

▶ 腎臓が産生・活性化するホルモンには，レニン，エリスロポエチン，活性型ビタミン D がある

a エリスロポエチン（erythropoietin，EPO）

EPO は低酸素・貧血を刺激に腎臓で産生される糖たんぱく質である．EPO は骨髄に作用して，名前の通り赤血球（erythrocyte）の合成を促す．高地に住んでいる場合，低酸素血症をきたし，それが刺激となり EPO が増加して赤血球の産生が亢進する．また，腎不全*の場合は EPO の産生が低下して貧血となる．これを腎性貧血と呼ぶ．

b 活性型ビタミン D

ビタミン D の前駆体は，皮膚で紫外線を吸収することでビタミン D となる．ビタミン D は肝臓での水酸化の後，腎臓で水酸化作用を受け活性型になる．**活性型ビタミン D は血中 Ca^{2+} 濃度を上げる作用がある**．血中 Ca^{2+} 濃度が低下すると副甲状腺ホルモン（PTH）の分泌が促進され，PTH は腎臓に作用してビタミン D の活性化を促す．活性型ビタミン D の主な作用は，小腸における Ca^{2+} の吸収を促進することである．また，PTH の骨吸収作用を助ける働きがある．腎不全になると活性型ビタミン D が低下して低 Ca 血症となる．

*腎不全
腎機能が低下して，尿量が減少し体液の恒常性が保てなくなる状態．臨床的には GFR の低下にてその程度を評価する．腎機能が急激に低下する急性腎不全と，数ヵ月から数十年かけて徐々に低下する慢性腎不全がある．

表3　腎臓とホルモン

a. 腎臓に作用する主なホルモン

ホルモン	分泌器官	機　能
アルドステロン	副腎皮質	遠位尿細管と集合管での Na^+ の再吸収，K^+ の排泄を促進する
ADH	下垂体後葉	集合管での水の再吸収を促進する
ANP	心房	GFR を増やし Na^+ 排泄を増加させる，アルドステロンの作用を弱める
PTH	副甲状腺	Ca^{2+} の遠位尿細管での再吸収を促進し，P の近位尿細管での再吸収を抑制する 活性型ビタミン D 生産を促進する
FGF23	骨	近位尿細管での P の再吸収を抑制する，活性型ビタミン D 産生を抑制する

b. 腎臓で作られる（活性化する）ホルモン

ホルモン	標的器官(部位)・物質	機　能
レニン	アンジオテンシノーゲン	血中のアンジオテンシノーゲンをアンジオテンシン I に変換する
EPO	骨髄	骨髄での赤血球の産生を促進する
活性型ビタミン D	小腸・尿細管	小腸での Ca^{2+}・P の吸収および遠位尿細管での Ca^{2+} の再吸収を促進する

7
腎・尿路系

② 腎臓に作用する主な血管作動性物質 *

▶ 腎臓に作用する血管作動性物質にはエンドセリン，プロスタグランジン，一酸化窒素などがある

ⓐ エンドセリン (endothelin)

　エンドセリンは血管内皮から分泌される血管収縮物質である．腎臓に作用すると腎血流量および GFR がともに低下する．

ⓑ プロスタグランジン (prostaglandin，PG)

　PG はアラキドン酸からシクロオキシゲナーゼによって産生される．腎臓への作用は多々あるが，主に血管拡張作用を有し，腎血流量・GFR の調節に関与している．シクロオキシゲナーゼ阻害薬である非ステロイド性抗炎症薬（non-steroidal anti-inflammatory drugs，NSAIDs）は，PG 産生を抑えることにより，腎血流量・GFR の低下から腎不全を招く副作用がある．

ⓒ 一酸化窒素 (nitric oxide，NO)

　NO はアセチルコリンなどの情報伝達分子が受容体に作用した結果，内皮細胞で合成される化学反応性ガスである．傍分泌性の細胞間情報伝達物質であり，強力な血管拡張作用を有する．NO により，血管平滑筋において cGMP（cyclic guanosine monophosphate）* の合成が増加し，血管が拡張される．腎臓に対しては局所的な血流量，とくに髄質血流量の確保に重要な役

＊血管作動性物質
血管に作用する物質を総称して血管作動性物質と呼ぶ．主にアンジオテンシン II やエンドセリンなどの血管収縮物質と，ANP や NO などの血管拡張物質に分けられる．種々の血管作動性物質があり，全身の血管に作用して，体液量・血圧の調整に様々な働きを果たしている．

＊ cGMP
グアニル酸シクラーゼにより GTP（guanosine triphosphate）から生成される物質で，代表的なセカンドメッセンジャー（受容体にリガンドが結合した際に細胞内にその情報を伝える物質）の1つである．

割を果たしている.

D 電解質調節

1 ナトリウムイオン（Na$^+$）

▶ Na$^+$出納はアルドステロン・ANP などにより調節されている

　日本人の食塩摂取量は1日約8〜12 g 程度で，Na$^+$量は約140〜200 mmol/L に換算できる（NaCl 1 g = Na$^+$ 17 mmol/L）．通常，1日の尿中 Na$^+$排泄量はほぼ Na$^+$の1日摂取量に等しい．大量の Na$^+$が糸球体で毎日濾過され，その99％が尿細管・集合管で再吸収され，ほぼ1日摂取量に等しい Na$^+$量が尿中に排泄される．近位尿細管とヘンレのループでほぼ9割の Na$^+$が吸収される．その後，遠位尿細管・集合管での Na$^+$の再吸収にはアルドステロンが，分泌には ANP がそれぞれ重要な役割を果たす．

　細胞外液量は体内 Na$^+$量によって決まるということが Na$^+$出納においては重要である．まず，Na$^+$出納が崩れ，体内 Na$^+$量が減少して細胞外液量が減る病態について考えてみる．水の喪失が Na$^+$の喪失よりも大きい**高張性脱水**（水欠乏型脱水）（血漿 Na$^+$は上昇する）の場合，細胞外液の減少とともに浸透圧の上昇が起こる．同時に細胞内液から細胞外液にかけて水の移動が起こり，循環血漿量の減少は小さく循環器症状は出にくい．

　一方，大量の発汗時や下痢・嘔吐などのときに，塩分補給をあまりせず水分補給をしたときにみられる**低張性脱水**（Na$^+$欠乏型脱水）（血漿 Na$^+$は低下する）の場合，細胞外液の減少とともに浸透圧の低下が起こる．同時に細胞外液から細胞内液にかけて水の移動が起こり，循環血漿量の減少はより大きくなり，循環器症状が出やすい．

　次に，細胞外液量が増える病態について考える．細胞外液量が増えるものの血漿 Na$^+$が低下する病態は，浮腫を伴う心不全，肝硬変，ネフローゼ症候群などで認められる．また，細胞外液量が増えて血漿 Na$^+$が正常あるいは軽度上昇する病態は，アルドステロン過剰の原発性アルドステロン症などで認められる．

臨床医学へのリンク

ネフローゼ症候群

　高度のたんぱく尿（1日3.5 g 以上）が生じ，血清中のアルブミンが低下（3.0 g/dL 以下）する病態である．ネフローゼ症候群をきたす疾患は多数ある．血漿膠質浸透圧低下による浮腫および肝臓でのコレステロール合成亢進による高コレステロール血症が認められる．

2 カリウムイオン（K$^+$）

▶ 集合管と遠位尿細管での K$^+$ 排泄はアルドステロンによる調節を受ける

　K$^+$ は生体内に約 400 mEq あるが，そのほとんどは細胞内にある．これは前述のとおり，細胞膜にある Na$^+$-K$^+$ ATP アーゼによる．その他，細胞膜を介した K$^+$ の移動は pH などの影響を受ける．また細胞外液の pH が低下し，H$^+$ が増加した場合，その程度を緩和させるために，細胞外液から細胞内に H$^+$ が移動して，代わりに K$^+$ が細胞内液から細胞外液に移動する．したがって，通常アシデミアの場合は高 K 血症を，アルカレミアの場合は低 K 血症を呈する．血漿 K$^+$ 濃度は 3.5〜5.0 mEq/L に維持されている．血漿中の K$^+$ 濃度は低 K 血症，高 K 血症ともに不整脈・心停止を起こす可能性があり，血漿中の K$^+$ 濃度の維持は重要である．

　糸球体で濾過された K$^+$ の大部分は近位尿細管で再吸収され，最終的には集合管と遠位尿細管で分泌と再吸収の調節を受け，摂取 K$^+$ 量と同じ量が尿中より排泄されることで，血中 K$^+$ 濃度は一定に保たれている．この集合管と遠位尿細管での K$^+$ 排泄はアルドステロンなどに依存する．原発性アルドステロン症など過剰な量のアルドステロンは，集合管での尿中への K$^+$ 排泄を増加させて低 K 血症を引き起こす．また，持続する嘔吐や下痢，利尿薬の慢性的投与などで低 K 血症は起きやすい．血漿 K$^+$ 濃度が 5.0 mEq/L 以上の高 K 血症は，腎機能が低下した腎不全などで認める．とくに，腎機能が著しく低下した透析患者では K$^+$ 摂取量が多いと容易に高 K 血症となるため，十分な栄養指導が必要である．

3 カルシウムイオン（Ca^{2+}），リン（P）*

▶ 血中 Ca^{2+} 濃度は PTH，ビタミン D，カルシトニンによる調節を受けている

　血中 Ca^{2+} 濃度は PTH，活性型ビタミン D および甲状腺から分泌されるカルシトニンの調節を受けている．PTH は腎臓に対して遠位尿細管における Ca^{2+} の再吸収を増加させ，近位尿細管での P の再吸収を減少させる．同時に骨吸収*を促進して骨から細胞外液に Ca^{2+} を動員し，すでに述べたように腎臓での活性型ビタミン D の産生を刺激することにより血中 Ca^{2+} 濃度を上昇させる．

　P の排泄に関しては，PTH とともに**線維芽細胞増殖因子（fibroblast growth factor, FGF）23** が関与していることが近年分かった．FGF23 は P 摂取に応じて骨から分泌されるホルモンである．FGF23 は近位尿細管における P の再吸収を抑制して（P 利尿），血中 P 濃度を低下させる．また，腎臓でのビタミン D 活性化を抑制する．PTH，活性型ビタミン D，FGF23 は相互に作用しながらミネラル（Ca^{2+}，P）を調節している（**図 8**）．

＊リン
体内でリンは，有機化合物と結合した有機リン（例：リン脂質，ATP など）と，結合していない無機リンの形で存在している．体液中では無機リンの大部分がリン酸だが，血漿中の無機リンは，リン酸水素イオン（HPO$_4{}^{2-}$）また主にリン酸二水素イオン（H$_2$PO$_4{}^-$）の形で存在する．

＊骨吸収
骨は，リン酸カルシウムなどの無機物およびコラーゲンなどの有機物よりなる基質と，骨細胞・骨芽細胞・破骨細胞などの細胞成分からなる．破骨細胞が骨基質を融解することを骨吸収という．骨基質から融解した Ca^{2+} の一部は血中に移行する．

7

腎・尿路系

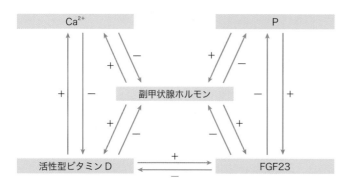

図8 ミネラル代謝調節ホルモンの相互作用

　慢性的に腎機能が低下している患者では，P 排泄低下による P 過剰状態を代償するために早期から FGF23 分泌は亢進し，それによりビタミン D 活性化も抑制される．その結果，PTH も上昇して二次性副甲状腺機能亢進症が発症する．これらの代償機能により P の排泄は促進されるが，腎臓の機能低下がさらに進行するとその代償範囲を超え高 P 血症，低 Ca 血症をきたす．これらの高 P 血症，低 Ca 血症，活性型ビタミン D 低下，PTH 分泌亢進による状態を，慢性腎臓病（chronic kidney disease，CKD）[3] に伴う骨ミネラル代謝異常（CKD-mineral and bone disorder，CKD-MBD）と呼ぶ．CKD-MBD は骨折などの骨病変の原因となるだけでなく，血管壁などへの異所性石灰沈着などの病変が全身に及び，生命予後に深刻な影響を与える．

臨床医学へのリンク

CKD-MBD

　骨や心血管系の異常を呈する CKD に伴う全身性の骨ミネラル代謝異常である．腎機能低下から，高 P 血症，活性型ビタミン D の低下，低 Ca 血症による二次性副甲状腺機能亢進症が発症して，高 P 血症，低 Ca 血症，高 PTH 血症となる．結果，リン酸カルシウムが関節や皮膚，肺，筋肉，心臓そして血管など全身に沈着する異所性石灰化が起こる．血管での動脈硬化による心筋梗塞や脳梗塞が起きやすくなる．

---

[3] CKD は腎機能低下のリスクを早期に見出し治療を行うために統一された病態である．腎障害が3ヵ月以上持続した場合に診断され，腎機能（eGFR）とたんぱく尿により重症度分類を行う．

コラム *Klotho* 遺伝子

　老化抑制遺伝子の1つ．クロトー（*Klotho*）遺伝子から作られるたんぱく質は腎臓に多く存在して，FGF23の受容体となる．クロトーたんぱく質が低下すると，FGF23の作用が低下して腎臓からPを体外に排出することができなくなり，高P血症を呈する．高P血症では血管の石灰化などの血管の老化や，さらなる腎機能低下が起きやすい．Pの血中濃度が高い動物ほど寿命が短いとの報告もあり，Pと老化との関係が興味深い．Pには有機と無機の2種類があり，その吸収率はそれぞれ60%，100%である．無機Pは食品添加物に多く含まれており，この点からも食品添加物の多いインスタント食品や加工食品は控えた方が健康によいといえる．

E レニン-アンジオテンシン-アルドステロン系 （RAAS）（図9）

　われわれの祖先は太古の昔，海から陸に上がって生活を始め，そのとき体内を海水と同じ成分に保つようなシステムが腎臓に作られたといわれている．このシステムがRAASであり，人間にとって大変重要な塩を保持し，血圧を維持するシステムである．

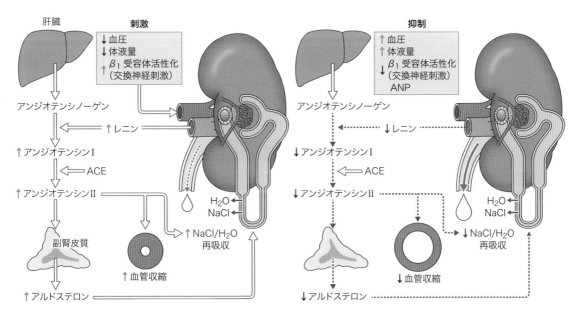

図9 レニン-アンジオテンシン-アルドステロン系（RAAS）

[Hansen JH, et al（著），相磯貞和ほか（訳）：ネッター解剖生理学アトラス，南江堂，p131，2006を参考に著者作成]

1 レニン分泌

▶ レニンは主に血圧低下により糸球体の傍糸球体細胞から分泌される

　脱水・出血などで細胞外液量が低下した場合，レニンは糸球体の輸入細動脈の傍糸球体細胞から分泌される．以下の3つの機序によりレニン分泌が調節されている．①細胞外液量が減少すると，傍糸球体細胞が輸入細動脈圧の低下を感知して，②遠位尿細管の緻密斑のNaCl濃度の低下により，③体血圧が低下して，交感神経が亢進し，輸入細動脈周囲の交感神経を介してレニンが分泌される．

　レニンはプロテアーゼであり，肝臓で合成され，循環血中にあるアンジオテンシノーゲンを分解して，アミノ酸10個からなるアンジオテンシンⅠ（angiotensin Ⅰ，Ang Ⅰ）を生成する．

2 アンジオテンシンⅡ

▶ アンジオテンシンⅡには強力な血管収縮作用があり，血圧を上昇させる

　アンジオテンシノーゲンとAng Ⅰはともに生理的に重要な働きはない．Ang Ⅰは主に肺などの血管内皮細胞膜上に存在する**アンジオテンシン変換酵素**（angiotensin-converting-enzyme，ACE）により**アンジオテンシンⅡ**（angiotensin Ⅱ，Ang Ⅱ）に変換される．Ang Ⅱはアミノ酸8個からなるペプチドで，強力な血管平滑筋収縮作用を有する．この作用により全身の血管抵抗が上昇して血圧が上昇する．また，輸出細動脈を選択的に収縮させ，糸球体内圧を上昇させてGFRを増やし，近位尿細管からのNa⁺再吸収を増加させる．同時にAng Ⅱは副腎皮質に作用してアルドステロンの分泌を促す．現在，ACE阻害薬（ACE inhibitor，ACEI）およびAng Ⅱ受容体拮抗薬（Ang Ⅱ receptor blocker，ARB）が，Ang Ⅱの作用を弱めて血管平滑筋を弛緩させ血圧を低下させる降圧薬として汎用されている．

 コラム　プロレニン

　レニンの前駆体であるプロレニンは非活性型であるが，血中の濃度はレニンのそれに比べて約10倍と高い．このプロレニンは腎臓の傍糸球体細胞にてレニンに変換される以外は非活性のままであると考えられていたが，近年，組織に存在するプロレニン受容体に結合すると，プロレニンはレニン活性を有することが分かってきた．プロレニンは腎臓の傍糸球体細胞からのみ産出されるのではないため，腎臓以外の組織でもレニン活性を有する因子が産出されることが分かった．前者を循環レニン-アンジオテンシン系（RAS），後者を組織RASと呼んでいる．組織RASの亢進はCKDや心血管疾患の発症に関与しているといわれている．

3 アルドステロン

> ▶ アルドステロンは Na$^+$の再吸収を促進して，血圧を上昇させる

　アルドステロンは遠位尿細管・集合管の上皮細胞に作用して Na$^+$の再吸収を促進する．これにより細胞外液量が増加して血圧が上昇する．また，K$^+$の尿中への排泄を増加させる．

F 酸塩基平衡（図 10）

1 「アシデミア，アルカレミア」と「アシドーシス，アルカローシス」

> ▶ 血液を酸性に傾ける病態をアシドーシス，アルカリ性に傾ける病態をアルカローシスという

　血液（細胞外液）の pH は 7.4 ± 0.05 に調節されており（細胞内は pH 7.0），生体の内部環境の 1 つである．生体内における酸とアルカリのバランスを酸塩基平衡という．このバランスを調節しているのが腎臓と肺である．生体には血液 pH を保つ緩衝系という機能が備わっており，その中でも炭酸（H$_2$CO$_3$）・重炭酸（HCO$_3$$^-$）緩衝系が重要である．とくに腎臓は HCO$_3$$^-$を再吸収し，H$^+$を排泄することにより生体内で発生した酸を処理している重要な器官である．

a アシデミア，アルカレミア
　血液の pH が 7.35 未満の状態を**酸血症**（acidemia，**アシデミア**），7.45 より大きい状態を**アルカリ血症**（alkaremia，**アルカレミア**）と呼ぶ．

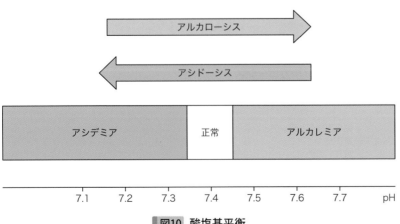

図10 酸塩基平衡

ⓑ アシドーシス，アルカローシス

　血液の pH を下げる病態を**アシドーシス**，上げる病態を**アルカローシス**という．アシドーシス，アルカローシスがそれぞれ単独で存在する場合は，それぞれアシデミア，アルカレミアになる．しかし，混合型酸塩基平衡障害といって，アシドーシスとアルカローシスが合併する場合がある．その場合，それぞれの強さにより血液が酸性に傾く（アシデミア）かアルカリ性に傾く（アルカレミア）かが決まる．呼吸性アシドーシスと呼吸性アルカローシスは血中 CO_2 分圧によるので，同時に存在することはありえない．しかし，代謝性アシドーシスと代謝性アルカローシスは同時に存在することがあり，また呼吸性と代謝性の酸塩基平衡障害が同時に存在することもある．

② 呼吸性と代謝性の酸塩基平衡異常

▶ 腎臓は HCO_3^- の再吸収および H^+ の排泄にて血液 pH を調節している

ⓐ 呼吸性

1）呼吸性アシドーシス

　生体は炭水化物や脂肪の燃焼により生じた CO_2 を肺から排出する．CO_2 は赤血球内の炭酸脱水酵素の働きで炭酸（H_2CO_3）となる（☞3章 図8）．COPD などの肺の疾患で肺胞低換気となり，肺からの CO_2 の排出が低下すると血中 CO_2 分圧は上昇して血液 pH は低下する．これを呼吸性アシドーシスという

2）呼吸性アルカローシス

　過換気などの状態で CO_2 の肺からの排出が上昇すると，血中 CO_2 分圧が低下して血液 pH は上昇する．これを呼吸性アルカローシスという．

ⓑ 代謝性（表4）

1）代謝性アシドーシス

　不揮発性酸が生体内で腎臓の排泄能力以上に生成され，血液の pH が低下する病態を代謝性アシドーシスという．不揮発性酸が生体内で異常に多く作られる代表例として，糖尿病性ケトアシドーシスがある．これはインスリン

表4　代謝性アシドーシスとアルカローシス

病　態	原因疾患
代謝性アシドーシス	糖尿病性ケトアシドーシス 腎不全 激しい運動 乳酸アシドーシス 飢餓 下痢
代謝性アルカローシス	嘔吐 原発性アルドステロン症

作用の低下によりエネルギー代謝に炭水化物を用いることができず，脂肪へとシフトした結果，酸であるケトン体が多量に生成される病態である．一方，不揮発性酸の腎臓からの排泄低下例には腎不全や遠位尿細管性アシドーシスがある．その他，下痢などにより消化管からのHCO_3^-の喪失でも代謝性アシドーシスとなる．

2) 代謝性アルカローシス

呼吸以外の様々な要因で血漿中の塩基が過剰になる病態である．嘔吐では塩酸（HCl）を含む胃液が喪失し，代謝性アルカローシスを起こす．また，原発性アルドステロン症などのようにアルドステロンが過剰の場合は，腎臓でのH^+の排泄増加・HCO_3^-再吸収亢進により代謝性アルカローシスを呈する．その他，通常，低K血症は代謝性アルカローシスを呈する．

臨床医学へのリンク

原発性アルドステロン症

副腎腺腫などによる副腎からの自律的なアルドステロンの分泌亢進により起こる疾患．その結果，Na^+・水の貯留による高血圧，低K血症，代謝性アルカローシスを呈する．二次性高血圧症の1つであり，高血圧患者全体の1割程度を占める．適切な治療を行わないと脳卒中・心筋梗塞・腎不全などの疾患を合併しやすい．負のフィードバックにてレニン分泌は低下する．臨床的には血液のレニン活性（低下）とアルドステロン濃度（上昇）の比をもってスクリーニング検査とする．

---

c 代償性変化

アシデミア，アルカレミアの状態になると，腎臓と肺はpHの変化を少なくするような反応を起こし，pHを7.4に近づけようとする．これを代償性の変化といい，生理的な反応である．例えば，代謝性アシドーシスである糖尿病性ケトアシドーシスや尿毒症（腎不全）が起きた場合，生体は生理的に呼吸数を増加させ，血中CO_2分圧を低下させてpHを上昇させる反応を起こす．代謝性のアシドーシスやアルカローシスに対して呼吸性の変化は速やかに起こる．一方，呼吸性アシドーシスの場合，代償機能として腎臓は数日かけてNH_4^+の排泄を増加させるなど，腎臓の代償変化には時間を要する．

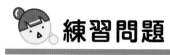

Q1 空欄に当てはまる語句を入れてみよう.

・腎臓は（　①　），（　②　），（　③　）などのホルモンを分泌・活性化している.
・糸球体には（　④　）血が輸入細動脈から入り，（　⑤　）から出る.
・（　⑥　）は集合管での水の再吸収を促進する.
・血液の pH の正常値は（　⑦　）である.
・Na^+ 出納は（　⑧　）・ANP などにより調節されている.
・アンジオテンシン I は（　⑨　）により（　⑩　）に変換される.（　⑩　）は強力な血管（　⑪　）作用がある.

Q2 ネフロンの構造と機能について説明してみよう.

Q3 レニン–アンジオテンシン–アルドステロン系とは何か，説明してみよう.

8 神経系，感覚器系

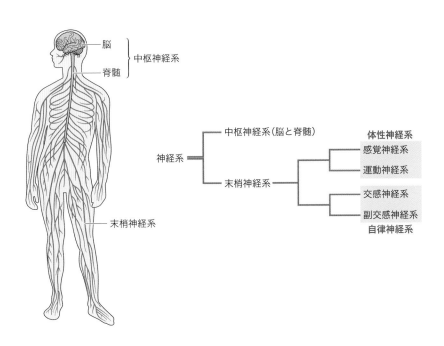

⊙━ Key words

中枢神経系，末梢神経系，神経細胞，神経組織，体性神経，運動神経，感覚神経，自律神経，交感神経，副交感神経，血液脳関門，特殊感覚，体性感覚，内臓感覚

この章で学ぶこと

● 中枢神経系は脳と脊髄からなり，中枢神経系からは末梢神経が脳神経と脊髄神経として伸びる．

● 神経細胞は活動電位を発生して，軸索終末に電気的な信号を送る．

● 神経細胞は神経伝達物質を放出し，シナプスを介して興奮性または抑制性の信号を伝達する．

● 神経伝達物質受容体の活性化は，シナプス後電位を生じ，様々な細胞内シグナルを発生する．

● 自律神経系は交感神経系と副交感神経系からなり，相互に拮抗する作用をもつ．

● 脳を栄養する動脈は，太い血管が脳表面を走行し，毛細血管と神経細胞の間には血液脳関門がある．

● 感覚には特殊感覚，体性感覚，内臓感覚がある．

● 特殊感覚には，嗅覚，視覚，味覚，聴覚，平衡覚がある．

概略図　神経系の成り立ち

Ⓐ 神経系の一般特性

　神経系は，**神経細胞（ニューロン）** を中心に，神経細胞の機能や代謝を助ける**神経膠細胞**などが密に集合して機能集合体となった**中枢神経系**が情報処理のセンターの役割を果たす．中枢神経系は脳と脊髄からなる．中枢神経系と各器官をつなぐのが**末梢神経系**である．末梢神経系には，体性神経系と自律神経系がある（☞概略図）．**体性神経系**には，眼などの感覚器からの情報を中枢に伝える感覚神経系と，中枢神経系で発した運動の指令を筋肉に伝える運動神経系がある．**自律神経系**は，器官や血管に分布し，様々な活動の協調を図る．自律神経系は**交感神経系**と**副交感神経系**からなり，ほとんどの器官は両方の信号を受け，器官ごとに一方が促進的な作用を持てば，他方は抑制的な作用をもつという，相反的な働きがある．

① 中枢神経系の構造（図1）

▶ 中枢神経系は脳と脊髄から構成される

　中枢神経系は外胚葉に由来し，外胚葉が内側に折れこんでできた神経管が，前部は膨らんで脳に，後部は細長く伸びて脊髄となり，末端は閉じる（神経管閉鎖）．脳はところどころが膨らんで，**大脳**，**間脳**，**中脳**，**橋**，**延髄**および背面の**小脳**に分化する．

　神経管閉鎖は胚の発生初期（受精後約3週）の胞胚期に起こる．胚表面の背側の外胚葉は厚くなり，板のような構造をした神経板ができる（**図2**）．

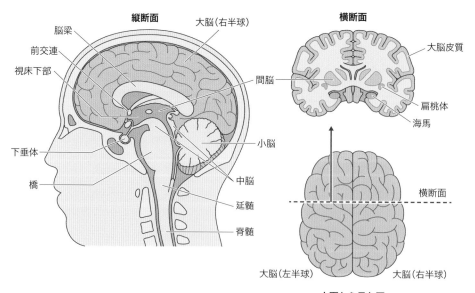

図1　中枢神経系

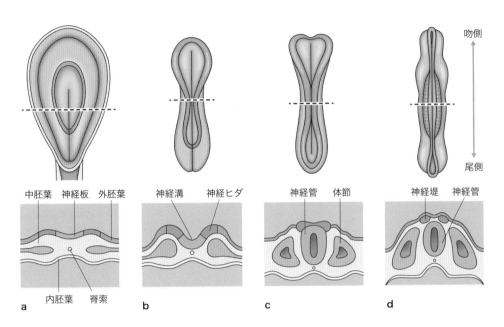

中胚葉　神経板　外胚葉

神経溝　神経ヒダ

神経管　体節

神経堤　神経管

吻側

尾側

内胚葉　脊索

a　　　　　b　　　　　c　　　　　d

図2　神経管の閉鎖

神経系は a → b → c → d の順に発達する. 上段は胚を外胚葉側から見たもの, 下段は上段の赤線の部分の断面図である. 神経板の両側は厚みを増して神経ヒダとなり, 中央はくぼんで神経溝となる. 神経ヒダが合わさって神経管が分離し, 一部は神経堤となり, 感覚神経と交感神経を生じる.

神経板の中央部は中胚葉側に落ちこんで神経溝となり, 厚みを増した両側は内側に折れこんで合わさり, 神経管となる. 神経管長軸方向の閉鎖は中央から始まり, 最後に大脳と脊髄の末端が閉鎖する. 神経管が適切に閉鎖しない神経管閉鎖不全は, 二分脊椎や無脳児を生じ, 出産1万例に6例ほどみられる. 葉酸の欠乏が神経管閉鎖不全に関係する.

　神経管内部の空間は, **脳室**と**中心管**に分化する. 大脳では左右に分かれて側脳室, 間脳では第三脳室, 中脳では中脳水道, 橋から延髄にかけては第四脳室, 脊髄では中心管と呼ばれる. 脳室と中心管は**脳脊髄液**という液体で満たされる. 脳脊髄液は, 脳室内で産生され, 小脳側面と下部の小孔を通って, くも膜下腔（後述）に連絡する. 脳脊髄液の中に浮かぶことにより, 中枢神経系は頭部への衝撃から保護されている.

ⓐ 大　脳

　大脳は頭蓋骨の内側の髄膜という膜に覆われて存在している. 髄膜は①脳に密着している薄い**軟膜**, ②軟膜の上にある薄く半透明の**くも膜**, ③頭蓋骨に密着している厚く丈夫な**硬膜**からなる. くも膜と軟膜の間の空間（くも膜下腔）は, 脳脊髄液で満たされる. くも膜下腔には太い血管が走行している（☞8章-D）.

8

神経系，感覚器系

1）大脳皮質

　大脳の表面には, 神経細胞が層構造を形成して存在しており, やや灰色がかかった**灰白質**をなし, 大脳皮質といわれる. 大脳皮質は新皮質, 古皮質（嗅球, 扁桃体）, 原皮質（海馬）に大別され, ヒトでは新皮質が発達している. 新皮質は表面から①分子層, ②外顆粒細胞層, ③外錐体細胞層, ④内顆粒細胞層, ⑤内錐体細胞層, ⑥多型細胞層の6層からなる. 顆粒細胞は球形をした細胞, 錐体細胞は円錐形をした細胞である. 大脳の部位によりそれぞれの層の厚さが異なり, 一次感覚野では④の内顆粒細胞層が厚く, 一次運動野では⑤の内錐体細胞層が厚い.

　ヒトなどの大きな大脳をもつ動物の大脳皮質には多数の**脳溝***と, その間の**脳回***があり, 大脳皮質は大きな表面積をもつ. 大きな脳溝により**前頭葉**, **側頭葉**, **頭頂葉**, **後頭葉**が区分される（**図3**）.

　大脳皮質では同じ役割をもつ神経細胞が集まる傾向があり（**大脳の機能局在**）, 中心溝という脳溝の前方は脊髄や脳神経の運動ニューロンに信号を送る神経細胞が集まっており, **一次運動野**と呼ばれる. 一次運動野においては, 口, 手, 足の筋肉を支配する神経細胞は, それぞれ別個の群をなして存在する. そのため, 部分的な脳障害では, 障害を受けた部位に応じた多彩な症状を生じる. 一次運動野の前方には運動の調整を行う運動前野, 運動の企図を行う補足運動野がある. 一方, 中心溝の後方には間脳の視床を介して感覚ニューロンの信号を受ける神経細胞が集まっており, **一次感覚野**といわれる. 視覚, 聴覚, 体性感覚, 嗅覚, 味覚の感覚の種類ごとに異なる部位に一次感覚野があり, その周囲には感覚刺激の特徴を抽出する二次感覚野, 三次感覚野がある. また, 運動野にも感覚野にも属さない部分が, 前頭葉, 頭頂葉, 側頭葉にあり, それぞれ**前頭連合野**, **頭頂連合野**, **側頭連合野**といわれる. 連合野は他の大脳皮質と連絡をとり, 時空間の認知, 社会的認知, 思考, 言語, 計算, 判断などの高次の認知機能に関与する（**図4**）.

　大脳は左右に分かれている. 脳梁*と前交連*で左右の大脳は連絡がある

***脳溝と脳回**
哺乳類で大脳皮質が発達したものでは, 脳の表面に脳溝といわれる溝と, その間の脳回といわれる膨らみがある. そのため, 大脳皮質の表面が入り組み, 表面積は大きくなる.

***脳梁と前交連**
脊髄から中脳までは左右が一体であるが, 間脳は第三脳室に隔てられて, 大脳は右脳と左脳に分かれる. 間脳より上位で左右をつなぐ神経線維として, 大脳皮質の内側部に脳梁, 前下方に前交連があり, 左右の脳を一体として機能させている.

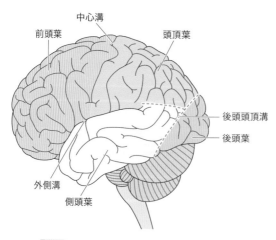

図3 前頭葉, 頭頂葉, 側頭葉, 後頭葉

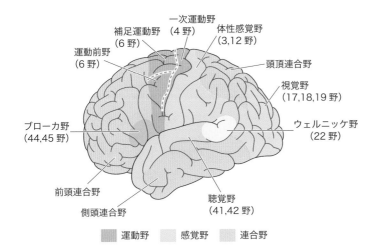

一次運動野
（4 野）
補足運動野
（6 野）
体性感覚野
（3,12 野）
運動前野
（6 野）
頭頂連合野
視覚野
（17,18,19 野）
ブローカ野
（44,45 野）
ウェルニッケ野
（22 野）
前頭連合野
側頭連合野
聴覚野
（41,42 野）

　　■ 運動野　　■ 感覚野　　■ 連合野

図4　大脳皮質の機能局在（左半球）

数字はブロードマンの脳領域*の番号を示す．

8

神経系，感覚器系

＊ブロードマンの脳領域
解剖学者のブロードマンは，細胞の形態と層構造から大脳皮質を 52 の領域に分けた．大脳皮質の地図として，機能局在の説明に用いられる．

（☞図 1）が，この両者を切断すると左右の大脳が独立に働く．左脳と右脳で機能に差があり，言語（音声，書字とも）の処理は，声や文の作成［**ブローカ（Broca）運動性言語中枢**（ブローカ野）］も，言語の理解［**ウェルニッケ（Wernicke）の感覚性言語中枢**（ウェルニッケ野）］も主に左脳で行われる．一方，右脳は空間の認知を担う．

　海馬は側頭葉の内側にある大脳皮質である（☞図 1 の横断図）．両側の海馬を除去された症例では，新しい出来事がまったく覚えられなくなる．通ってきた道順を覚えることもできないし，海馬除去後に生じたエピソードは重大事件でも記憶されない．一方，海馬除去前の古い記憶については保たれていることから，古い記憶は海馬以外のところに保存されていると考えられる．海馬は直近の出来事の記憶を順次，新しい記憶として積み上げていき，古い記憶は，数週間かけて海馬以外の大脳皮質などに移している．海馬を除去しても知能レベルは保たれ，図形をうまく模写するなどの技能は訓練により向上できる．なお，両側の海馬が除去されても，覚えておきたい事項を繰り返し念じて，注意を分配し続ける限りは覚えていられる．

2）白　質

　大脳皮質より深い部分は，主に神経細胞の軸索（☞図 11）から構成されており，脂質を多く含んで白いので白質という．

3）大脳基底核

　白質の深部には大脳基底核があり，皮質のような層構造を示さず，神経細胞が集まっている．運動の調節や筋肉の緊張の調整，記憶の保持に関与する．

ｂ　間　脳

　大脳と中脳の間にある．大部分は視床であり，視床の前下方に視床下部がある．

1）視　床

視床は脊髄を上がってきた感覚情報を中継する．大脳皮質の特定の部位を強く活性化させるのも視床の役割である．

2）視床下部

視床下部には，**摂食，飲水，体温調節の中枢**が存在する．大脳皮質と密接な連絡をもつとともに下方の下垂体と連絡する．視床下部ホルモンを産生する細胞は，視床下部ホルモンを下垂体前葉へ向かう血流中に分泌し，下垂体前葉ホルモン[1]の分泌を制御する（下垂体門脈系）．また視床下部は，下垂体後葉ホルモンも産生する．下垂体後葉ホルモンは軸索を介して下垂体後葉に送られ，そこで神経分泌*される（☞9章C）．

c 中脳（図5）

前方は大脳を支える大脳脚があり，その付け根にドーパミンを産生する**黒質**がある．中脳は，橋と延髄とともに**脳幹**＊を構成する．動眼神経（第Ⅲ脳神経；☞p236 表1）の**神経核**＊が存在し，その機能損失は**死の三徴候**＊の1つである**対光反射**＊の消失を起こす．

d 橋

中脳と延髄の間の部分で，背側には小脳が存在する．大脳から延髄に向かう信号の一部を橋の神経細胞で受け，小脳に中継する．小脳は，この情報を用いて，適切な運動ができるよう，大脳に信号を送る．橋の背側には，ノルアドレナリン産生ニューロンが集まって青斑核を形成し，青斑核は脳全体を広範に支配して覚醒レベルを制御している．

e 延　髄

脳の下端であり，延髄より下方は脊髄となる．延髄には舌咽神経（第Ⅸ脳神経）から舌下神経（第Ⅻ脳神経）までの脳神経（☞p236 表1）の神経核があり，延髄の**呼吸中枢**と**血管運動中枢**（循環中枢）は生命維持に直接関与する．

錐体路（図6）は，骨格筋を支配する神経細胞へ運動の指令を送る経路で，皮質脊髄路とも言う．大脳皮質の一次運動野を発し，視床と大脳基底核の間の内包を通り，中脳の大脳脚，橋を通過後，延髄下端の**錐体交叉**で左右が入れ替わり，脊髄側索を下行して脊髄前角のα運動ニューロンに終わる．錐体路の障害は麻痺を起こす．

---

[1] 下垂体前葉ホルモンには以下の6種類があり，それぞれが異なる細胞から分泌される；成長ホルモン（GH），プロラクチン，副腎皮質刺激ホルモン（ACTH），甲状腺刺激ホルモン（TSH），黄体形成ホルモン（LH），卵胞刺激ホルモン（FSH）．

＊**視床下部ホルモン**
視床下部で産生され，下垂体に働いて下垂体前葉ホルモンの分泌を調節するホルモン．例えば，下垂体ホルモンの成長ホルモンは視床下部のホルモンの成長ホルモン放出ホルモン（GRH）によって促進され，ソマトスタチンによって阻害される．

＊**神経分泌**
下垂体後葉ホルモンを産生するバソプレシン産生ニューロンとオキシトシン産生ニューロンの細胞体は視床下部に存在する．これらの細胞体は，軸索を下垂体後葉まで伸ばし，終末部は毛細血管に終わり，ホルモンを分泌する．

＊**脳幹**
延髄，橋，中脳を合わせて脳幹と呼ぶ．間脳下部を含めることもある．生命維持に必須な中枢群が含まれる．

＊**神経核**
神経細胞が集まっている皮質以外の神経系の部位をいう．脳神経（☞p236 表1，本章B）の起始細胞群は脳神経核といわれる．

＊**死の三徴候**
心停止，呼吸停止，対光反射の消失の3つをいう．ただし，臓器移植を行う場合に限り，心停止に代え，脳死をもって「死」とする．

＊**対光反射**
対光反射とは，動眼神経核のエディンガ・ウェストファル核（動眼神経副核）を介した自律神経反射で，ペンライトなどで瞳孔に光を照射すると，虹彩が伸び瞳孔が収縮する（縮瞳）．脳死，心臓死のいずれにおいても，対光反射は消失する．

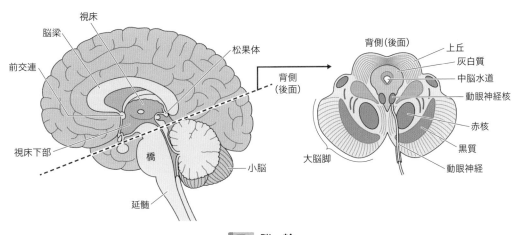

図5 脳　幹

右は中脳を赤線部で切断した断面図.

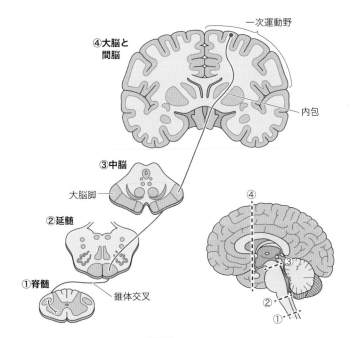

図6 錐体路

右下の脳を①脊髄, ②延髄, ③中脳, ④間脳と大脳の高さで切断した断面図.

f 小脳（図7）

　橋と延髄の背側にある. 橋を介して大脳皮質と, 延髄を介して脊髄と密接に連絡しており, 小脳が損傷を受けると, 精密な運動ができなくなる. 小脳は正中の虫部と, 両側の小脳半球部に分けられる. 虫部が障害されると, 体幹部の運動失調を起こし立っているのが困難になる. 小脳半球部の障害では, 同側の四肢の運動がぎこちなくなる. また, ヒトの大きな小脳半球は, 言語機能に関与しているともいわれている.

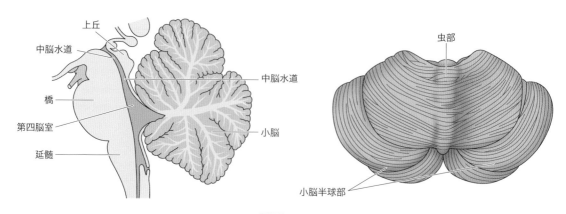

図7　小　脳

左は小脳の正中断面．小脳と脳幹を結ぶ上・中・下の小脳脚は外側にあり正中面には表れない．右は背面から見た小脳の外見．
中央の部分が虫部で，左右に小脳半球がある．

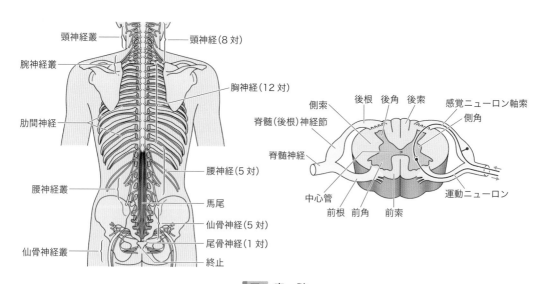

図8　脊　髄

g 脊髄（図8）

　延髄で大後頭孔より頭蓋骨を出た中枢神経系は，脊髄となり脊椎の後部の
椎孔内（脊柱管）を下行する．脊髄は，脊椎に対応した分節構造をしており，
頸髄，胸髄，腰髄，仙髄に区分される．それぞれの分節ごとに椎骨の間の椎
間孔より一対の脊髄神経を伸ばす．

　脳と連絡する軸索は脊髄の周辺領域を走行し，白質を形成する．一方，神
経細胞は中央部に集まって灰白質（かいはくしつ）を形成する．すなわち，大脳とは逆に，白
質が表面側にあり，灰白質が中心側にある．脊髄は組み飴（あめ）（金太郎飴）のよ
うに，どの部位でも類似した構造をもつ．脊髄は，上肢の筋を支配し上肢の
皮膚からの脊髄神経を受ける頸髄の部分と，下肢の筋を支配し感覚を受ける
腰髄の部分はやや膨らんでおり，それぞれ，頸膨大，腰膨大と呼ばれる．

脊髄からは**前根**と**後根**が伸び，合わさって脊髄神経となる（☞ 8 章 B）．前根は腹側，後根は背側にそれぞれ左右 1 対あり，合わせて脊髄の 4 ヵ所から伸びる（図 8 右）．前根と後根の付け根の部分は灰白質なので，灰白質は H 字型となる．灰白質の部分は前根が伸びていく部分を**前角**，後根につながる部分を**後角**という．側面にわずかに出っ張った灰白質は**側角**という．灰白質の中央部には，神経管が形成されたときの空洞が中心管として残る．

1）脊髄前角

前角には運動性の神経細胞が存在する．大型の神経細胞である**α運動ニューロン**は骨格筋を支配する（☞ 11 章 D）．軸索は前根より脊髄を出て運動神経線維となり，感覚神経線維（☞本章 B，E）とともに脊髄神経を構成する．α運動ニューロンの神経伝達物質はアセチルコリンで，神経と骨格筋の間のシナプスである神経筋接合部の運動神経終末で合成・分泌される．**γ運動ニューロン**の細胞体も脊髄前角に存在する．γ運動ニューロンの軸索であるγ運動神経線維は**筋紡錘***内部の錘内筋につき，筋紡錘の感度を調整する[2]．γ運動ニューロンの産生する神経伝達物質もアセチルコリンである．

2）脊髄側角

脊髄側角には自律神経の起始細胞が存在する（胸髄，腰髄は交感神経，仙髄は副交感神経）．軸索は，脊髄前根を運動神経線維とともに出る（☞本章 C）．

3）脊髄後角

感覚神経の軸索は後根より脊髄に入る．脳へ送る軸索は周囲の白質を上行するが，感覚の種類によりこの先の経路は異なる（☞ 5）脊髄の白質）．

4）脊髄反射

刺激に対して意識とは無関係に起こる反応を反射という．熱いものに触れて思わず手を引っこめる**屈曲反射**や，筋を急速に引き伸ばすとその筋が収縮する**伸張反射**などがある．反射では，刺激の受容から反応が起こるまでの時間は 0.1 秒以内ときわめて短く，単純な神経回路をとり，反射に必要な情報は大脳までは送られず，脊髄内で完結する．

伸張反射は，感覚神経と運動神経が脊髄内で直接結合する**単シナプス反射***である．感覚神経に生じた活動電位は脊髄に伝えられ，α運動ニューロンを興奮させ，引き伸ばされた筋を収縮させる．伸張反射の代表的である膝蓋腱反射は，**大腿四頭筋***を急速に伸長させると足を蹴り上げる反射である（図9）．

5）脊髄の白質

H 型の灰白質を取り囲む部分が白質である．背側を**後索**，側面を**側索**，腹側を**前索**という．これらの白質は，脳と脊髄の灰白質をつなぐ軸索の通り道となっている．脳から脊髄の側に向かう線維を脊髄下行路といい，運動指令を脳から脊髄に送る．脊髄のα運動ニューロンを指令する錐体路は，側索を

***筋紡錘**
骨格筋内にある筋肉の伸展を検知する感覚器である．両端が細くなって中央部が膨らんだ紡錘形をしている．内部の錘内筋には感覚神経の終末が付着し，筋の伸長度を検知する．

***単シナプス反射**
反射の感覚神経と運動神経の間に，シナプスが 1 個だけある反射．入力と出力が直接結合しており，反応が速い．

***大腿四頭筋**
膝関節の運動に関与し，膝関節を伸展させる．一方，大腿二頭筋は膝関節を屈曲させる．反対方向の運動に関与することから，この 2 つは拮抗筋の関係にある．

---

[2] 錘内筋に付着したγ運動ニューロンが活動すると，外部の骨格筋（錘外筋という）が収縮していなくても，筋が引っ張られているように感覚神経が反応する．

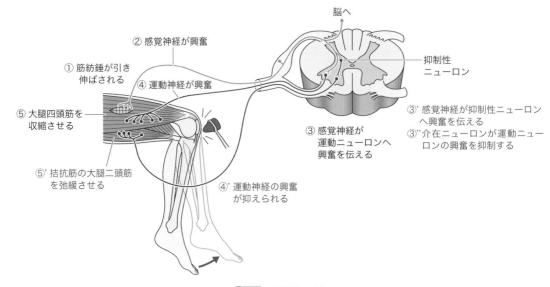

図9　膝蓋腱反射

膝蓋腱反射では，大腿四頭筋が急速に引き伸ばされることにより，①大腿四頭筋の筋紡錘が興奮し，②知覚性の感覚神経が興奮し，脊髄に興奮が送られる．③感覚神経は単シナプス性に運動ニューロンを興奮させ，④運動神経の興奮により，⑤大腿四頭筋は収縮する．一方，感覚神経の分枝は，③′抑制性ニューロン*を興奮させ，③″介在ニューロンは拮抗筋である大腿二頭筋へ興奮を伝える運動神経を抑制し，④′運動神経は抑制され，⑤′大腿二頭筋は弛緩する．感覚神経は後根を介して脊髄に入り，運動神経は前根を介して脊髄から出ることに注意．

[河田光博ほか（著）：シンプル解剖生理学，南江堂，2004 より作成]

下行する（☞図6）．小脳，大脳基底核，平衡感覚器などからの信号を伝える下行路も白質を通る．一方，脊髄から脳に向かう線維を脊髄上行路といい，皮膚や筋肉・関節の感覚情報を脳に伝える．脊髄上行路は伝える感覚情報の違いにより，体性感覚には脊髄視床路と後索−内側毛帯路の2つの伝導路がある（**図10**）.

　識別性の高い触覚を視床に伝える後索路は脊髄の背側の後索を上行し，延髄で内側毛帯として左右反対側に交叉する．痛覚と温度感覚を伝える脊髄視床路[3]は脊髄に入った高さで交叉し，反対側の側索を上行する（☞12章）.

＊抑制性ニューロン
抑制性神経伝達物質であるGABA（γ−アミノ酪酸）やグリシンを放出する．伸張反射の拮抗抑制では，脊髄の抑制性の介在ニューロンはグリシンを放出する．グリシンは拮抗筋を支配するα運動ニューロンに抑制性シナプス後電位を生じる．

---

②　神経細胞と神経組織

▶ 神経細胞は電気的に反応し，神経伝達物質を放出する．入力となる樹状突起のシナプスは神経伝達物質の受容体を持つ

　中枢神経系，末梢神経系とも大部分は神経組織からなり，神経細胞と神経細胞を助けるグリア細胞（神経膠細胞）で構成される．

---

[3] 脊髄視床路には，痛覚と温度感覚を伝え側索を上行する外側脊髄視床路と，粗い触覚と圧覚を伝え前索を上行する前脊髄視床路がある．

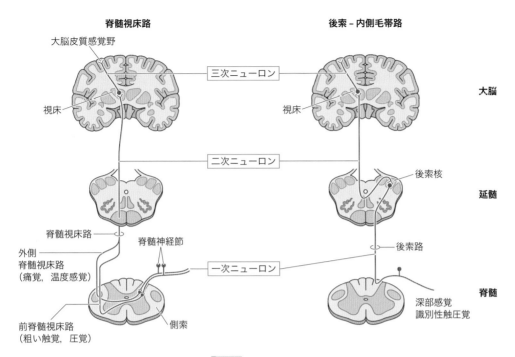

図10 感覚伝導路

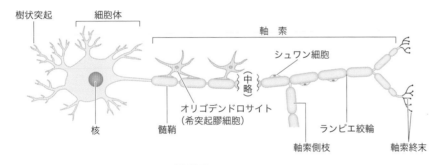

図11 神経細胞

a 神経細胞

　神経系で情報を直接に伝える細胞が神経細胞である．ニューロンともいう．核が存在する部分である細胞体からは，入力を受ける多数の樹状突起と，他の神経細胞や筋細胞，腺細胞などに出力を送る1本の軸索が伸びる（**図11**）．

　軸索での電気信号の減衰を抑え，速い信号伝達を行う仕組みとして**髄鞘**がある．髄鞘をもつ軸索を有髄神経といい，髄鞘をもたない軸索を無髄神経という．髄鞘は，中枢神経ではオリゴデンドロサイト（希突起膠細胞），末梢神経ではシュワン（Schwann）細胞の細胞膜が伸びてできた被膜で，軸索の周りにぐるぐると何重にも巻き付く．髄鞘には別の軸索の信号の混入を防ぐ働きがある．また，髄鞘と髄鞘の途切れた部分はランビエ（Ranvier）絞

輪と呼ばれ, **跳躍伝導**では, この部分のみで活動電位が発生するため, 有髄神経は無髄神経に比べて, 高速に情報を運ぶことができる.

　細胞体で作られた細胞小器官や神経ペプチドの神経伝達物質の小胞は, **軸索輸送**[*]により神経終末まで運ばれる.

＊軸索輸送
軸索内の微小管上を, 小胞などを結合したモーターたんぱく質が移動することにより運搬することを軸索輸送という.

[b] 静止電位と活動電位

1) 静止電位

　神経細胞の内外には電位差がある. 静止時には, 細胞外をゼロとしたときに, 神経細胞内は−60〜−90 mV の電位をもつ. この静止電位を保つには, カリウムイオン（K^+）が細胞外に少なく, 細胞内に多いイオン環境が必須である. それと釣り合いをとるためナトリウムイオン（Na^+）は細胞外に多く, 細胞内で少ない. この環境を維持するために **Na^+-K^+ ATP アーゼ**（Na^+ ポンプ）が働き, ATP を消費して細胞内の Na^+ を細胞外に汲み出し, 細胞外の K^+ を細胞内に取りこんでいる.

2) 活動電位

　活動電位は, 神経細胞や筋細胞の細胞膜でみられる, 短い経過で起こる一過性の電位変化で, この間, 細胞内外の電位差は逆転する.

　軸索の細胞膜には**電位依存性 Na チャネル**というイオンチャネルが存在する（髄鞘で覆われた部分を除く）. この Na チャネルは, 細胞外に Na^+ が多く, 細胞内が十分にマイナス電位のときに活性化すると, 細胞外から細胞内への大量の Na^+ の流入を起こし, 細胞内外の電位の逆転（細胞内がプラスとなる）が起こる. Na チャネルは活性化後, 約 1/1,000 秒（＝ 1 ミリ秒）で不活性化し, すぐに元の電位に戻る. この一瞬の, 細胞内がプラスとなった電位を活動電位という.

　神経線維の多くは通常でも 1 秒間に数回から数十回の頻度で活動電位を発している. 神経系の活動が高まると活動電位を発する頻度は増加し, 最大で 1 秒間に数百回にもなる. 一方, 抑制を受けると活動電位の発火頻度が低下する.

　電位依存性 Na チャネルの活性化は, 近傍で生じた活動電位, 樹状突起上の興奮性のシナプス入力（興奮性シナプス後電位；後述）, もしくは外部からの電気刺激によって閾値以上の脱分極[*]を生じることにより引き起こされる. 一方, 抑制性のシナプス入力（抑制性シナプス後電位；後述）により活動電位は発生しにくくなる.

　閾値をわずかでも超えると活動電位を生じるが, 閾値以下の脱分極では活動電位はまったく生じない（**全か無の法則**）. これは閾値を超えて活性化した電位依存性 Na チャネルに流入した Na^+ はプラスの電荷をもつイオンで脱分極させる作用があり, 脱分極により周辺の Na チャネルが活性化し, Na^+ の流入が起こり脱分極し, また別の Na チャネルが活性化するというサイクルが繰り返されるためである.

＊脱分極
静止時には細胞内がマイナスに分極した静止電位をもつが, この分極が小さくなり, 細胞内の電位が 0 mV に近づくことを脱分極という. 反対に電位差が大きくなることを過分極という.

3) 活動電位の伝導

　軸索の起始部や神経線維の一点に生じた活動電位が神経線維の他の部位に

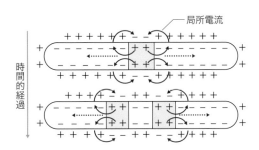

図12　活動電位の伝導

上段；神経線維の中央部を電気刺激して，電位依存性 Na チャネルを活性化させると，Na$^+$の細胞内への多量の流入が起こり，細胞内電位がプラスに逆転する．イオンの流入は局所電流を生じるが，局所電流は近傍部から細胞外に流出し，近傍部を脱分極させる．
下段；局所電流による近傍部の脱分極は，近傍部の電位依存性 Na チャネルを活性化させる．一方，すでに活動電位を発した部分はしばらくの間は不応期にある．このため，活動電位は軸索の末端に向かい合って，両方向に進行する．
なお，生理的には活動電位は細胞体の付け根にある軸索起始部より始まるため，神経終末の方向へ一方向性に進行する．

[河田光博，樋口 隆（著）：シンプル解剖生理学，南江堂，p214，2004 より許諾を得て転載]

広がっていくことを，**活動電位の伝導**という．人工的に軸索の中央部を電気刺激した場合には，活動電位は軸索の両方向性に伝わっていく（**図12**）．しかし，生理的には，活動電位は細胞体の軸索の起始部から発生するため，細胞体から神経終末の方向へ一方向性に進行する．髄鞘を持つ有髄神経では神経伝導速度が速い[4]（☞本章 A-**2**[a]）．

刺激間隔を変えながら二連発の電気刺激を行うと，短い刺激間隔では，最初の刺激に対する活動電位のみが生じ，二発目の刺激に対する活動電位は生じない．これは，一度活性化した電位依存性 Na チャネルはすぐに不活性化し，不活性化過程にある Na チャネルは，どんなに強い刺激を与えても活性化できないためである．この期間を**絶対不応期**[*]という．

[c] シナプス

軸索が神経終末となって，他の神経細胞や筋細胞に密着して終わる部分をシナプスという（**図13**）．軸索を伝導した活動電位は，神経終末の細胞膜に存在するカルシウム（Ca）チャネルを活性化し，細胞外から流入した Ca^{2+}が引き金となり，神経終末内のシナプス小胞が細胞膜と融合し，シナプス小胞内の神経伝達物質が，シナプス間隙に放出される．

1）神経伝達物質

シナプス小胞内に含まれる神経伝達物質の種類は神経細胞によって異なる．代表的な神経伝達物質としては，**アセチルコリン**（運動神経と骨格筋の接合部，副交感神経の末端，大脳の神経細胞の一部；☞ p238「アセチルコリン受容体」用語解説），**ノルアドレナリン**（交感神経の末端，延髄の青斑核），**セロトニン**（脳幹の神経細胞の一部），**ドーパミン**（中脳と大脳の神経細胞の一部）などがある．摂食の調節には，神経ペプチドが視床下部で神経伝達物

8

神経系，感覚器系

＊不応期
活動電位後は，Na チャネルの不活性化に続き，K チャネルの活性化が強力に起こる．Na チャネルが不活性化している時期を絶対不応期という．K チャネルの活性化により刺激電流が漏れ，活動電位を生じさせるのに強い刺激が必要な時期を相対不応期という．

---

[4] 骨格筋細胞も，神経細胞同様に活動電位を生じ，これがきっかけとなって細胞内でシグナル伝達が働き収縮を開始する．

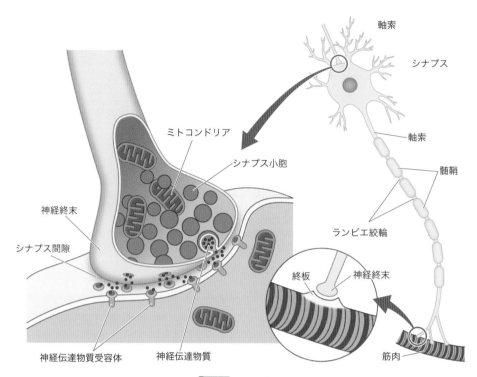

図13 シナプス

質として働いており, **オレキシン** (orexin), アグーチ関連ペプチド (agouti-related peptide, **AgRP**), 神経ペプチド Y (**NPY**) は摂食を促進するのに対し, プロオピオメラノコルチン (proopiomelanocortin, **POMC**), コカインーアンフェタミン調節転写産物 (cocaine- and amphetamine-regulated transcript, **CART**) は摂食を抑制する. なお, 神経細胞の数では, 抑制性神経伝達物質として **GABA** を放出する GABA 作動性ニューロンが最も多く, 興奮性神経伝達物質を放出する細胞としては**グルタミン酸**を放出するグルタミン酸作動性ニューロンが最も多い.

2) シナプス後電位

シナプスの受け手側の細胞をシナプス後細胞といい, シナプス伝達によりシナプス後細胞に発生する電位変化をシナプス後電位という. シナプス後細胞の樹状突起や細胞体の細胞膜には神経伝達物質受容体が存在する. 受容体の活性化により脱分極する場合を, **興奮性シナプス後電位** (excitatory post synaptic potential, EPSP) という. 一方, シナプス伝達により過分極する場合や脱分極しにくくなる場合を**抑制性シナプス後電位** (inhibitory post synaptic potential, IPSP) という.

活動電位の発生に至らなくても, 細胞の内外の電位差が小さくなる脱分極は, 細胞機能の活性化でみられる現象で, 感覚器細胞や膵臓の β 細胞 (インスリン分泌細胞) などでも脱分極は神経伝達物質やホルモンの分泌に関与する. シナプス後電位の集合体は, **脳波**として記録でき, 脳で生じる電気活動

を表す.

3) 脳　波

　脳波は脳表面にある神経細胞の樹状突起や細胞体で生じたシナプス後電位を集合として記録したものである. 通常21個の電極を頭皮上に置き, 1秒間に3cmの速度で記録する. 様々な周期の波 [**α波**:8〜13Hz (ヘルツ, 周期/秒), **β波**:14Hz以上, **δ波**:1〜3Hz, **θ波**:4〜7Hz] を様々な割合でもつ. 安静時には α 波が多く, 緊張が高まると β 波が増加する. てんかんの診断には脳波検査が必須で, 異常脳波が認められる. 睡眠時に出現する脳波は, 急速な眼球運動を伴う **REM 睡眠**では θ 波が多く, ときに β 波が出現しているのに対し, 深い眠りである **non-REM 睡眠**では δ 波が主体である.

　脳で生じる電気活動にはシナプス後電位の他に活動電位があるが, 活動電位は周波数に換算すると数百Hzに相当し, 通常の1秒間に3cmの速度の記録では観察されない.

d グリア細胞 (神経膠細胞)

　グリア細胞は神経細胞とともに神経組織を構成する細胞で, 神経細胞とは異なり活動電位は発生せず, 神経を接着する機能があることから神経膠細胞といわれる.

　グリア細胞のうち, アストロサイト (星状膠細胞) は, 血管に直接接していない神経細胞に栄養を運搬し老廃物を受けとり血管へ戻す役割をもつ. 神経細胞にはアストロサイトを経由した物質のみが運ばれ, 血液脳関門を形成する (☞本章D-2). アストロサイトは脳内ホルモンの分泌や脳脊髄液の産生調節にも関与する. アストロサイト以外のグリア細胞には, 神経細胞の軸索を脂質の膜で被覆し神経伝導速度を高める働きをもつ細胞 [オリゴデンドロサイト (希突起膠細胞) とシュワン細胞;☞本章A-2a], および細胞性免疫に関与するミクログリア細胞がある.

B 体性神経

1 運動神経と感覚神経

▶ 中枢神経系から骨格筋に向かう遠心性神経を運動神経, 末梢受容器から中枢神経に向かう求心性神経を感覚神経という

　中枢神経系からは, 運動神経が伸びて, 骨格筋にシナプス結合する. 脊髄では, 運動神経は脊髄の腹側から前根として伸びる. 感覚神経は, 神経管近くに移動した神経管周囲の外胚葉が, 片方の神経突起を後根として背側から中枢神経に伸ばし, 別の突起を皮膚や全身の器官の感覚器に伸ばす. 自律神経も体性神経同様に, 末梢に向かう遠心性の成分は前根を, 末梢から発する求心性の成分は後根を経由する (☞本章C).

■表1 脳神経（12 対）

番号	名称	役割
第Ⅰ脳神経	嗅神経	【嗅覚】
第Ⅱ脳神経	視神経	【視覚】
第Ⅲ脳神経	動眼神経	第Ⅳ・Ⅵ以外の眼球運動, 対光反射（副交感神経**）
第Ⅳ脳神経	滑車神経	眼球運動（内側斜め上方向）
第Ⅴ脳神経	三叉神経	【顔面の触覚】, 第3枝下顎神経は咀しゃく筋
第Ⅵ脳神経	外転神経	眼球運動（外側方向）
第Ⅶ脳神経	顔面神経	表情筋, 【味覚*】, 副交感神経**
第Ⅷ脳神経	内耳神経	【聴覚】, 【平衡・回転感覚】
第Ⅸ脳神経	舌咽神経	【味覚*】, 嚥下, 副交感神経**
第Ⅹ脳神経	迷走神経	副交感神経**
第Ⅺ脳神経	副神経	胸鎖乳突筋, 僧帽筋
第Ⅻ脳神経	舌下神経	舌運動

【　】は感覚神経を示す.
*味覚は顔面神経の枝の鼓索神経が主体だが, 第Ⅸ舌咽神経, 第Ⅹ迷走神経, また第Ⅴ三叉神経（辛味・メンソール味など）を経路する成分もある.
**脳神経のうち動眼神経・顔面神経・舌咽神経・迷走神経は副交感神経成分を含み, 瞳孔括約筋, 唾液腺, 涙腺, 消化管の平滑筋や分泌線を支配する.

■表2　脊髄神経（31 対）

頸髄→頸部脊髄神経	8 対*
胸髄→胸部脊髄神経	12 対
腰髄→腰部脊髄神経	5 対
仙髄→仙部脊髄神経	5 対
（下端）→馬尾神経	1 対

*頸椎は7個であるが, 第1頸椎の上から出る脊髄神経を第1頸部脊髄神経, 第7頸椎の下から出る脊髄神経を第8頸部脊髄神経としているため, 8対存在する.

脳からは12対の**脳神経**が伸びる. 脊髄からは31対の**脊髄神経**が伸びる.

a 脳神経

　脳, すなわち延髄より上位で中枢神経系に接続する神経を**脳神経**という. 間脳より上位から直接伸びるのは**嗅神経**（第Ⅰ脳神経）, **視神経**（第Ⅱ脳神経）の2つで, 動眼神経（第Ⅲ脳神経）以下は中脳, 橋および延髄から発する（表1）.

b 脊髄神経

　運動神経と感覚神経は脊髄の外側で接して1本の脊髄神経となる.
　脊髄神経は31対あり, 全身に分布する（表2, ☞図8）. 運動神経の細胞体は脊髄内の脊髄前角にあるのに対し, 感覚神経の細胞体は脊髄の外にある[5].

---

[5] 発生過程において, 運動神経は神経管より, 感覚神経は神経堤の細胞より生じる（☞図2）.

C 自律神経

　自律神経には，平滑筋や腺に向かう遠心性線維と，内臓の痛みなどを伝える求心性線維がある．遠心性線維には，脳神経核に由来するものと脊髄側角に由来するものがある．

1 交感神経と副交感神経

▶ ほとんどの器官は交感神経と副交感神経の両者に支配され，両者は正反対の方向に作用する

　自律神経の遠心性線維は，中枢神経系を発し，交感神経節，副交感神経節を介して標的器官を支配している．**節前線維**とは，中枢神経系の脊髄側角および脳神経核の神経細胞の軸索である．交感神経節は交感神経幹など標的器官から離れたところにあるのに対し，副交感神経節は標的器官の近くにある．**節後線維**は交感神経節もしくは副交感神経節から器官に伸びる線維をいう．

　自律神経系の遠心性線維は交感神経と副交感神経とからなる（**図14**）．ほとんどの場合，両者が同一の器官に分布する．交感神経がある器官の働きを促進する場合には副交感神経はその器官の働きを抑制し，副交感神経がある

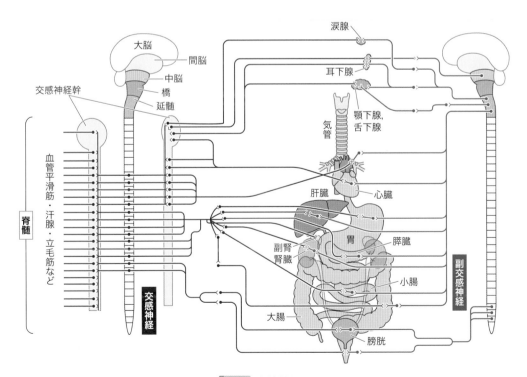

図14　自律神経系

耳下腺，顎下腺，舌下腺は唾液腺を構成する．

器官の働きを促進する場合には交感神経は抑制し, 相互に拮抗的に作用する. 各器官は, 交感神経系と副交感神経系の両方の受容体を発現している. 交感神経はアドレナリン受容体を活性化し, 副交感神経はムスカリン型アセチルコリン受容体*（ムスカリン受容体）を活性化する.

ただし, 皮膚の汗腺と唾液腺は例外である. 汗腺は交感神経の支配のみを受ける. また, 唾液腺は交感神経と副交感神経の両者の支配を受けるが, どちらも唾液分泌に促進的に働く.

交感神経が働きを促進する代表的な器官としては, 心臓や血管がある. 副交感神経が働きを促進する器官には消化器系がある.

a 交感神経の機能

胸髄, 腰髄の側角には交感神経の起始細胞がある. 起始細胞から脊髄前根を運動線維とともに出て交感神経節まで達する軸索は, 交感神経の節前線維といわれ, 神経伝達物質として**アセチルコリン**を分泌する. 交感神経節には**ノルアドレナリン**を産生する交感神経の節後神経細胞があり, 交感神経の節後線維を標的となる器官に伸ばす. ただし, 交感神経の支配のみを受ける汗腺では, 例外的に, ノルアドレナリンでなくアセチルコリンが節後線維から分泌される.

交感神経節は脊椎の両脇に脊髄と並行して走る交感神経幹を形成する（図14）.

交感神経の活性化により, 平滑筋や分泌腺の細胞に接する節後線維の神経終末からは**ノルアドレナリン**が分泌される. 分泌されたノルアドレナリンは, 諸器官の**アドレナリン受容体***を活性化する. 瞳孔は開き, 心臓の心拍数は増加し, 心筋の収縮力を上げ, 血管平滑筋は収縮する（例外として, 心臓の冠動脈は拡張する）. 血圧は上昇し, 手に汗をかき, 毛は逆立つ. 一方, 胃腸の運動は抑制され, 唾液の粘りが増し, 気管支は拡がり呼吸数は増え, 多量の酸素を消費する. 膀胱からの排尿も抑制される. 総合すると, 交感神経系の活性化は,「闘争と逃走（fight and flight）」と表現される.

血糖濃度が低い状態でも, 交感神経系の活性化が起こる. 膵臓に対しては α細胞（A細胞）を刺激してグルカゴンを増し, 肝臓での糖新生を促進して, 血中のブドウ糖濃度を上昇させる.

副腎に対しては, 副腎髄質に節前線維が直接入力しており, 交感神経系の活性化は副腎髄質からのアドレナリン分泌を増加させる. **アドレナリン**はノルアドレナリンに類似した構造を持ち, アドレナリン受容体を活性化する. アドレナリン受容体にはイオンチャネル型はなく, すべて代謝型受容体である.

b 副交感神経の機能

副交感神経の**節前線維**は, 脳神経では第Ⅲ脳神経と第Ⅶ脳神経と第Ⅸ脳神経の副交感神経性の脳神経核および第Ⅹ脳神経の脳神経核（☞表1）と, 仙髄の側角を発する. 仙髄側角は, 直腸や泌尿生殖器を支配する. 神経伝達物

***アセチルコリン受容体**
アセチルコリン受容体には, イオンチャネルを内蔵するイオンチャネル型受容体であるニコチン受容体と, Gたんぱく質を介した細胞内シグナル伝達機構（☞9章A-2a）を持つ代謝型受容体のムスカリン受容体の2種類がある. 交感神経節, 副交感神経節で発現しているのはニコチン受容体で, 副交感神経の標的器官である平滑筋や分泌腺に発現しているのはムスカリン受容体である.

***アドレナリン受容体**
Gたんぱく質を介した代謝型受容体で細胞膜に存在する. カテコールアミンであるアドレナリンとノルアドレナリンによって活性化される. α受容体とβ受容体に大別され, さらにβ受容体のサブタイプにはβ₁（心臓収縮力増加）, β₂（気管支の拡張）, β₃（脂肪細胞のリパーゼ活性化）がある.

質として**アセチルコリン**を分泌する．副交感神経節にはアセチルコリンを産生する副交感神経の節後神経細胞があり，副交感神経の**節後線維**を標的となる器官に伸ばし，標的器官のムスカリン受容体（ムスカリン性アセチルコリン受容体）を活性化する．

　副交感神経の活性化により，瞳孔は縮瞳し，唾液や涙や鼻汁の量は増す．心臓の心拍数の低下，血管の拡張，気管支の収縮がみられる．消化器の機能は全般に上昇し，唾液の量は増加し，腸の蠕動運動は高まり，膵臓からの膵液分泌，インスリン分泌も高まる．

　毒ガスのサリンなどによる有機リン中毒では，アセチルコリンの分解酵素が阻害され，副交感神経系の活動が過剰となる．

2 自律神経上行路

▶ 内臓痛覚など，内臓の感覚は自律神経上行路により中枢神経に伝えられる

　交感神経も副交感神経も，上述の運動性の線維に加え，感覚性の線維を含み，内臓器官の痛覚を伝える．脊髄神経では，体性神経の感覚神経と同様に，後根から脊髄に入る（☞ 12 章図 3）．

D 中枢神経系の血液循環

1 脳の動静脈

▶ 脳の動脈には，表面を走行する太い皮質枝と，皮質枝から分岐して脳内部に走行する細い穿通枝がある．脳の静脈は脳表面では動脈と並走し，くも膜を越えて硬膜内の静脈洞に集まる

　くも膜下腔には太い血管が走行しており（皮質枝），くも膜下出血ではここを走る動脈が破綻する．皮質枝はところどころ枝分かれして内部に細い血管を伸ばしている（穿通枝）．

a 動脈系
　脳は大動脈から分枝した動脈によって栄養される（☞ 5 章）．**内頸動脈**と，後方の左右の**椎骨動脈**が合流した脳底動脈が環状に吻合して**ウイリス（Willis）動脈輪**（大脳動脈輪）を形成し，脳を栄養する血管はウイリス動脈輪から枝分かれする．**中大脳動脈**などの太い動脈は脳の表面を走行し（皮質枝），ところどころで内部に侵入する細い動脈を出す（穿通枝）．

　内頸動脈は，右は大動脈弓→腕頭動脈→右総頸動脈→右内頸動脈，左は大動脈弓→左総頸動脈→左内頸動脈となり，頭蓋内に入る．

8

神経系，感覚器系

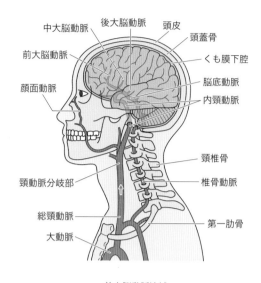

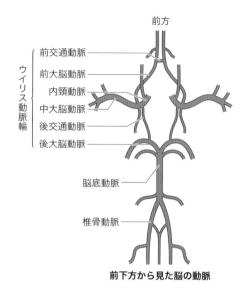

前下方から見た脳の動脈

脳動脈流域

図15　脳の動脈

　椎骨動脈は，左右とも鎖骨下動脈より分かれ，第6〜第1頸椎の横突起に開いた孔（横突孔）を上行し，脊髄とともに大後頭孔から頭蓋内に入り，小脳や脊髄へ行く動脈を分枝しつつ合わさって1本の脳底動脈となり，橋の腹側の表面を走行する．

　脳底動脈と左右の内頸動脈は後交通動脈により連絡し，左右の内頸動脈は，その枝の前大脳動脈の間の前交通動脈により連絡して，全体として下垂体を取り囲むように環状になったものが上述のウイリス動脈輪である（**図15**）.

　脳に入る4本の動脈（左右の内頸動脈，椎骨動脈）は相互に連絡があるので，流入する動脈の1本が途絶しても脳が虚血になることはない．しかし，ウイリス動脈輪から先の血管が詰まれば脳梗塞となり，その動脈が栄養していた領域は壊死する．脳の機能は局在しており（☞図4），梗塞となった領域によって，多彩な症状が現れる．例えば，左脳の一次運動野の障害では，錐体路が障害され，錐体交叉より下方では右半身の麻痺がみられ，左脳のブローカ運動性言語中枢の障害では発声ができない型の失語症（運動性失語）を起こす．脳幹部の梗塞が，呼吸中枢や血圧制御の中枢（血管運動中枢）に

及ぶと致死的となる．細い穿通枝の梗塞（ラクナ梗塞）は，明白な障害がみられないこともあるが，多発すると血管性認知症の原因となる．

　また，脳の血管は，高血圧に対し脆弱で，高血圧が持続すると血管中膜が変性する．高血圧だけでなく，遺伝的因子による血管の脆弱性に，飲酒や喫煙など脳血管の動脈硬化を促進する生活習慣が加わると動脈瘤が発生する．皮質枝に生じた動脈瘤が破裂するとくも膜下出血を起こす．脳内を走る脆弱な血管が破綻すると脳出血を起こす．先天的な脳動静脈奇形も脳出血やくも膜下出血の原因となる．

b 静脈系

　脳の静脈血は，脳表面の表在静脈から硬膜静脈洞という特殊な静脈に集められる．硬膜静脈洞は血管壁が硬膜でできた静脈で，硬膜内に約10本ある．脳脊髄液も，硬膜静脈洞へ突出した**くも膜顆粒**＊を通して，硬膜静脈洞に回収される．硬膜静脈洞は合流し，左右の内頸静脈となり，頭蓋底を出て，腕頭静脈から大静脈に注ぐ．

＊**くも膜顆粒**
くも膜は硬膜の静脈洞内部に向かって，くも膜顆粒という突起を形成し，脳脊髄液は静脈洞に吸収されることにより血液循環系に回収される．小脳の側面および下部の小孔での脳脊髄液の通過障害や，脳脊髄液の血液循環への回収の障害は，水頭症を引き起こす．

2 血液脳関門

▶ **脳の神経細胞は，毛細血管に直接は接しておらず，血液中の毒物などの直接の影響を免れる**

　脳の血管内皮細胞は互いに密に接しており，また毛細血管の周囲に神経細胞は存在しない．血管周囲に存在するのはグリア細胞のアストロサイトである．すなわち神経細胞は，血管内皮細胞を透過し，アストロサイトで処理された物質を受け取る．ドーパミン，ヒスタミン，GABAなどの神経伝達物質を皮下や静脈に注射してもほとんど脳に移行しないのは，この血管内皮細胞とアストロサイトのフィルターが働くためで，これは**血液脳関門**（blood brain barrier, BBB）と呼ばれる．脂肪酸も血液脳関門を通ることができないため，脂質は神経細胞のエネルギーとはならない[6]．ただし，視床下部は例外で，血液脳関門を欠き，血管内皮細胞間にも隙間がある．視床下部には様々な化学物質を直接検知する神経細胞が存在する．視床下部内側部にはブドウ糖を検知して活動が高まるグルコース受容ニューロンが存在する．一方，視床下部外側部にはブドウ糖により活動が低下するグルコース感受性ニューロンが存在する．

＊**ケトン体**
アセト酢酸，β-ヒドロキシ酪酸，アセトンの3者の総称．肝細胞のミトコンドリアでアセチルCoAがTCA回路で処理しきれず過剰になると生合成され，血液に放出される．神経細胞はアセト酢酸とβ-ヒドロキシ酪酸を受け取り，アセチルCoAに変換し，エネルギー源とする．

---

[6] 脂質の代謝物から作られるケトン体＊のアセト酢酸とβ-ヒドロキシ酪酸は血液脳関門，神経細胞の細胞膜，ミトコンドリアの外膜と内膜のいずれも透過し，神経細胞のエネルギーとなる．

コラム　高次脳機能

　出来事の記憶，芸術鑑賞，自我意識などのヒトに特有の高度な機能に脳は深く関与している．両側の海馬を除去すると出来事を記憶できなくなる．意識は，ワーキングメモリとして前頭葉外側部に展開される．脳幹から発するノルアドレナリン線維の活性化は注意に関係する機能を制御する．感情は，前頭葉内側部が担う．前頭葉切断手術（ロボトミー手術）は統合失調症における興奮を抑えたが，自発性が消失する深刻な副作用を生じた．恐怖は，扁桃体が関与する．快楽は，大脳基底核でドーパミンが関与し，ドーパミン受容体の阻害薬は快楽を抑える．抑うつは，セロトニンが関連する．脳内のセロトニン濃度を高める選択的セロトニン再取りこみ阻害薬（SSRI）は抗うつ薬として用いられる．食欲抑制薬のマジンドールは視床下部の満腹中枢を刺激する．覚醒剤に類似した作用をもち，使用は短期間に限られるべきである．ヒトは状況によって，自己の利益を抑えてでも，他者の利益や所属集団の利益を優先する．個人と他者や社会との間に生じた葛藤は，大容量の大脳が担う心の理論*を背景とした自我の働きにより調整されている．

> ＊心の理論
> 他者というものがいて，その人も自分と同じように考えたり感じたりする存在であると理解すること．チンパンジーとヒトで確認されており，共感や道徳感情の基盤をなす．

Ⓔ 感　覚

1 特殊感覚

> ▶ 特殊感覚には，嗅覚・視覚・味覚・聴覚・平衡覚がある

　特殊感覚は，体外からの各刺激情報（入力信号）を，各感覚受容器により受容される．嗅覚と味覚は化学物質，聴覚は音，視覚は光が刺激情報となる．刺激情報を受容した細胞は，電気的変化を生じ，神経へ情報を伝達する．末梢から中枢内伝導路を介し，大脳皮質の各感覚野に伝える（求心性）（**表3**）．

a 嗅　覚

　嗅上皮（鼻腔の上部）にある**嗅覚受容細胞**が鼻腔内に嗅線毛部を出し，匂い成分（化学物質）を受容する．嗅上皮ではボウマン腺と杯細胞から粘液が分泌される．匂い成分は粘液に溶けこみ，嗅線毛部に存在する受容体（Gたんぱく質共役型受容体*）に受容され，嗅覚受容細胞に**脱分極**を生じる．嗅覚受容細胞の軸索は嗅神経となり，篩板を通り，突出した大脳の一部である嗅球の中に入る．嗅球内で二次嗅覚神経とシナプスを作り，中枢へ情報を伝える（**図16**，**図17**）．

　ヒトは数万種類ある匂い物質を，約350種類の嗅覚受容体で認識している．1つの匂い物質はいくつかの嗅覚受容体に受容され，組み合わせによって匂いを判断している．また，匂い物質の持続的な存在は**順応**＊を起こす．

> ＊Gたんぱく質共役型受容体
> Gたんぱく質（グアニンヌクレオチド結合たんぱく質）と密接している受容体である．受容体に基質が結合するとGたんぱく質を活性化させ，近傍の酵素の活性を変化させる．

> ＊順応
> 匂い物質の存在が持続すると受容細胞の反応が弱まってしまい，匂いが分からなくなる．これを順応と呼ぶ．味覚でも同様のことが生じる．

|| 表3　特殊感覚

感覚	刺激物質	受容場所	受容細胞	感覚神経	大脳皮質の入力部位
嗅覚	化学物質	鼻腔上部の嗅上皮	嗅細胞	嗅神経（第 I 脳神経）	前頭葉嗅覚野
視覚	光	網膜	杆体細胞，錐体細胞	視神経（第 II 脳神経）	後頭葉一次視覚野
味覚	化学物質	舌の味蕾，口腔上部の軟口蓋	味細胞（II型細胞，III型細胞）	顔面神経（第 VII 脳神経），舌咽神経（第 IX 脳神経）	頭頂葉一次味覚野
聴覚	音	蝸牛内コルチ器	有毛細胞	蝸牛神経（内耳神経）（第 VIII 脳神経）	側頭葉一次聴覚野
平衡覚	重力	半規管，前庭器官（卵形嚢，球形嚢）	有毛細胞	前庭神経（内耳神経）（第 VIII 脳神経）	脳幹や小脳の伝達後，大脳皮質や脊髄へ

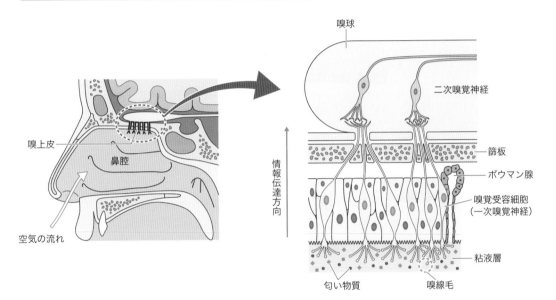

|| 図16　鼻腔，嗅神経周囲組織構造

嗅覚受容細胞の嗅線毛部

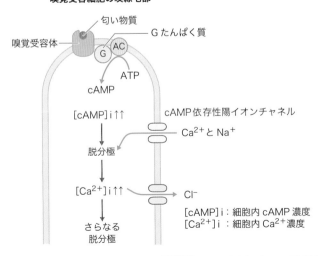

匂い物質の嗅覚受容体（G たんぱく質共役型受容体）への結合による G たんぱく質（G）の活性化を介し，アデニル酸シクラーゼ（AC）活性化により細胞内 cAMP 濃度上昇を引き起こす．cAMP 濃度の上昇により cAMP 依存性陽イオンチャネルが活性化され，Ca^{2+} と Na^+ の細胞外からの流入を引き起こし，嗅覚受容細胞が脱分極する．さらに Ca^{2+} 濃度上昇が Cl^- チャネルを活性化し，Cl^- を細胞外へ流出させ，さらなる脱分極を引き起こす．

[cAMP]i：細胞内 cAMP 濃度
$[Ca^{2+}]i$：細胞内 Ca^{2+} 濃度

|| 図17　嗅覚受容細胞での情報伝達

8

神経系，感覚器系

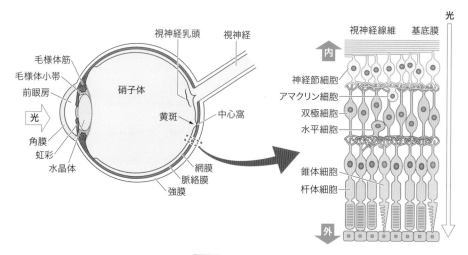

図18 眼の構造

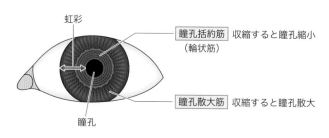

図19 瞳孔の調節

b 視　覚

1）眼の構造

　眼球壁は，外側から強膜・脈絡膜・網膜で構成されている（**図18**）．光は**角膜**，前眼房，**水晶体**，硝子体を通り，網膜に照射される．水晶体は**毛様体小帯**（毛様体線維）により**毛様体筋**とつながっている．硝子体はゲル状の組織である（99%が水分）．

　瞳孔はその大きさを**虹彩**により調節し，眼に入る光の量を調節している（**図19**）．虹彩は，平滑筋である瞳孔括約筋（副交感神経支配）と瞳孔散大筋（交感神経支配）で構成されている．光の量が少ない場合は瞳孔散大筋の収縮により瞳孔が開き（大きくし），多くの光が入る．光が強い場合は，瞳孔括約筋の収縮により瞳孔を小さくし，光の入る量を減らす．

2）光の眼球での屈折

　光は，角膜と水晶体で光の屈折を起こし，中心窩に光を集めることで，焦点が合うようになる．水晶体は毛様体の筋収縮や弛緩により厚みを変え，遠近のものでも像のピントを合わせることができる．近くのものを見るときは，毛様体筋の収縮により毛様体小帯が緩み，水晶体が厚くなることで，屈折を強め焦点を合わせる（**図20**）．

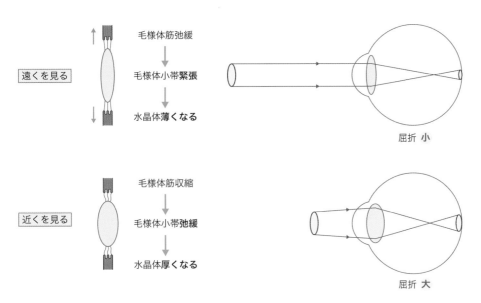

図20 水晶体の調節

3）網　膜

　眼球壁の最内層には網膜がある．網膜に存在する視神経が一部に集まり眼球を出ていく部分があり，これを**視神経乳頭**と呼ぶ．ここには視細胞が存在しない．そのため，この部分では，光を受容することができない．この部分は**盲点**とも呼ぶ．一方，眼球の後部耳寄りに**黄斑**と呼ばれるくぼんだ部位がある．その中心に**中心窩**があり，血管が少なく視細胞が密に存在している．

4）視細胞

　網膜上にある**視細胞**には**杆体細胞**（約１億個）と**錐体細胞**（数百万個）がある．杆体細胞と錐体細胞では感受性の違いがあり，杆体細胞の方が光に対する感受性が高い（弱い光を感知できる）．杆体細胞は主に明暗，錐体細胞は色[7]の認識を担っている．日中の光量では杆体細胞は飽和し明暗の区別がつかないが，錐体細胞で色の判別はできる[8]．

5）視物質

　視細胞は**視物質**を含む．杆体細胞の視物質は**ロドプシン**と呼ばれ，たんぱく質である**オプシン**と**レチナール（ビタミンA）**で構成されている．ロドプシンは光により分解され（**図21**），Gたんぱく質を活性化する．この活性がcGMPの産生を抑制することで，視細胞は**過分極**する．視細胞の情報は，双極細胞を通り，神経節細胞（視神経）に興奮を生じさせる．途中，水平細胞やアマクリン細胞の修飾を受ける．

---

[7] ヒトが色として認識できる光は，可視光と呼ばれる．波長が380 nmから780 nmの間の光を指す.
[8] 錐体細胞の視物質は，杆体細胞のオプシンと性質が異なるたんぱく質を持つ．430 nmの波長で最も活性化するもの（青錐体），530 nmで最も活性化するもの（緑錐体），560 nmで最も活性化するもの（赤錐体）の３種類がある（杆体細胞は500 nmで最も活性化する）.

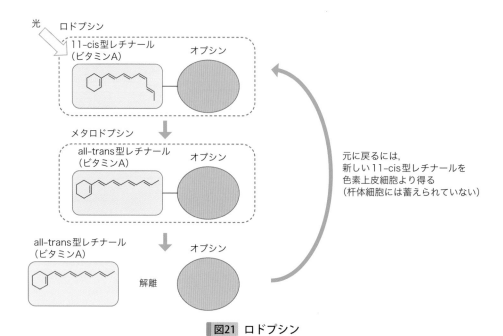

図21 ロドプシン

光の入力により，オプシンと結合しているレチナールの構造が変化する．11-cis 型レチナールが all-trans 型レチナールに変化することで，メタロドプシン（活性型）が形成される．元のロドプシンに戻るためには，11-cis 型レチナールとオプシンが新たに結合する必要があるが，杆体細胞内には備蓄されていないため，色素上皮細胞から供給される必要があり，回復に時間がかかる．ビタミン A の欠乏はロドプシン形成に影響する．

　網膜の鼻側の情報は，**視交叉**（しこうさ）の部分で左右の情報が入れ替わり，一次視覚野へ投影される（**図22**）．

c 味　覚

　ヒトの味覚には，塩味・酸味・甘味・苦味・旨味（うま）（**五基本味**）がある．これらの味物質は，味蕾内（みらい）に存在する味細胞にある各味覚受容体によって受容される．

　舌には茸状乳頭（じじょう），有郭乳頭（ゆうかく），葉状乳頭（ようじょう）という構造があり，これらの乳頭に**味蕾**が存在する（**図23**）．1つの味蕾内には約50個の味細胞が存在している．味細胞は4つの細胞に分類される．Ⅰ型細胞は支持細胞であり，他の細胞を保持する役目を担っている．Ⅱ・Ⅲ型細胞は味物質を受容し，Ⅳ型細胞は基底細胞*である．味覚を受容する細胞は先端の一部を味孔に出し，味物質を受容する．これにより味細胞は**脱分極**を生じ，味神経に情報を伝える．

d 聴　覚

　外耳・内耳・中耳の構造を**図24**に示す．音*は外耳道を通り**鼓膜**を振動させる．鼓膜で受容した振動は耳小骨（**ツチ骨，キヌタ骨，アブミ骨**の順）に伝わる．アブミ骨は振動を蝸牛内（かぎゅう）（前庭階と鼓室階）（ぜんていかい）のリンパ液に伝える．リンパ液を伝わる振動は，基底膜を振動させる．基底膜上には**蓋膜**（がいまく）（ゼラチ

＊基底細胞
Ⅰ～Ⅲ型細胞へと分化する細胞．

＊音
音とは空気圧の振動である．ヒトが認識できる音は20～20,000 Hz の範囲．周波数が低いと低い音，高いと高い音になる．圧の変化（強度）が小さいと弱い音，大きいと強い音になる．

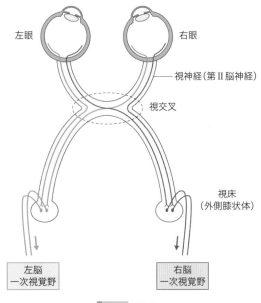

図22 視交叉

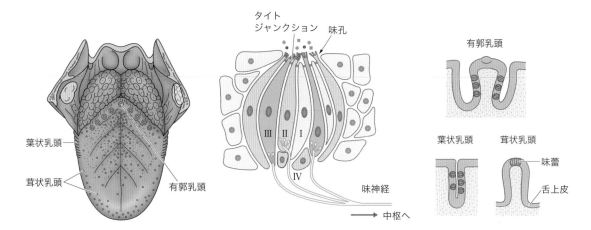

図23 乳頭，味蕾

ン様）に感覚毛が接している**有毛細胞**（外有毛細胞，内有毛細胞）が存在している．基底膜の振動により，膜と蓋膜間隔が狭くなり，感覚毛の屈曲を生じさせる．これにより，機械受容感受性 K^+ チャネルが開くことで細胞内に K^+ が流入し，有毛細胞が**脱分極**する（**図25**）．この脱分極により，神経伝達物質をシナプス間隙に放出し，神経に情報を伝える．

e 平衡覚

　平衡覚は**半規管**の膨大部と**卵形嚢・球形嚢**（**前庭器官**）で感知される（**図26**）．

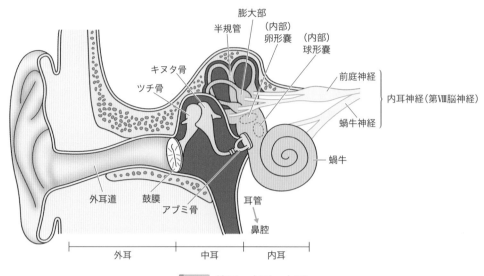

図24 外耳，中耳，内耳

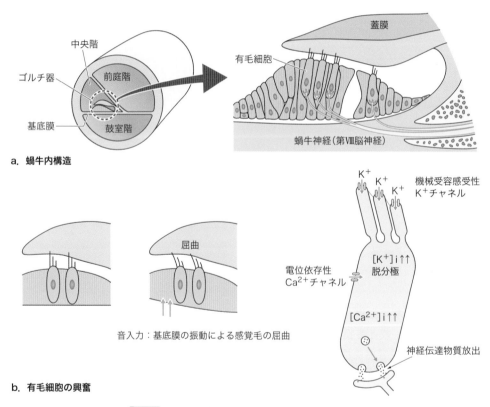

a. 蝸牛内構造

b. 有毛細胞の興奮

図25 蝸牛内構造（a）と有毛細胞の興奮（b）

各感覚毛の K⁺ チャネルはティップリンクという連結線維でつながっており，感覚毛の屈曲により K⁺ チャネルが開くことで，他の感覚毛の K⁺ チャネルも開く．機械受容感受性 K⁺ チャネルが開くことで，細胞外から K⁺ の細胞内流入を起こし，有毛細胞が脱分極を生じる．

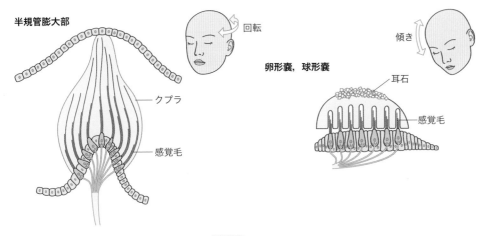

図26　平衡覚

　半規管の膨大部にはゼラチン様の構造のクプラがある．有毛細胞はクプラ内に感覚毛を伸ばしている．頭部の回転では，有毛細胞の感覚毛が動きにより取り残された内リンパ液により屈曲し，脱分極を生じ，神経に興奮を伝える．頭部の傾斜は，卵形嚢・球形嚢にある耳石にかかる重力の方向を変化させる．耳石の下にあるゼラチン状被膜内には，それぞれ有毛細胞の感覚毛が入りこんでおり，耳石の移動により，不動毛の屈曲を生じさせ，有毛細胞の脱分極が生じる．脱分極により神経伝達物質の放出が起こり，前庭神経[9]に情報が伝えられる．卵形嚢は水平の移動，球形嚢は垂直の移動に対応しており，ヒトの複雑な頭部の動きや姿勢に対する変化を感じ取ることができる（図26）．前庭神経の興奮は中枢へ伝えられ，身体の平衡を維持する．

💡 **コラム**　特殊感覚

　味覚や嗅覚は食欲や満足感を満たすためにも重要な感覚である．一方，これらの感覚は，自分を守るためにも重要となる．例えば，味覚において酸味は食べ物の腐敗，苦味は毒物を判断するのに重要である（甘味はエネルギー物質を含む物，塩味はミネラルを含む物の判断に重要となる）．匂いについても，腐敗に対する判断の材料になる．食べ物が腐敗しているかどうかを考えるとき，まずは匂いを嗅いでみるだろう．匂いに問題がない場合，味覚の判断が重要となる．おそらく多くの人が味覚と嗅覚を用い，腐敗しているものを体内に入れないように防衛しているだろう．

9　第Ⅷ脳神経（内耳神経）は，聴覚を伝達する蝸牛神経と平衡覚を伝達する前庭神経からなる．

② 体性感覚

> ▶ 深部感覚は筋や腱の伸展や関節の動きなどを感知する

　体性感覚には，**表在感覚**（皮膚感覚）と**深部感覚**がある（表在感覚については☞12章）．深部感覚は筋や腱の伸展，関節の動きなどを感知する．筋では，骨格筋の深部にある筋紡錘が伸展受容器として働く．筋や腱の伸展の状態や関節の動きの情報は小脳に伝えられる．小脳に伝えられた情報は，体のバランスなどを取るために使われる．

③ 内臓感覚

> ▶ 内臓感覚は器官の内容量などの変化を感知する

　内臓感覚は，器官などの内容量の変化など体内変化に伴う感覚であり，口渇感，悪心，空腹感，満腹感，便意，尿意，内臓痛などがある．例えば，尿意では，腎臓で生成された尿の膀胱への蓄積（膀胱容積の増加）が伸展刺激となり，膀胱壁にある求心性の神経線維が興奮し，脊髄を介して，膀胱壁の収縮と内尿道括約筋の弛緩を生じる（排尿反射）．同時に脳へも情報が伝えられる（尿意）．

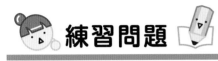 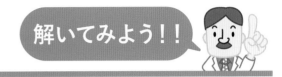

Q1 空欄に当てはまる語句を入れてみよう.

・中枢神経系は脳と（　①　）からなる.

・脳幹は，（　②　）と橋と延髄からなるが，間脳を含めることもある.

・軸索の活動電位は，（　③　）イオンが細胞外から細胞内へ流入して起こる.

・跳躍伝導では活動電位はランビエ絞輪でのみ発生し，（　④　）の部分を跳躍する.

・カテコールアミンは，ドーパミン，（　⑤　），アドレナリンの総称である.

・交感神経系の中枢は，胸髄と（　⑥　）の側角に存在する.

・副交感神経の中枢は第Ⅲ，第Ⅶ，第Ⅸ，（　⑦　）の脳神経核と仙髄の側角に存在する.

・交感神経系の節後線維の神経伝達物質は（　⑧　）である.

・ウイリス動脈輪には左右の（　⑨　）動脈が合わさった脳底動脈と，左右の内頸動脈が流入する.

・鼓膜に伝わった音は，耳小骨である（　⑩　），（　⑪　），（　⑫　）を順に振動をさせる.

・杆体細胞の視物質であるロドプシンは，（　⑬　）と（　⑭　）で構成されている.

Q2 脊髄の前根と後根の役割を説明してみよう.

Q3 神経伝達物質とはどういったものか，アセチルコリンなど神経伝達物質をできるだけたくさん挙げて説明してみよう.

Q4 脳の循環障害により左側大脳半球に脳梗塞が生じたときの症状を説明してみよう.

Q5 レチナール（ビタミンA）が欠乏すると，視物質にどのような影響があるか説明してみよう（図21を参照のこと）.

8

神経系，感覚器系

9 内分泌系

🔑 Key words

ホルモン，フィードバック機構，視床下部ホルモン，下垂体ホルモン，甲状腺ホルモン，カルシウム代謝調節，副甲状腺ホルモン，活性型ビタミンD，カルシトニン，線維芽細胞増殖因子23（FGF23），副腎皮質・髄質ホルモン，膵島ホルモン，グルカゴン，インスリン，ソマトスタチン，性腺ホルモン，テストステロン，女性ホルモン，インスリン抵抗性，摂食調節，アディポサイトカイン

📋 この章で学ぶこと ✏️

- 内分泌系は，成長，成熟，生殖機能，エネルギーの産生・利用，内部環境の維持に関わっている．
- ホルモンは，細胞膜にある受容体に結合するホルモンと，細胞内にある受容体に結合するホルモンに分類できる．
- ホルモンの分泌制御において，フィードバック機構が重要である．
- 副甲状腺ホルモンや活性型ビタミンD，カルシトニンなどにより，カルシウムイオン（Ca^{2+}）の腸管からの吸収，骨からの動員および腎臓からの再吸収がバランスよく行われ，血清 Ca^{2+} 濃度が調整されている．
- 膵臓の内分泌細胞は，混ざり合い塊状となって膵臓内に散在し，膵島（ランゲルハンス島）と呼ばれる．

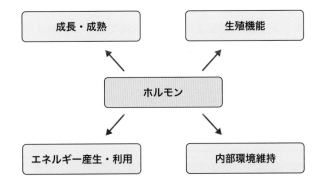

概略図 ホルモンの作用

Ⓐ ホルモンの分類，構造，作用機序

　元来，ホルモンは特定の内分泌細胞で合成された後，血液中に放出され，遠く離れた器官に作用する物質であると定義されてきた．これまでは，下垂体，甲状腺，副腎，性腺など特定の内分泌器官でホルモンが産生されると考えられていたが，最近，心臓，腎，脂肪組織など，これまで内分泌器官と考えられていなかった器官・組織からもホルモンが分泌されることが明らかになってきた．これらの「新規内分泌器官」も，様々なホルモンを分泌し，それらを介して精巧な生体制御を行っている．

1 ホルモンの分類

▶ ホルモンは産生器官，構造によって分類される

ⓐ 産生器官による分類

　ホルモンは産生部位によって，下垂体ホルモン，甲状腺ホルモン，副腎皮質ホルモン，副腎髄質ホルモン，消化管ホルモンのように分類される．

ⓑ 構造による分類

　ホルモンは，水に溶けやすいが油には溶けにくい水溶性ホルモンと，油には溶けやすいが水には溶けにくい脂溶性ホルモンに大別できる．水溶性ホルモンには，アミノ酸がつながってできたペプチドホルモンと，アミン*の構造を持つアドレナリンが含まれる．これらのホルモンは細胞膜を通過しにくく，細胞膜にある受容体に結合して作用する．

　脂溶性ホルモンには副腎皮質ホルモン，性ホルモンのようなステロイドホルモンがある．これらのホルモンは細胞膜を通過し，細胞内にある受容体と結合して作用する．アミノ酸の誘導体である甲状腺ホルモンは，細胞膜にあるトランスポーターによって細胞内に取りこまれ，ステロイドホルモンと同様の機序で作用する．ビタミンDは，必要量を体内で合成できず，摂取する必要があるという点から，ビタミンに分類される．しかし，一部は皮膚で合成された後，血中に移行し，離れた器官に作用するという点ではホルモンであり，脂溶性ホルモンに分類することもできる．

＊アミン
アミンとは，アンモニア（NH_3）の水素原子を炭化水素残基で置換した化合物の総称．ベンゼン核に2つの水酸基（−OH）をもつものをカテコール核というが，アドレナリンの産生系路では，チロシンがL−ドパになる段階でカテコール核ができる．以降ドーパミン，ノルアドレナリン，アドレナリンいずれに変換されても，カテコールを含むアミンの形は保たれるため，これらを総称してカテコールアミンと呼ばれている（☞図14）．

2 作用機序

▶ 細胞膜に存在する受容体（膜受容体）を介して作用する機序と，細胞内にある核内受容体を介して作用する機序に分けられる

ⓐ 膜受容体

　水溶性ホルモンが細胞膜上でそのホルモン受容体に結合すると，その受容体の構造が変化し，それが引き金となってホルモン作用が伝達される．**膜受**

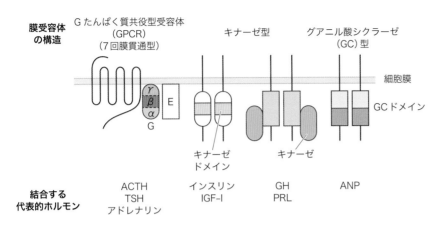

膜受容体の構造

Gたんぱく質共役型受容体（GPCR）（7回膜貫通型）　キナーゼ型　グアニル酸シクラーゼ（GC）型

細胞膜

E

G

キナーゼドメイン　キナーゼ　GCドメイン

結合する代表的ホルモン

ACTH　TSH　アドレナリン　　インスリン　IGF-I　　GH　PRL　　ANP

図1　膜受容体の構造

G：Gたんぱく質，E：エフェクターたんぱく質

容体は，**Gたんぱく質共役型受容体**（G-protein coupled receptor，**GPCR**），リン酸化酵素（キナーゼ）型，**グアニル酸シクラーゼ***（guanylate cyclase，GC）型に分けられる（**図1**）.

　GPCRは受容体たんぱく質が7回細胞膜を貫通する構造を持ち，細胞内にある受容体部分でGたんぱく質と結合している.**Gたんぱく質**はいわばスイッチであり，3つのサブユニットたんぱく質（α，β，γ）からできている. ホルモンが，細胞外にある受容体のホルモン結合部位に結合すると，Gαサブユニットが遊離し，種々のエフェクターたんぱく質に結合し，ホルモン刺激が伝達される. エフェクターたんぱく質は，cyclic AMP（cAMP），イノシトール三リン酸，カルシウムイオン（Ca^{2+}）などの量を変化させる. これらの量の変化により種々の細胞内たんぱく質のリン酸化[1]が起こり，ホルモン作用が伝達される（**図2**）. ホルモンを，細胞外からの情報を伝達する第1のメッセンジャーとするならば，cAMP，イノシトール三リン酸，Ca^{2+}などはホルモン刺激を受けて細胞内で情報を伝達する2番目のメッセンジャーであり，これらは**セカンドメッセンジャー**と総称されている. アドレナリンやグルカゴンなど多くのホルモンは，この様式で作用する. ホルモン以外に，甘味，旨味，苦味を感知する味覚受容体，光を感知する受容体（オプシン），匂いを感知する受容体もGPCRである（☞8章E）.

　キナーゼ型受容体は，1回細胞膜を貫通する受容体たんぱく質が二量体あるいは四量体を形成しており，細胞内の受容体たんぱく質部分がキナーゼ活性を持つものである. ホルモンが受容体に結合すると，受容体キナーゼは細胞内のたんぱく質をリン酸化させ，ホルモンの情報を伝達する. インスリン受容体がその代表である. その亜型として，キナーゼドメインが受容体たん

＊**グアニル酸シクラーゼ**
GTPを3',5'-環状GMP（cGMP）とピロリン酸へ変換する酵素. cAMPと同様，セカンドメッセンジャーとして作用するcGMPを産生する作用を持つ.

9

内分泌系

---

[1]　たんぱく質を構成するアミノ酸のうち，特定のアミノ酸がリン酸化されることにより，そのたんぱく質の機能が変化することが知られている. 特定のセリン，トレオニン，チロシンが，リン酸化酵素（キナーゼ）によってリン酸化されることが多い. この機構を介して，細胞内に入らないホルモンであっても，ホルモン作用が細胞内に伝達される.

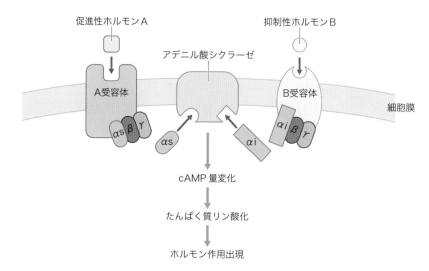

図2 アデニル酸シクラーゼをエフェクターたんぱく質とする G たんぱく質共役型受容体を介する情報伝達

A 受容体は促進性受容体であり，G たんぱく質は促進性αサブユニット（αs）を含む．A 受容体にホルモン A が結合すると，αs が離れ，エフェクターたんぱく質と結合し，cAMP 産生を増加させる．一方，B 受容体は抑制性受容体であり，抑制性αサブユニット（αi）を含む G たんぱく質が結合している．ホルモン B が B 受容体に結合すると，αi が遊離し，エフェクターたんぱく質の機能を抑制する．アデニル酸シクラーゼは cAMP を増加させる．cAMP は protein kinase A を活性化し，活性化された protein kinase A は，他の様々なたんぱく質リン酸化酵素を活性化し作用を伝達する．

ぱく質にはなく，受容体が細胞内で別のキナーゼたんぱく質と結合して作用が伝達されるものもある．多くのサイトカインや成長ホルモンの受容体はこれに属する（サイトカイン受容体型の受容体；**図1** キナーゼ型右）．

　GC 型受容体は，受容体たんぱく質が1回細胞膜を貫通する構造を持つ．単量体は不活性型であるが，二量体となると活性型となる．細胞内の受容体部分がグアニル酸シクラーゼ活性を持っており，cGMP（cyclic guanosine monophosphate）*を増加させることによって情報を伝達する．心房性ナトリウム利尿ホルモン（ANP）受容体が代表である．

b　核内受容体

　ステロイドホルモン*や甲状腺ホルモンなどの脂溶性ホルモンは細胞膜を通過し，細胞質内にある核内受容体たんぱく質と結合し，ホルモン受容体複合体になる．ホルモン受容体複合体は核内に移行し，ゲノム DNA 上の特定の塩基配列を認識し結合する．あるいは，すでに核に存在する核内受容体に結合し，同様に作用する．ホルモン受容体複合体は**転写因子***として作用し，結合した部位が制御する特定の遺伝子の発現を調節する．この遺伝子から転写された mRNA は核外に移行し，たんぱく質に翻訳される．これにより細胞の性質が変化し，ホルモン作用が生じることになる．甲状腺ホルモン，副腎皮質ホルモン，性ホルモン，ビタミン D はこのようにして作用する（**図3**）.

* **cGMP**
グアニル酸シクラーゼによって GTP より合成される．cAMP と同様に，セカンドメッセンジャーとして作用する．

***ステロイドホルモン**
ステロイド骨格を構造に持つホルモンを総称している．副腎皮質ホルモン，男性ホルモン，女性ホルモンなどが含まれる．

***転写因子**
DNA 上の転写を制御する領域に結合し，DNA の遺伝情報に基づき mRNA を合成する過程（転写）を促進あるいは抑制する因子をいう．

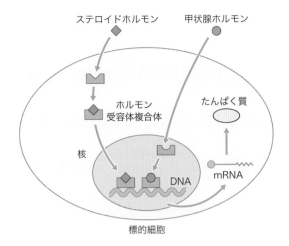

ステロイドホルモン　　甲状腺ホルモン

ホルモン
受容体複合体

たんぱく質

核

DNA

mRNA

標的細胞

図3　核内受容体の作用機構

Ⓑ ホルモン分泌の調節機構

　ペプチドホルモンは一般のたんぱく質と同様に，粗面小胞体で合成された後，ゴルジ装置で分泌小胞に閉じこめられ，プロセシング*を受けながら細胞膜に移動し，開口分泌*により分泌される．細胞周囲の環境変化，内分泌性，神経性の調節により，この放出は調節されており，調節性分泌と呼ばれている．このような分泌調節の中でも，フィードバック機構を理解することが重要である．

１ フィードバック機構

▶ フィードバック機構によりホルモン分泌は調節されている

　ホルモンは様々な生理作用を発揮するが，その作用に過不足がないように，ネガティブフィードバック機構により調節されている．分泌されたホルモンは標的器官に作用すると，標的器官は別のホルモンを分泌したり，あるいは生体内の環境を変化させることによって上位のホルモン分泌を抑制する（**図4-a**）．

　視床下部下垂体系では，このフィードバック機構が2つ重なり，**下垂体ホルモン**によって分泌されたホルモンが，下垂体ホルモン分泌だけでなく，視床下部にも作用して**視床下部ホルモン**分泌も抑制する仕組みとなっている（**図4-b**）．甲状腺ホルモンを例にとると，甲状腺ホルモン分泌が過剰になると，甲状腺ホルモンは下垂体に作用し，甲状腺刺激ホルモン（thyroid stimulating hormone，TSH）を抑制する．また，視床下部にも作用し，甲状腺刺激ホルモン放出ホルモン（TSH-releasing hormone，TRH）分泌を抑制し，その結果，TSH分泌は低下し，甲状腺ホルモン分泌は低下することになる．

＊**プロセシング**
機能をもつ成熟したたんぱく質になるためには，翻訳後正しく折りたたまれ，たんぱく質によっては一部切断されたり，化学修飾を受けたりする必要がある．これらの過程をいう．

＊**開口分泌**
たんぱく質やペプチドホルモンなどは分泌小胞の中に存在し，細胞膜まで運ばれる．そこで，分泌小胞の膜は細胞膜に融合し，融合点に孔が開いて内容物だけが細胞外に放出される．この分泌様式をいう．

9

内分泌系

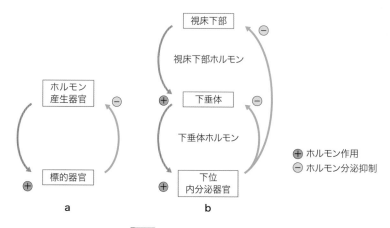

図4 フィードバック機構

　同様の機構はコルチゾール分泌も調節している．また，レニン-アンジオテンシン-アルドステロン系（RAAS），血漿浸透圧とバソプレシン分泌，血中 Ca^{2+} 濃度と副甲状腺ホルモン（parathyroid hormone，PTH）分泌の関係でも，フィードバック機構を意識することが重要である．

Ⓒ 視床下部・下垂体ホルモン

　下垂体ホルモン分泌は，主に**視床下部ホルモン**によって調節されている．様々な環境変化やストレスは視床下部に集約され，視床下部ホルモンの変動を介して下垂体ホルモン分泌に影響を及ぼしている．

１ 視床下部ホルモン

▶ 下垂体門脈に放出され，下垂体ホルモンの産生分泌を調節する

　視床下部は，体温調節，摂食，飲水，性行動などの中枢であるが，内分泌系の中枢でもある．下垂体ホルモンの産生分泌は視床下部神経細胞で産生された視床下部ホルモンによって調節されている．特定の視床下部ホルモンを産生する細胞は特定の神経核*に局在し，産生された視床下部ホルモンは軸索を通って運ばれ，正中隆起の毛細血管に分泌される．分泌された視床下部ホルモンは**下垂体門脈**を通って下垂体前葉に達し，下垂体ホルモンの産生・分泌を調節する（**図5**）．

　下垂体ホルモン産生・分泌を促進する視床下部ホルモンとして，副腎皮質刺激ホルモン放出ホルモン（corticotropin-releasing hormone，**CRH**），甲状腺刺激ホルモン放出ホルモン（**TRH**），成長ホルモン放出ホルモン（growth hormone-releasing hormone，**GHRH**），性腺刺激ホルモン放出ホルモン（ゴナドトロピン放出ホルモン，gonadotropin-releasing hormone，**GnRH**）[2] が

*神経核
脳内では，同様の機能を有する神経の細胞体が集団を形成していることが多い．その集団を神経核という．

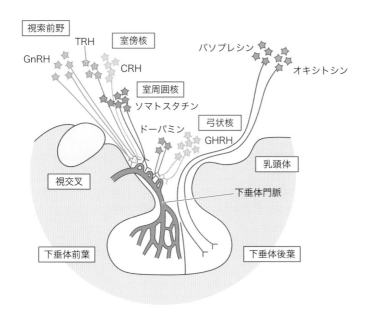

図5　視床下部-下垂体系

表1　視床下部ホルモン-下垂体ホルモン-標的ホルモン（標的器官）の対応関係

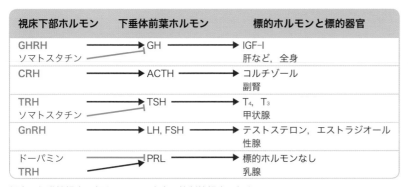

視床下部ホルモン	下垂体前葉ホルモン	標的ホルモンと標的器官
GHRH ソマトスタチン	GH	IGF-I 肝など，全身
CRH	ACTH	コルチゾール 副腎
TRH ソマトスタチン	TSH	T_4, T_3 甲状腺
GnRH	LH, FSH	テストステロン，エストラジオール 性腺
ドーパミン TRH	PRL	標的ホルモンなし 乳腺

緑字：促進性視床下部ホルモン，赤字：抑制性視床下部ホルモン
➡：分泌亢進，⊣：分泌抑制

ある．下垂体ホルモン産生・分泌を抑制する視床下部ホルモンとして，**ソマトスタチン**，**ドーパミン**がある．視床下部ホルモンとそれらが制御する下垂体ホルモン，およびその下垂体ホルモンが調節する標的ホルモンと標的器官を**表1**に示す．ドーパミンはチロシンから一連の酵素反応によって産生されるアミンであるが（**図14**），それ以外の視床下部ホルモンはペプチドホルモンである．

　バソプレシン（ADH），**オキシトシン**も視床下部ホルモンであるが，これらを産生する神経細胞の軸索は下垂体後葉に達し，そこで毛細血管に分泌さ

---

[2]　LH-releasing hormone（LHRH）とも呼ばれるが，最近は GnRH と呼ばれることが多い．当初，LH 分泌を促進するペプチドとして同定されたためこの名前がある．

■表2　視床下部ホルモンとその作用

名称	作用
CRH	ACTH 分泌促進，その結果，主にコルチゾール分泌亢進による効果が出現
TRH	TSH，PRL 分泌を促進，TSH を介して甲状腺機能を亢進
GHRH	GH 分泌を促進，GH 作用を介し，身体成長の制御，代謝作用
GnRH	LH，FSH 分泌を促進，性腺機能を調節，性成熟に影響
ソマトスタチン	GH 分泌を抑制し身体成長に影響，TSH 分泌も抑制
ドーパミン	PRL 分泌を抑制，乳汁産生分泌抑制
バソプレシン(ADH)	腎における水再吸収促進，血管収縮
オキシトシン	分娩時の子宮筋収縮促進，射乳促進

ACTH：副腎皮質刺激ホルモン，PRL：プロラクチン，LH：黄体形成ホルモン，FSH：卵胞刺激ホルモン，GH：成長ホルモン

れ，循環血中に移行し作用する.

　視床下部ホルモンの主な作用については，**表2**に示す.

② **下垂体ホルモン**

> ▶ 6種の下垂体ホルモンの分泌は，視床下部ホルモン，フィードバック機構，ストレス，栄養素などによって調節されている

ⓐ **前葉ホルモン**

　下垂体は前葉と後葉に分けられる. 5つの前葉細胞から6種の下垂体ホルモンが分泌される. いずれも膜受容体に結合し，効果を発揮する.

1）副腎皮質刺激ホルモン（adrenocorticotropic hormone，ACTH）

　ACTH は副腎皮質に作用して種々の副腎皮質ホルモン産生を亢進させ，とくにコルチゾール分泌を増加させる. ACTH の分泌は主に CRH により促進されるが，バソプレシンによっても促進される. また，感染・外傷や低血糖などの身体的ストレス，不安・抑うつなどの精神的ストレス，神経伝達物質も，これらの視床下部ホルモンを介して ACTH 分泌を促進する（**図6**）. CRH は脈動的分泌*をするが，これに対応して ACTH も脈動的に分泌される. この ACTH 分泌は明け方から高まり，日中は高く，夜間には低下し，午後11時から午前3時頃に最低となる日内変動を示す.

*脈動的分泌
急激に増加し，急に分泌が低下するスパイク状の分泌のこと.

2）甲状腺刺激ホルモン（thyroid stimulating hormone，TSH）

　TSH は α サブユニットと β サブユニットからなる二量体であり，α サブユニットは黄体形成ホルモン（LH），卵胞刺激ホルモン（FSH）と共通している. β サブユニットがそれぞれのホルモンの特異性を生み出している.

　TSH 分泌は **TRH** によって促進され，**ソマトスタチン**によって抑制される. 下垂体から分泌された TSH は**甲状腺濾胞細胞**にある TSH 受容体に結合して，甲状腺ホルモンの産生・分泌を促進する. 活性のある甲状腺ホルモンにはサイロキシン（thyroxine，T_4）とトリヨードサイロニン（triiodothyronine，T_3）があるが（☞本章 D），視床下部，下垂体において T_4 は T_3 に変換され，

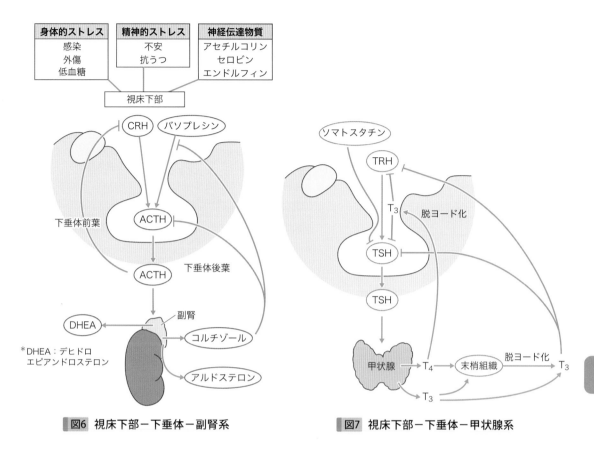

図6 視床下部－下垂体－副腎系

図7 視床下部－下垂体－甲状腺系

9

内分泌系

それぞれ TRH, TSH の分泌を抑制する. このフィードバック機構により, 甲状腺ホルモン分泌が亢進すると TSH 分泌は抑制されることになる（**図7**）.

3）成長ホルモン（growth hormone, GH）

下垂体からの **GH** 分泌は, **GHRH** によって促進され, **ソマトスタチン**によって抑制される. GH 分泌は栄養素, 栄養状態によって影響を受ける. 血中グルコースの急激な低下は視床下部を介して作用し, GH 分泌を促進する. 逆にグルコースの上昇は GH 分泌を抑制する[3]. 低栄養状態では血中 GH は上昇し, 肥満者では低下している[4]. また, 入眠直後には GH 分泌は亢進する一方, REM 睡眠期には抑制される. ストレスや運動は一般には GH 分泌を促進する. これらの様々な因子は, 主に視床下部に作用し, GHRH およびソマトスタチンの分泌に影響を及ぼした結果, GH 分泌に影響を及ぼすと考えられている（**図8**）.

放出された GH は, 主に肝細胞の GH 受容体に作用し, insulin-like growth factor-I（**IGF-I**）の産生・分泌を亢進させる. GH 受容体は受容体自身にキナーゼ活性がないサイトカイン受容体型の受容体である. 血液中の IGF-I

---

[3] グルコースによる抑制はきわめて強力であるが, 腫瘍細胞からの GH 分泌に対しては抑制が不十分である. このことは, GH 産生細胞が腫瘍化した疾患である先端巨大症の診断に利用されている.

[4] 栄養状態のよい人では血中 IGF-I が高く, GH 分泌にフィードバックをかけている.

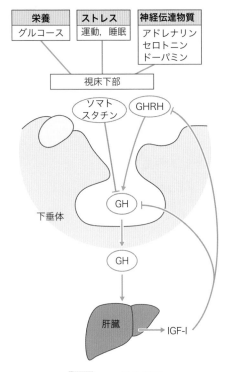

図8 GH 分泌調節

表3 成長ホルモンの作用

作用の場	作用	結果
代謝	血糖↑ 遊離脂肪酸↑ 血漿アミノ酸↓ 血漿尿素↓	
軟骨細胞	アミノ酸取りこみ↑ たんぱく質合成↑ DNA, RNA 合成↑ コンドロイチン硫酸↑ コラーゲン↑ 細胞数, サイズ↑	身長増加
筋肉	グルコース取りこみ↓ アミノ酸取りこみ↑ たんぱく質合成↑	除脂肪体重増加
脂肪組織	グルコース取りこみ↓ 脂肪分解↑	脂肪量減少
その他の器官	たんぱく質合成↑ DNA, RNA 合成↑ 細胞数, サイズ↑	器官重量増加 器官機能亢進

の約 70% は肝臓に由来し，IGF–I は種々の細胞の増殖を促進する．肝臓以外に，筋肉，骨，脂肪組織を始め，種々の細胞に対して GH は直接，IGF–I を介さずに作用する．同時に局所で IGF–I を産生し，その IGF–I を介して効果を発揮する．局所 IGF–I と GH の協調作用の存在も知られている．

　成長期に GH は骨端軟骨細胞を増殖させ身長を伸ばす．成長には必須のホルモンであり，欠損すると低身長となる．成人においても，欠損すると体組成の変化（筋肉量の減少，脂肪の増加）が生じるほか，抑うつなど精神心理的にも影響を及ぼし，成人期でも必要なホルモンである（**表3**）．

4）プロラクチン（prolactin, PRL）

　PRL は GH に類似しており，その受容体も GH 受容体に似ている．女性において乳腺を発達させ，乳汁産生を促進することが PRL の作用であるが，男性における作用については不明である[5]．

　他の下垂体ホルモンと異なる点は，抑制性の視床下部ホルモンである**ドーパミン**の作用が，促進性の視床下部ホルモンである **TRH** の作用より強く，通常，PRL 分泌は抑制状態にあるということである．

　一方，妊娠中には血漿 PRL 濃度は上昇する．これは，妊娠中に増加した**エストロゲン**が PRL 産生細胞を肥大させ，*PRL* 遺伝子の転写を促進するた

---

[5] 下垂体ホルモン産生細胞の 15% は PRL 産生細胞であり，2 番目に多いことから，男性でも何か作用があるに違いないと思われる．ネズミでは，母性行動のみならず父性行動の発現にも関与しているという報告がある．また，骨や免疫系に作用するという報告もある．

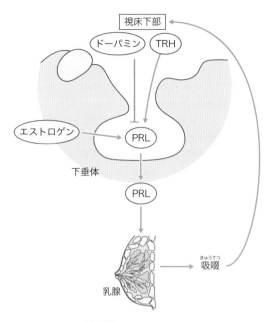

図9　PRL 分泌調節

めである．また，乳児が母親の乳頭を吸啜すると，その刺激は神経性に視床下部に伝達され，さらに PRL 分泌を促進する．これらの仕組みは，授乳ということから考えると，きわめて目的にかなった仕組みである（**図9**）．

5）ゴナドトロピン（gonadotropin）

卵胞刺激ホルモン（follicle stimulating hormone, FSH）と黄体形成ホルモン（luteinizing hormone, LH）はあわせて**ゴナドトロピン**と呼ばれている．FSH と LH は同一の細胞で産生される（片方しか産生しない細胞も存在する）．視床下部ホルモンである GnRH はパルス状に分泌され，そのパルスの間隔が短いときは LH が，長いときは FSH が優位に分泌される．FSH の血中半減期は 3～4 時間であるが，LH の半減期は短く，GnRH のパルス状分泌に対応した LH 分泌が認められる．

男性では，**FSH** は精巣の**セルトリ細胞**（☞ 10 章 A-**3** ⓐ）への作用を介して精子形成を促進する．また，インヒビン*合成を誘導する．**LH** は精巣の**ライディッヒ細胞**（☞ 10 章 A-**3** ⓑ）に作用して，テストステロンの合成分泌を促進する．

女性では，LH と FSH は共同して卵胞に作用し，エストロゲンとプロゲステロンの産生を促進する（☞本章 H-**2**）．エストロゲンはゴナドトロピン分泌を抑制する（ネガティブフィードバック）が，排卵の直前の時期のみポジティブフィードバック制御が作動する．このエストロゲンのポジティブフィードバックにより LH 分泌は著しく亢進し（**LH サージ**），その結果，排卵が起こる（☞ 10 章）．

＊**インヒビン**
インヒビンは細胞増殖や分化などに影響を及ぼす transforming growth factor（TGF）β ファミリーの一員であり，下垂体に作用し FSH 産生を抑制する．インヒビンは卵巣でも産生され，エストロゲンとは独立して FSH 産生を抑制する．

コラム kiss は生殖を調節する

　エストロゲンは通常，GnRH 分泌にネガティブフィードバックをかけ，その結果，ゴナドトロピン分泌は低下する．しかし，排卵を誘発する LH の大量分泌（LH サージ）は，エストロゲンのポジティブフィードバックにより生じる．最近，GnRH 分泌を調節するペプチドである kisspeptin が注目されている．

　ペンシルバニア州立大学の研究グループは，腫瘍転移抑制能を持つ遺伝子をクローニングした．仮の抑制遺伝子配列を意味する interim suppressor sequence の頭文字である iss に加えて，キスチョコレートで有名なハーシー社があるペンシルバニア州ハーシーに大学があるため，遊び心から k を加えて *Kiss* 遺伝子と命名された．実際，この *Kiss1* 遺伝子の産物であるこのペプチドは，GPCR の 1 つである GPR54 に結合し，腫瘍転移（metastasis）抑制作用を持つ．この事実は日本人の研究者によって見出され，腫瘍転移にちなんでメタスチンと命名された．これにやや遅れて，ベルギーのグループによって，やはり GPR54 に結合することが見出され，このペプチドは *Kiss1* 遺伝子産物であったので，kisspeptin と命名された．

　ところがその後，このペプチドは，生殖内分泌においてきわめて重要なペプチドであることが分かってきた．kisspeptin 産生細胞は視床下部では前腹側室周囲核と弓状核に存在し，弓状核で kisspeptin はパルス状に分泌され，GnRH のパルス状分泌を制御している．一方，前腹側室周囲核の kisspeptin はエストロゲンによって分泌が増加し，その結果 GnRH 分泌が亢進，その増加した GnRH により LH サージが生じることが分かってきた．さらに，男性における kisspeptin の役割や，エストロゲンによる kisspeptin の発現調節機構の神経核による違いも明らかになってきた．

　通常，科学上の発見では最初に発見した研究者の命名が尊重されることが多い．しかし，偶然ではあるが，この絶妙なネーミングのため，今やこのペプチドは kisspeptin と呼ばれるようになっている．

b 後葉ホルモン

1）バソプレシン（抗利尿ホルモン，antidiuretic hormone，ADH）

　バソプレシンは視床下部ホルモンの 1 つであり，視床下部の室傍核にある細胞で産生され，軸索を通って下垂体後葉に達し，そこで血中に放出される．血漿浸透圧が上昇すると，視床下部の浸透圧受容器が反応し，バソプレシン分泌を亢進させる．分泌されたバソプレシンは集合管に働き，水の再吸収を亢進させる．その結果，血漿浸透圧は低下し，バソプレシン分泌は低下する．この仕組みは，血漿浸透圧が 1〜2％程度上昇するだけでも作動する．

　循環血液量が減少しても，バソプレシン分泌は亢進する．これは大動脈や頸動脈にある圧受容器を介するものであるが，この調節は血液量が 10％程度減少しないと作動しない．しかし，いったん作動すると強力にバソプレシン分泌を亢進させる．バソプレシンは血管を収縮させる作用を有し，水の再吸収促進作用とあいまって，体液量の保持，血圧維持に作用する．バソプレ

シンは単に尿を濃縮するホルモンでなく，血液量・体液量を保持するホルモンであると捉えると，その作用は理解しやすい．

　他に疼痛，情動ストレス，悪心などもバソプレシン分泌を促進する．一方，エタノールはバソプレシン分泌を阻害する．

2) オキシトシン

　オキシトシンも視床下部ホルモンであり，バソプレシンと同様，視床下部で産生され，下垂体後葉から分泌される．オキシトシンは子宮筋を収縮させ，分娩時に胎児娩出促進に関与するといわれている．また，乳児が母親の乳頭を吸啜すると，その刺激は神経を介して，視床下部室傍核，視索上核に達し，オキシトシンの産生分泌が増加する．分泌されたオキシトシンは乳腺腺房の筋上皮細胞を収縮させ，乳汁の乳頭からの射出を促進する．

Ⓓ 甲状腺ホルモン

① 甲状腺の構造

▶ **甲状腺は濾胞構造を持ち，濾胞内で甲状腺ホルモンを合成し，貯蔵する**

　甲状腺は，気管の前面，輪状軟骨のやや下方に位置する．重量は 20 g 程度で，蝶のような形をしており，左右の羽にあたる部分を左葉・右葉，その間の狭くなっている部分を峡部という．内部を顕微鏡で観察すると，濾胞細胞により周囲が囲まれた内腔にコロイド*の形で甲状腺ホルモンが貯蔵され，濾胞構造という特徴的な構造がみられる．濾胞の周囲には，毛細血管があり，ホルモンの材料の供給，ホルモン分泌に良好な環境となっている．また，濾胞の近傍には傍濾胞細胞があり，カルシトニンが分泌される[6]．

> **＊コロイド**
> 甲状腺濾胞腔でサイログロブリンはヨード化され，これらを高濃度に含む液体が濾胞腔に貯蔵されている．この液体を指す．

② 甲状腺ホルモンの産生

▶ **甲状腺濾胞細胞はヨウ素を能動輸送し，甲状腺ホルモンを合成・分泌する**

　甲状腺濾胞細胞は，ヨウ素を能動的に取りこむトランスポーターを持っている．このトランスポーターは，ナトリウムイオン（Na^+）とヨウ化イオン（I^-）をともに輸送するので，**Na^+-I^-共輸送体**と呼ばれている[7]（図 10-A）．甲状腺に取りこまれたヨウ素は，甲状腺に特異的なたんぱく質である**サイロ**

---

[6] 傍濾胞細胞からは，甲状腺ホルモンとまったく異なったペプチドホルモンであるカルシトニンが分泌される．ヒトでは，カルシトニンの Ca 代謝における生理的意義は明確ではない．

[7] 原子力発電所の事故により甲状腺がんの発症が心配されているのは，ウランの核分裂により生じた放射性ヨウ素が，甲状腺に取りこまれるためである．このような場合は，ヨウ素を大量に服用するとよい．Na^+-I^-共輸送体による放射性ヨウ素の取りこみが抑えられる．

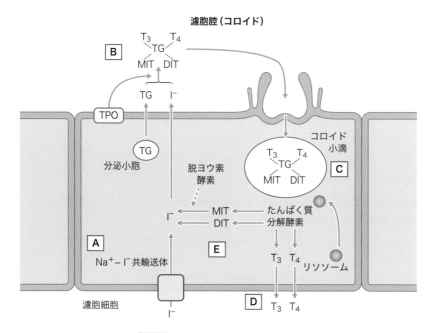

図10 甲状腺ホルモン産生機構
TG：サイログロブリン，TPO：甲状腺ペルオキシダーゼ

グロブリン[8] に取りこまれ，そこで甲状腺ホルモンができる.

　濾胞細胞内で産生されたサイログロブリンは，濾胞細胞から濾胞に分泌される. 濾胞内で，サイログロブリンの特定のチロシンにヨウ素が結合する. **甲状腺ペルオキシダーゼ**（thyroid peroxidase，TPO）[9] は濾胞側の濾胞細胞膜に存在し，ヨウ素を酸化し，同時にチロシンに結合させる反応を触媒する. この結果，チロシンにヨウ素が1個結合したモノヨードチロシン（MIT），2個結合したジヨードチロシン（DIT）ができる. ヨード化されたチロシンの縮合反応も，TPOによってサイログロブリン上で行われる. DITがもう1分子のDITと縮合すればT_4が，DITとMITが縮合すればT_3ができる（**図10-B**）.

　サイログロブリンはヨード化された後，コロイドとして濾胞内に貯蔵される. 甲状腺ホルモンが血中に分泌されるためには，サイログロブリンから切り離される必要がある. 濾胞細胞は濾胞内腔からコロイドの一部を取りこむ（**図10-C**）. コロイドを含む小滴は細胞内でリソソームと融合し，リソソーム内のたんぱく質分解酵素によりT_4，T_3がサイログロブリンから遊離，これが細胞外に分泌される（**図10-D**）. T_4に比べてT_3の活性は高いが，通常，甲状腺内のT_4とT_3の量比は$10：1$である. T_4は分泌された後，甲状腺ホルモンが作用する器官でT_3に変換され，機能する. T_4は高い活性を持つT_3

---

[8] 甲状腺に慢性の炎症が起こる橋本病では，サイログロブリンに対する自己抗体が出現しやすく，診断の参考になる.

[9] 橋本病ではTPOに対する自己抗体が出現しやすく，診断の参考になる.

のプロホルモン（ホルモン前駆体）であると考えられる．縮合しなかった MIT や DIT も，サイログロブリンからたんぱく質分解酵素によって遊離した後，さらに脱ヨウ素酵素によってヨウ素が外され，ヨウ素は甲状腺ホルモン合成に再利用される（**図 10-E**）．

③ 甲状腺ホルモンの分泌調節

▶ **甲状腺ホルモンの産生分泌は TSH によって促進され，甲状腺ホルモン自身によって抑制される**

　甲状腺ホルモンの産生分泌は TSH によって促進され，血中に分泌された甲状腺ホルモンは TSH・TRH 分泌を抑制し，甲状腺ホルモン量が過不足なく維持されるように調節されている．フィードバック調節の典型である．

　ヨウ素は甲状腺ホルモン合成のため必須の元素であり，ヨウ素量によっても甲状腺ホルモン産生は影響を受ける．食事摂取基準（2015年版）によれば，推定平均必要量は 95 μg/日，推奨量は 130 μg/日となっている．昆布などをよく摂取する日本人のヨウ素摂取量は 1〜3 mg/日と推定されており，十分な量を摂取している．ヨウ素摂取量が増加すると甲状腺ホルモン合成量も増加するが，2 mg を超えるとヨウ素の取りこみや甲状腺ホルモン合成を逆に抑制し，甲状腺ホルモン産生は正常レベルまで低下する．

④ 甲状腺ホルモンの作用

▶ **酸素消費量を増加させ，基礎代謝を亢進させる**

　血液中に放出された甲状腺ホルモンはほとんどすべてたんぱく質と結合して運ばれる．約70%の甲状腺ホルモンはサイロキシン結合グロブリン（thyroxine-binding globulin，**TBG**）と結合し，残りはトランスサイレチン*，アルブミンと結合している．結合たんぱく質は，甲状腺ホルモンを長く循環血液中に留まらせる役目を果たしており，甲状腺機能が急激に変動しないようにする緩衝作用を果たしている．

　甲状腺ホルモンは全身の器官に影響を及ぼす．甲状腺ホルモンの基本となる作用は，各組織で酸素消費量を増加させ，基礎代謝率を上昇させることである．このため，熱産生が増加し，体温も上昇する．しかし，甲状腺ホルモンの作用によって，皮膚血流量，発汗も増加し，体温上昇の程度は軽微である．

　酸素消費量を増加させるためには，組織への酸素供給量も増加させる必要があるが，甲状腺ホルモンは心拍出量を増加させる作用も有している．この作用は，甲状腺ホルモンがアドレナリン受容体数を増加させた結果，アドレナリンやノルアドレナリンの作用が増強することによる．

　また，甲状腺ホルモンはエネルギー源となる物質の供給を増やし，酸素消費量を増加させる．甲状腺ホルモンは，腸管からのグルコース吸収，糖新生，

＊トランスサイレチン
血中半減期が約 2 日と短い．rapid turnover protein の 1 つとして，臨床では栄養状態評価のために測定される．

脂肪分解，ケトン体生成などを増強する．また，コレステロールの生合成と酸化，胆汁酸への変換，胆汁分泌を促進する．その結果，体内コレステロール量や血漿コレステロール濃度は減少する．

　骨，筋肉や神経系の発達にも甲状腺ホルモンは必要である．新生児における甲状腺機能低下症はクレチン病と呼ばれ，精神発達遅延，骨格の発達障害，発育遅延をきたす．

Ｅ　カルシウム代謝調節ホルモン

　カルシウム（Ca）は神経伝達物質やホルモン放出，外分泌刺激など，様々な生体の保持や運動機能に大きな役割を果たしている．体内においては99％が骨や歯に存在し，残りが細胞内や血中に存在している．骨はCaの他にも，リンやマグネシウムなどを含み，常にリモデリング（再形成）を繰り返しており，その際，血液とこれらの電解質のやりとりを行っている．体内のリンはCaと同様に90％が骨に存在している．体内では，細胞機能の維持や酵素活性調節にCaは不可欠であり，したがって血漿Ca^{2+}は消費され，低下する方向に動くが，血漿中のCa濃度は恒常的に8.5〜10.5 mg/dLとなるように，主に副甲状腺ホルモン（PTH）や活性型ビタミンDによって調整されている．

　副甲状腺ホルモンと活性型ビタミンDは，リンについてもCaほど厳密ではないが調整している．したがって，Ca代謝というとリンについても同時に語られることが多い．

　血漿中のCa^{2+}の半分は遊離したCa^{2+}として，半分はアルブミンを始めとするたんぱく質と結合している．

1 副甲状腺ホルモン（parathyroid hormone, PTH）

▶ 血中のCa濃度を上昇，リン濃度を低下させる

　副甲状腺の主細胞から分泌されるホルモンである．副甲状腺は，甲状腺両葉の裏側，外側上下端寄りに，米粒ほどの大きさでそれぞれ一つずつ計4個存在する．しかし，下端の2つは異所性に離れて存在することもある．上皮小体とも呼ぶ．

　血中Ca^{2+}により分泌が制御される．低Ca血症時に副甲状腺から分泌が促進され，血中のCa濃度上昇に働く．PTHの作用は，骨の骨芽細胞の細胞死を誘導し，骨を壊す破骨細胞（☞11章）を刺激し，骨からリン酸Caを血中に出させ，腎の尿細管でのCa^{2+}の再吸収を促進し（☞7章），カルシトニン（後述）生成を刺激して，ビタミンDを活性化し，腸管からのCa^{2+}，リンの吸収を促進する．その結果，Ca^{2+}，リンはともに血中に放出されるが，リンは同時に腎臓での排泄も促進される．そのため，結果的にはPTHの作

用により血中の Ca 濃度は上昇するが，リン濃度は低下する．PTH は高 Ca 血症のときには反対に分泌が抑制される．

② 活性型ビタミンD

▶ 血中の Ca，リン濃度を上昇させる

ビタミン D は食物から摂取することによって半分，またコレステロールの中間代謝産物（7-デヒドロコレステロール）から皮膚の紫外線刺激で半分が生成される．このため，日照時間が短いと血中濃度は下がることになる．

食事から摂取するビタミン D のうち，植物性のビタミン D はビタミン D₂（エルゴカルシトール）で，動物性のものがビタミン D₃（コレカルシフェロール）である．ヒトの体内で合成されるのはコレカルシフェロールであるので，体内のビタミン D はほとんどがビタミン D₃ である．しかし，ビタミン D₂ もビタミン D₃ と同等な生理活性を持っている．

ビタミン D は肝臓で 25 位に水酸化を受けて **25-ヒドロキシビタミン D₃**（**25[OH]D₃**）となり，血中でビタミン D 結合たんぱく質と結びつき，全身を循環する．25[OH]D₃ は腎臓で 1 位に水酸化を受けて **1,25-ジヒドロキシビタミン D₃**（**1,25[OH]₂D₃**）となり，これが活性型として体内でビタミン D の作用を発揮する（**図11**）．ビタミン D の作用は，他のホルモンのように受容体に結合することでなされる．ビタミン D* の体内での主な作用は，小腸粘膜からの Ca²⁺ とリンの吸収の促進と尿細管での Ca²⁺ 再吸収促進，骨吸収の促進である．その結果，血中の Ca，リン濃度の双方が上昇する．

ビタミン D の受容体は他の脂溶性ホルモンと同様に主に核内に存在し，RXR 受容体と結合し，二量体を形成する．核内でクロマチンリモデリング*

＊ビタミン D
直接作用としては破骨細胞を刺激，骨吸収に働き血中 Ca²⁺ 濃度を上昇させることが報告されているが，破骨細胞自体を骨に運ぶたんぱく質の受容体の発現をコントロールすることで，臨床的には間接的に骨破壊を防いでいるとされている．

＊クロマチンリモデリング
DNA はコイル状にヒストンというたんぱく質に巻き付き折りたたまれている．これをクロマチン構造と呼ぶ．このコイルが伸びると DNA と他の調節因子との距離が近づきやすくなる．その結果，遺伝子を読み取らせる刺激や，抑制する刺激をする調節因子が結合しやすくなる．このようなクロマチン構造の伸長など，クロマチンの構造変化により，遺伝子情報の読み取り調節を行うことを，クロマチンリモデリングと呼ぶ．

9
内分泌系

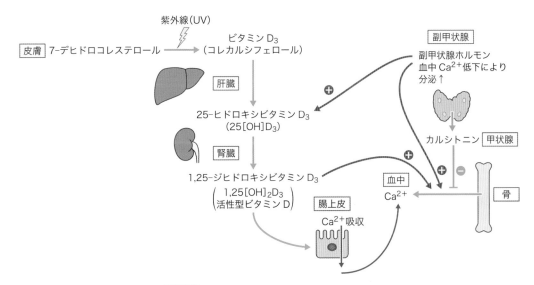

図11 血中 Ca²⁺ 濃度の保持のメカニズム

に関与し，選択された遺伝子の転写を調節することでたんぱく質の発現量を調整する．活性型の $1,25[OH]_2D_3$ は血中半減期が短いため，体内のビタミン D の充足度を測るときは血清中の $25[OH]D_3$ の濃度を測定する．

臨床医学へのリンク

ビタミン D 欠乏症

　日本人では，ビタミン D 欠乏症の人がかなり多いと報告されており，女性，とくに妊娠可能年齢における低ビタミン D 血症が問題となっている．ビタミン D には上述の Ca 代謝，骨代謝だけではなく，細胞の分化誘導，免疫調節，細胞増殖抑制，血圧調節にも関わることが分かってきており，ビタミン D 欠乏は，骨や筋肉のみならず，他の器官の機能障害につながり，健常者に比して寿命が短いことが報告されている．

---

③ カルシトニン

▶ 骨吸収を抑制し，血漿 Ca 濃度を低下させる

　甲状腺の中に散在する**傍濾胞細胞**より分泌される．血漿 Ca 濃度が上昇すると，分泌が増え，破骨細胞の活性を抑制，骨の吸収を抑えることで，血漿 Ca 濃度を低下させるホルモンである（**図 11**）．血漿 Ca 濃度への影響は，副甲状腺ホルモン，活性型ビタミン D と比較して少ない．

---

④ 線維芽細胞増殖因子23(fibroblast growth factor, FGF 23)

▶ ビタミン D を抑制，血中リン濃度を下げる

　骨芽細胞から分泌され，近位尿細管からのリン再吸収を抑制するとともに，ビタミン D の 1 位水酸化反応を抑制することで，ビタミン D の活性化を抑制する．その結果，腸管からのリンの吸収低下が起こり，血中のリン濃度を低下させる．病的に高値となることで，**低リン血症性くる病**の原因となる．

---

⑤ Klotho
（クロトー）

▶ FGF 受容体と複合体を形成し，FGF23 の共受容体として機能する

　FGF 受容体と複合体を形成することで FGF23 の共受容体として作用し，FGF23 の作用発現に寄与する．FGF23 の作用発現の結果として，近位尿細管におけるリン再吸収を抑制する．このたんぱく質をコードする遺伝子（*Klotho*）は老化抑制遺伝子として報告されている．

⒡ 副腎皮質・髄質ホルモン

1 副腎の構造と産生ホルモン

▶ 副腎皮質は，球状層，束状層，網状層に分けられ，それぞれ鉱質コルチコイド，糖質コルチコイド，性ホルモンを分泌している

　副腎は，左右腎のそれぞれ上方，やや内側に位置する重量が5g程度の平たい器官である．小さな器官であるが，多くのホルモンを産生し，なかでも糖質コルチコイドの欠乏は生命の危機に結びつくこともある重要な器官である．

　副腎の外層は**皮質**といわれ，副腎重量の80％を占める．皮質は，形態的に3つの層（外側から球状層，束状層，網状層）に分けられる（**図12**）．機能的にもそれぞれ異なり，**球状層**は主に電解質代謝を調節する**鉱質（電解質）コルチコイド**を，**束状層**は主に糖質代謝を調節する**糖質コルチコイド**を，**網状層**は**性ホルモン**を主に産生・分泌する．これらの副腎皮質ホルモンはコレステロールを材料に作られるが，コレステロールから始まる一連の副腎皮質ホルモン産生に関わる酵素が副腎皮質の各層で異なっているので，主に産生される副腎皮質ホルモンも異なっている．

　内層は**髄質**といわれ，皮質と発生学的にまったく異なっており，カテコールアミン（主に**アドレナリン**）を産生分泌する．

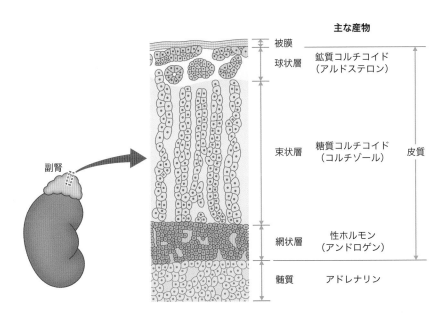

図12　副腎の構造と主な産生物質

② 副腎皮質ホルモン

▶ 副腎皮質では，コレステロールを材料に，一連の酵素反応により様々な
副腎皮質ホルモンが作られる

　コレステロールが，すべての副腎皮質ホルモンのもとである．血液中の
LDL コレステロールが主なコレステロール供給源である．他に，副腎内で
アセチル CoA から合成されるコレステロール，HDL コレステロールに由来
するコレステロールも副腎皮質ホルモン産生の材料となる．

　まず，コレステロールはミトコンドリアの外膜から内膜に輸送される必要
がある．この輸送を行うたんぱく質が**ステロイド産生急性調節たんぱく質**
（steroidogenic acute regulatory protein，**StAR**）である．ACTH は StAR を
誘導し，副腎皮質モルモン産生の最初の律速段階*を速やかに進行させる．

　ヒトでは主な糖質コルチコイドは**コルチゾール**であり，束状層で産生され
る．StAR により運ばれたコレステロールがミトコンドリアに存在するコレ
ステロール側鎖切断酵素によりプレグネノロンに変換され，その後，種々の
反応を受け，最終的にコルチゾールが産生される（**図 13**）．コルチゾールや
その中間産物は，副腎皮質細胞内に貯蔵されることはない．このため，コル
チゾールの需要が増加したとき，一連の輸送・合成反応が速やかに活性化さ
れる必要がある．

　主要な鉱質コルチコイドは**アルドステロン**であり，球状層で産生される．
コレステロールを原材料として，プレグネノロン，11-デオキシコルチコス
テロン，コルチコステロン，18-ヒドロキシコルチコステロンを経て，アル
ドステロンが作られる．11-デオキシコルチコステロン，コルチコステロン，
18-ヒドロキシコルチコステロンも糖質コルチコイド活性を持っており，こ

***律速段階**
化学反応がいくつかの段階を経
て進行するとき，そのうち最も
反応速度の遅い（時間がかか
る）段階を律速段階という．こ
の段階の反応速度が全体の反応
速度を支配する．

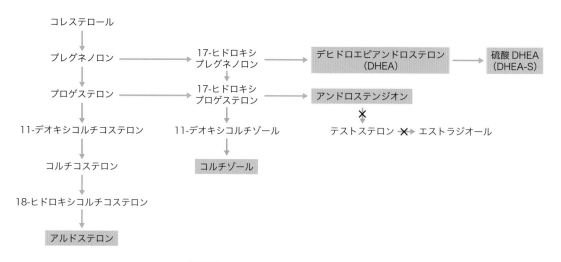

図13 副腎皮質ホルモンの産生経路
コレステロールを原材料に，一連の酵素反応によってステロイドホルモンが産生される．アンドロステンジオンからテストス
テロンへの変換は副腎ではほとんど起こらない（×で表示）．精巣でこの変換が起こり，テストステロンが産生される．

れらは束状層でも少量産生される.

　性ホルモンの大部分は網状層で産生される. 強力な作用を持つ男性ホルモンであるテストステロンや, 強力な女性ホルモンであるエストラジオールは副腎皮質ではほとんど産生されないが, 弱い男性ホルモンであるデヒドロエピアンドロステロン (**DHEA**) や硫酸デヒドロエピアンドロステロン (DHEA-S) が作られる. 男性では精巣で男性ホルモンが作られるため, 男性ホルモンとしてこれらは重要でない[10].

③ 副腎皮質ホルモンの分泌調節（☞ 図6）

▶ コルチゾール分泌は CRH-ACTH 系によって調節されているが, ストレスにより影響を受ける. また, 日内変動を示す

　コルチゾールの分泌は, CRH-ACTH 系により調節されている. ACTH 分泌は明け方に増加し, 日中は高く, 夜間に低下する. これに伴い, コルチゾールは日中高く, 夜間に低い**日内変動**を示す. この日内変動は, 視床下部の視交叉状核により形成される. コルチゾールは CRH, ACTH にフィードバックをかける. 糖質コルチコイド製剤を服用しても, CRH, ACTH は抑制され, コルチゾール分泌は低下する.

　生体にストレスのない状態では, 副腎は 1 日に約 8〜15 mg のコルチゾールを分泌している. しかし, 感染・外傷などの身体的ストレス, 不安・抑うつなどの精神的ストレスは視床下部に作用して, CRH およびバソプレシン分泌を亢進させる. その結果, ACTH が増加し, コルチゾール分泌が上昇する. ショックなどで生体に強い負荷がかかったときには 1 日に 200 mg ものコルチゾールが分泌される. コルチゾールは血糖を上昇させ, 心機能を維持し, 炎症・免疫反応を抑制する作用をもつホルモンであり, ストレスに対して分泌が増加するのは, 生体の適応現象と考えられる.

　副腎皮質球状層からアルドステロンが分泌される. アルドステロン分泌は, レニン-アンジオテンシン-アルドステロン系 (RAAS) が主に調節している (☞ 7 章 E-②).

④ 副腎皮質ホルモンの作用

▶ コルチゾールは, 全身の細胞で多彩な作用を発揮する

　コルチゾールは脂溶性ホルモンであるので細胞膜を容易に透過し, 細胞質に存在する糖質コルチコイド受容体 (glucocorticoid receptor, GR) に結合

---

[10]卵巣でもテストステロンは産生されるが, アロマターゼによりほとんどエストラジオールに変換される (☞本章 H-②). テストステロンなどの卵巣由来の男性ホルモンの一部は血中に分泌されるが, その量は少なく, 女性では副腎由来の男性ホルモンが全男性ホルモン量の半分を占めることになる.

9

内分泌系

表4 種々の器官に及ぼすコルチゾールの作用

筋肉	筋肉量の減少
骨	骨形成抑制，骨吸収促進
結合組織	結合組織減少
免疫系	炎症・免疫反応の抑制
循環器系	心拍出の維持，小動脈緊張性増加，血管透過性の減少
腎	糸球体濾過率の増加
精神神経系	情動，覚醒状態の変化

した後，核内に移行する．GRは転写因子であり，標的遺伝子のDNAに結合し，その遺伝子発現を調節する．その結果，特定のたんぱく質が産生され，細胞の機能が変化する．これがホルモン作用として捉えられているわけである．

コルチゾールの代謝への作用は，たんぱく質をグルコースに変換して，窒素平衡をマイナスにすることである．コルチゾールは筋に作用して，貯蔵しているたんぱく質を分解し，アミノ酸を放出する．アミノ酸は肝細胞に取りこまれ，グリコーゲンに変換・貯蔵される．コルチゾールは，これらの過程に関与する酵素活性を上昇させたり，誘導したりする．この作用が著明となったクッシング（Cushing）病やクッシング症候群では，結合組織が減少するため皮膚の菲薄化が生じ，皮膚線条がみられるようになる．また，筋萎縮や骨粗鬆症が生じるようになる（**表4**）．

糖質代謝におけるコルチゾールの作用は複雑である．インスリンは筋や脂肪組織へのグルコース取りこみを促進し，肝臓からのグルコース放出を抑制するが，コルチゾールはこれらのインスリン作用に拮抗する．肝臓におけるグリコーゲン貯蔵に関してはインスリン，コルチゾールともに促進するが，糖新生関連酵素の発現に関してはインスリンは抑制し，コルチゾールは促進する．これらの結果の総和として，コルチゾールは肝臓からのグルコース放出を増加させる．

脂質代謝では，コルチゾールはGHやアドレナリンの脂肪分解作用を増強する．一方，コルチゾールは食欲を亢進させ，過剰分泌時には特定部位の脂肪組織における脂肪産生を促進する．その結果，後頸部や躯幹に脂肪蓄積が著明となる．

その他，コルチゾールは炎症や免疫系を抑制し，循環器系，腎臓，精神神経系にも影響を及ぼす（**表4**）．

5 副腎髄質の由来と副腎髄質ホルモン産生

▶ 副腎髄質は交感神経節後細胞が特殊化したものであり，主にアドレナリンを分泌する

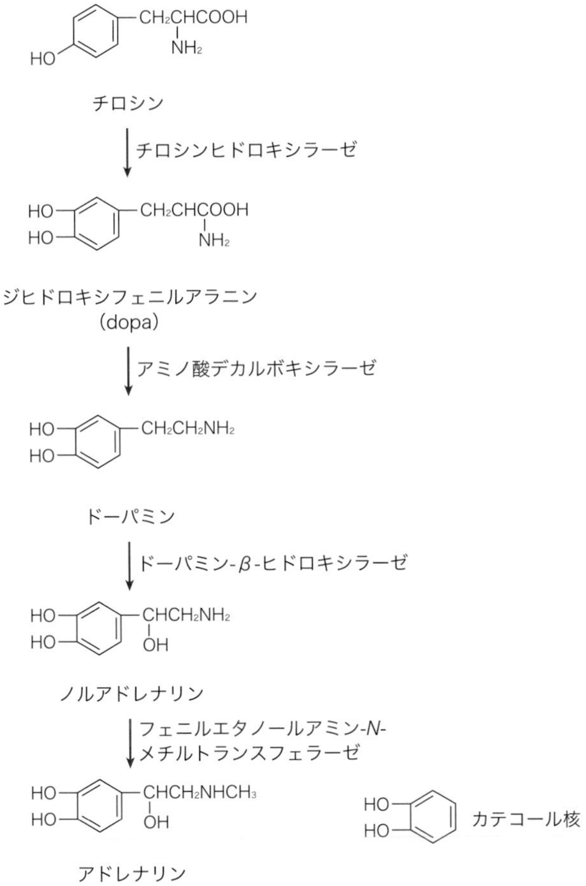

図14 アドレナリンの産生経路

　副腎髄質は皮質の内側，副腎の中心部にある．副腎髄質は交感神経節後細胞（☞8章）が特殊化した組織であり，節後神経細胞が軸索を失い，神経伝達物質を直接血中に放出するようになったものである．髄質は交感神経節前線維によって活性化され，主に**アドレナリン**を分泌し，交感神経と協調して緊急時の反応［fight or flight（闘争か逃避）反応］に関与している．

　髄質細胞では，チロシンから一連の酵素反応によってアドレナリンが産生される（**図14**）．第1段階のチロシンヒドロキシラーゼに触媒され，チロシンからジヒドロキシフェニルアラニンができる反応が，律速段階の反応である．交感神経の刺激を受けるとこの酵素が活性化される．交感神経刺激が持続すると，この酵素は誘導されアドレナリン分泌が維持されることになる．副腎皮質もアドレナリン産生に関与し，コルチゾールはノルアドレナリンからアドレナリンへ変換する酵素を誘導し，アドレナリン産生を増強している．このため，副腎では交感神経と異なり，主にアドレナリンが産生される．

■表5 アドレナリンの作用

	α	β
代謝	糖新生↑	グリコーゲン分解↑ グルコース利用↑ 脂肪分解↑ 熱産生↑
循環器系		心収縮↑ 心拍数↑ 伝導速度↑
	細動脈収縮↑	細動脈拡張↑
内臓	消化管，泌尿器の括約筋収縮	消化管，泌尿器，気管支の平滑筋弛緩

⑥ 副腎髄質ホルモンの分泌と作用

▶ アドレナリンは危機的状況時に分泌されるホルモンである

　Fight or flight 反応をきたす状況，すなわち危険，恐怖，興奮，外傷，低血圧，低酸素，低体温，低血糖などでは交感神経系が活性化され，副腎髄質からはアドレナリンが分泌される．

　分泌されたアドレナリンは，アドレナリン受容体に結合し，作用を発揮する．アドレナリン受容体にはαとβの2つのタイプがあり[11]，どちらも7回膜貫通型受容体である．

　アドレナリンの主な作用は，fight or flight 反応に対応できるようなエネルギー産生の増強，循環器系の活性化である（表5）．

Ⓖ 膵島細胞が分泌するホルモン

　膵臓は膵液を分泌する外分泌細胞と様々な作用のホルモンを分泌する**内分泌細胞**からなる．膵液は，導管（膵管）を通って十二指腸内の大十二指腸乳頭（ファーター乳頭）部から分泌される．ホルモンは細胞間質を経て直接血液中に分泌される．外分泌細胞が8割を占め，内分泌細胞は2割しかないが，非常に重要な役割を果たすホルモンを分泌している．内分泌細胞は塊となって，膵臓の中に島状に散在するため，**膵島（ランゲルハンス島）**と呼ばれる．膵島は毛細血管が豊富で，膵頭部よりも膵尾部に多く存在する．膵島を構成する内分泌細胞としては，その形態・染色性から，**α細胞**，**β細胞**，**δ細胞**，**PP細胞**の4種類が知られている．それぞれ，**グルカゴン**，**インスリン**，**ソマトスタチン**，**膵ポリペプチド**を分泌している．

---

[11] αアドレナリン受容体はさらにα₁とα₂に，βアドレナリン受容体はβ₁，β₂，β₃に分かれる．類似の組織でも，アドレナリンの作用に違いが生じるのは，この受容体サブタイプの違いのためである．

表6 **インスリン，グルカゴンの作用**

インスリン	グルカゴン
・筋肉・肝臓でのグリコーゲン合成促進 ・筋肉・脂肪細胞のグルコース取りこみ促進 ・肝臓での糖新生抑制 ・グリコーゲン分解抑制 ・脂肪細胞のトリアシルグリセロール（中性脂肪）分解抑制と合成の促進 ・アミノ酸の細胞内取りこみ促進：たんぱく質合成促進	・肝臓でのグリコーゲン分解促進 ・ケトン体生成促進 ・糖新生促進 ・グリコーゲン合成抑制 ・脂肪組織での脂肪分解促進 ・アミノ酸の取りこみ促進

1 グルカゴン

▶ 血糖値を上げるホルモンである

　膵島の20％を占め，膵島の周辺部に多い**α細胞**から分泌される．グルカゴンは異化作用，すなわち栄養として取り入れた複雑な物質を単純な物質に分けていく過程に関わる．この結果，**グルコース**が産生される．低血糖を予防するためにグルカゴンはグルコース産生に働く．したがって低血糖時にグルカゴンの分泌が促進される（**表6**）．

　グリコーゲンホスホリラーゼの活性化とグリコーゲンシンテターゼの抑制により，グリコーゲンからグルコースへの分解を促進する．また肝臓における解糖系によるグルコースの分解を抑制し，糖新生によるグルコース産生を促進する．

2 インスリン

▶ 血糖値を下げるホルモンである

　膵島の60〜75％を占める**β細胞**から分泌される．インスリンは膵臓以外の器官から分泌されないホルモンである．グルコースがβ細胞の12回膜貫通型のグルコーストランスポーター（GLUT）2を通して取りこまれることで，インスリン分泌が促進される（**図15**）．

　β細胞の粗面小胞体でプレプロインスリンが作られ，シグナルペプチドが切断されてプロインスリンとなり，ジスルフィド結合が小胞体内で形成され，その後，ゴルジ装置でたんぱく質分解酵素によってC-ペプチドが切り離され，インスリンとなる．したがって，血中・尿中のC-ペプチドは，体内で作られたインスリン量を反映する．インスリンは効果的に血糖，すなわち血液中のグルコース濃度を下げる唯一のホルモンである．生存に必要な様々な他のホルモン（☞本章I-**1**）には血糖上昇作用があるため，インスリンは血糖上昇を感知し，常に分泌されている．分泌されたインスリンは標的細胞の細胞膜上のαサブユニットとβサブユニットからなる4量体のインスリン受容体に結合し，機能を発揮する．脂肪組織や筋肉の細胞においては，インスリ

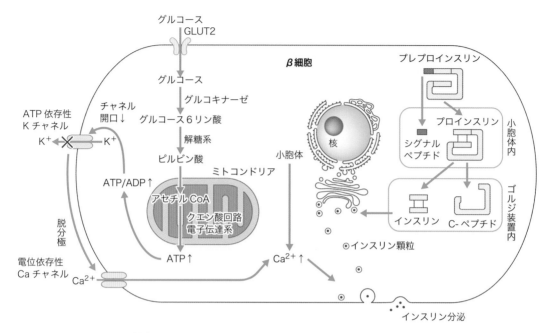

図15　グルコース刺激によるβ細胞からのインスリン分泌

ンとインスリン受容体との結合により GLUT4 を細胞膜上に発現させることで，細胞のグルコース取りこみを促進する．インスリンはまた，炭水化物・たんぱく質・脂質の同化作用を持つ．肝臓や筋肉でのグリコーゲン合成に働き，グリコーゲンの分解を抑制するほか，肝臓での脂肪酸合成と脂肪組織でのトリアシルグリセロール（中性脂肪）合成を促進する（**表6**）．また，血中のグルコース濃度が低下すると分泌が抑制される．

 コラム　インスリン依存性とインスリン抵抗性

　生体反応を維持するためにもエネルギー源である血液中のグルコースは必要であり，様々なホルモンによって血糖を上昇させる機構が，ヒトには備わっている（☞本章I-**1**）．ところが，このグルコースを細胞に取りこませ，利用するために働くホルモンはインスリンだけである．つまり，血糖を効率よく下げるホルモンはインスリンのみとなる．インスリンは膵島のβ細胞からしか分泌されないため，膵臓が機能しなくなったり，摘出されたり，自己抗体などによりβ細胞が障害されると，インスリンを投与しない限り，食事をしてもしなくても血糖は上がり続けることになる．インスリン注射が生存に必要とある．この状態を**インスリン依存性**という．また，インスリンが血中に存在するが，その作用が発揮されない状態のことを**インスリン抵抗性**という．インスリン抵抗性となり，血糖が上昇傾向となることで，β細胞におけるインスリン分泌が刺激される．その結果，血中のインスリン濃度は基準値より高いが，その作用が発揮されないため高血糖状態が持続する．これらの，インスリンの絶対的または相対的不足によって慢性的に血糖が上昇している病態を**糖尿病**という．

③ ソマトスタチン

▶ 他の内分泌細胞のホルモン分泌を調整する

　膵島だけではなく，胃や十二指腸，視床下部にも分泌細胞が存在する．他の細胞の内分泌量を調整する作用を持つ．膵島においては α 細胞，β 細胞のグルカゴンとインスリンの分泌量を抑制する．胃や十二指腸の δ 細胞からも分泌され，胃酸，セクレチン，ガストリンの分泌を抑制し，消化管の蠕動運動を抑制する．視床下部からも分泌され，成長ホルモンや，甲状腺刺激ホルモンの分泌を抑制する．

④ 膵ポリペプチド（pancreatic polypeptide, PP）

▶ 膵外分泌と摂食行動を抑制する

　PP は，ペプチド YY（peptide YY, PYY）および神経ペプチド Y（neuropeptide Y, NPY）とともに膵ポリペプチドファミリーの一種である．食後に分泌が増加する．膵臓のほか，消化管からも分泌される．腸管から分泌される他の摂食調節ペプチドは，膵外分泌抑制作用，胆嚢収縮抑制作用および食欲抑制作用を示すため，PP にも同様の機能があるとされている．

Ⓗ 性腺ホルモン

① 男性ホルモンの産生

▶ LH はライディッヒ細胞に働いて，テストステロンを分泌させる

　副腎皮質と同様，精巣でもコレステロールをもとに性ホルモンが産生される．性ホルモン産生に関わる酵素も，副腎と同様で，同じ遺伝子から生み出される．

　精巣内には精細管という管があり，この管の基底膜直下に未分化な生殖細胞である精祖細胞と，セルトリ細胞が位置している．一方，精細管外の間質にライディッヒ細胞が存在している．

　LH は，ライディッヒ細胞に作用して男性ホルモン産生を促進する．LH は ACTH と同様に StAR を誘導し，その結果，コレステロールはミトコンドリアに運ばれる．さらに，LH はアンドロゲン合成に必要不可欠な酵素を誘導し，テストステロン産生を促進している．

　テストステロンは血液中に分泌され，男性において血液中に存在するテストステロンの 95％ は精巣に由来するものである．精巣以外の大部分でテストステロンは 5α リダクターゼによりジヒドロテストステロンに変換され，

9

内分泌系

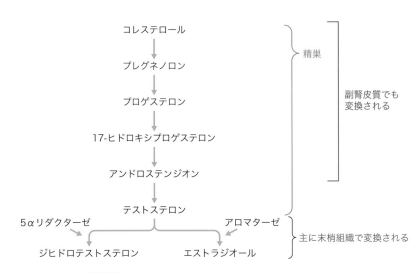

図16 テストステロンの産生経路とその後の変換

男性ホルモン作用を発揮する．また，テストステロンはアロマターゼにより**エストラジオール**に変換される．テストステロンの作用には，エストラジオールを介する効果も含まれている（**図16**）．

② 女性ホルモンの産生

> ▶ 卵巣でエストラジオールが産生されるためには，2つのホルモン（LH
> とFSH），2つの細胞（顆粒膜細胞，莢膜細胞）が必要である

　卵巣は卵細胞を蓄え，その成熟を行うとともに，女性ホルモンを産生する器官である．副腎皮質や精巣と同様に，卵巣はコレステロールをもとにステロイドホルモン合成を行う．

　卵胞は，卵細胞とそれを取り巻く体細胞（**顆粒膜細胞**と**莢膜細胞**）からなり，卵巣皮質には発育や退行の様々な段階の卵胞が存在している．未発達の卵母細胞は単層の扁平な卵胞上皮細胞に包まれているが，卵胞上皮細胞は次第に立方形の**顆粒膜細胞**となり，一次卵胞が形成される．この顆粒膜細胞が増殖・重層化し，卵母細胞の周囲を取り囲むようになったのが二次卵胞である．二次卵胞は直径150μmくらいまで大きくなると，卵胞周囲の卵巣実質に由来する細胞が卵胞の基底膜の周囲に集まり，莢膜が形成される（**図17-a**）．

　LHはこの**莢膜細胞**に作用し，**アンドロステンジオン，テストステロン**産生を亢進させる．アンドロステンジオン，テストステロンは基底膜を通って，顆粒膜細胞に移行する．**FSH**は顆粒膜細胞に作用し，アロマターゼ遺伝子の転写を促進する．この**アロマターゼ**によって，アンドロステンジオン，テストステロンは，それぞれ**エストロン，エストラジオール**に変換される（**図17-b**）．エストロン，エストラジオールなど卵胞に由来する女性ホルモンを総称して**エストロゲン**というが，その中でもエストラジオールの作用が最も

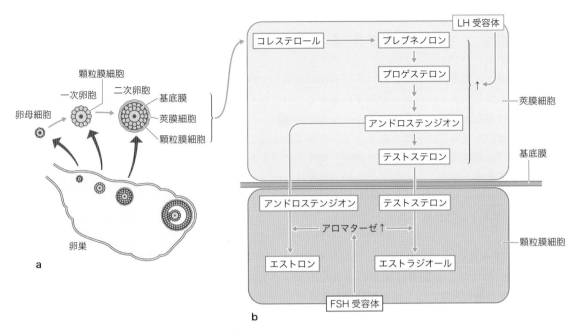

図17 女性ホルモンの産生

強力である.

　LHサージの後に排卵が起こるが，排卵後の卵胞では，顆粒膜細胞や莢膜細胞が内腔に向かって増殖・分化し，黄体を形成する. **黄体**からは，エストラジオール以外に**プロゲステロン**が分泌されるようになる[12].

　性腺に由来するホルモンの機能および分泌制御については，10章（生殖器系）を参照のこと.

I 栄養・代謝に関わるホルモン・サイトカイン

1 インスリン抵抗性に関わるホルモン

▶ インスリン抵抗性とは，主にインスリンによる血液中のグルコース濃度低下作用の障害を指し，インスリン以外の様々なホルモンにこの作用がある

　血糖（血液中のグルコース濃度）は，哺乳動物においては細胞の効率のよいエネルギー源として必須のものである. したがって，欠乏しないように，食事，糖新生，グリコーゲン分解によって補われている. 低濃度にも高濃度にもならないように，様々な器官やホルモンが関与して一定に（80〜110 mg/dL）保たれるように調整されている. 様々なホルモンが血糖の調整

---

[12]黄体で産生される主要なホルモンはプロゲステロンである.

に関与するが，血糖値を下げる方向に直接働くホルモンはインスリンだけである．そのため，インスリン分泌が枯渇すると，食事とは関係なく，血糖は著しく上昇する．

　インスリンは，細胞膜上のインスリン受容体に結合して細胞へのグルコース取りこみを促し，グリコーゲン分解を抑制するだけでなく，脂肪分解抑制や細胞増殖効果など，様々な作用がある（☞本章 G-**2**）．しかし，血中のインスリン濃度が十分あるにも関わらず，インスリンによるこれらの作用，主に血糖を下げる機能の効果が薄れ，血糖が上昇することがある．この状態を**インスリン抵抗性**と呼ぶ．一般にインスリン抵抗性とは，主にインスリンによる細胞のグルコースの取りこみ反応と，血糖上昇時のグルコース産生抑制反応*が障害されている状態を指す．

[a] コルチゾール

　ストレス因子[13]により**副腎皮質**からのコルチゾール分泌が刺激される．コルチゾールの過剰分泌により高血糖傾向となる．したがって，低血糖時の分泌により血糖上昇作用があるが，速効性はない．間接的に必要な酵素を合成させることにより糖新生を促す．結果的に脂肪組織では脂肪酸の遊離を増大，肝臓ではグリセロールを分解し，グルコース合成を行う．筋肉たんぱく質の分解と肝臓へのアミノ酸輸送を行い，糖新生の材料を供給する．さらに，肝臓でカルボキシラーゼ合成促進を介してグルコース合成を刺激する．

[b] アドレナリン（エピネフリン）

　心拍数増加や血圧上昇，気管支拡張の作用があり，薬理上では主にこのような作用を期待して用いられるが，その他にもグリコーゲンなどを分解してグルコースを産生し，エネルギー源として供給する作用も有する．低血糖時にはまず緊急に分泌が促進される．主に肝臓・筋肉でのグリコーゲンの分解を促進し，グルコースへの変換を刺激する．血糖降下薬やインスリン投与による低血糖時には，アドレナリンが速やかに分泌されるため，低血糖の自覚症状として，アドレナリンによる交感神経刺激症状である動悸や手の震えなどが現れる．

　運動時には，インスリンはグルコースの骨格筋への取りこみを増加させる．このとき，アドレナリンは骨格筋のグリコーゲンを分解，さらに細胞内の酵素をリン酸化することによって，グリコーゲンの分解を促進し，合成を抑制することで，骨格筋内のグルコースを増加させる．これにより運動時に骨格筋に大量のエネルギー源を供給する．ノルアドレナリンでも血糖上昇作用があるが，アドレナリンの方が効果が強い．

＊**グルコース産生抑制反応**
インスリン作用のうち，インスリンが細胞膜のインスリン受容体に結合して起こる細胞内へのグルコースの取りこみや，血糖上昇時のグルカゴン分泌抑制不全を始めとするグルコース産生抑制反応が障害されている状態を指す（☞ p277 表6）．

---

[13]不安，恐怖だけではなく，飢餓や低血糖もストレス因子である．

c　グルカゴン

　膵島のα細胞から分泌される（☞本章G-**1**）．低血糖時に分泌が促進され，グリコーゲンからグルコース産生を行う．また，肝臓・筋肉の脂肪酸の酸化を亢進させる．アドレナリンと同様に速効性がある．

d　成長ホルモン

　下垂体前葉で合成・分泌されるホルモンである．視床下部から分泌される成長ホルモン放出ホルモン（growth hormone releasing hormone，GHRH）によって分泌が促進し，ソマトスタチンによって分泌が抑制される．胃粘膜から分泌されるグレリン（☞本章I-**2**|b|）によって合成が促進される．成長を促進し，代謝を調節する同化ホルモンである．グルコースの細胞内への取りこみを抑制し，血糖高値に導く．コルチゾールと同様に，血糖上昇作用は比較的緩徐である．

e　甲状腺ホルモン

　標的組織の酸素消費量や熱産生を刺激し，基礎代謝を上昇させる働きがある（☞本章D）．エネルギー源としてのグルコースの供給も活性化され，小腸からのグルコース吸収促進，また糖新生やグリコーゲン分解も刺激される．しかし，エネルギー源としての利用も亢進するため，甲状腺ホルモンの分泌直後は血糖上昇傾向となるが，その後，血糖値は下がる．

f　エストロゲン，プロゲステロン

　エストロゲンは女性ホルモンとしての作用のほか，非妊娠時女性の通常濃度では，インスリン感受性を高める．プロゲステロンはインスリン抵抗性を惹起する．妊娠時はエストロゲン，プロゲステロンが胎盤から大量に分泌されるため，エストロゲンも妊娠後期の高濃度ではインスリン抵抗性を惹起する．このため妊娠中はインスリン抵抗性が高くなる傾向となる．

g　アディポネクチン（☞本章I-**3**）

　脂肪細胞で産生されるペプチドホルモンである．肝臓や筋肉でのAMP活性化プロテインキナーゼ（AMPK）を介して，インスリン感受性を高める．

9

内分泌系

コラム インスリンと女性の性周期，妊娠

　インスリンが分泌されない1型糖尿病の女性患者において，排卵期以降月経までの間にインスリン必要量が増す傾向にあることがある．これは排卵期以降に血中プロゲステロン濃度が上昇するためと考えられている．また，妊娠中は，胎盤形成時よりとくにインスリン抵抗性が増すが，妊娠期間を通じて胎児に栄養が取られるので，とくに空腹時血糖は低めで，さらに循環血液量も増加するので，相対的にも血糖値は低めである．胎盤が形成され，hCG を始めとする胎盤からのホルモンが分泌されるようになると，妊娠後期にかけてインスリン抵抗性が増していき，血糖が上昇しやすくなる．インスリン注射でコントロールしている妊婦のインスリン必要量が増し，出産後に元のインスリン必要量に戻るのはこのためである．

2 摂食調節に関わるホルモン

▶ 食欲は視床下部でコントロールされている

　摂食調節の中枢は本能・情動の中枢である視床下部に存在する．古くから，脳の視床下部には**摂食中枢**と**満腹中枢**があり，このバランスの崩れが摂食障害を起こすとされていた．動物実験では摂食中枢刺激により過食を，満腹中枢刺激により摂食低下をもたらしていた．ヒトの体内においても摂食調節の中枢は摂食を調整していると考えられる．

　しかし近年，摂食行動は，中枢神経系だけではなく，胃・腸管や脂肪細胞などから分泌されるペプチドホルモンが，脳の摂食中枢に働きかけることによって調節されていることが分かってきた．

a 視床下部の神経ペプチド（図 18）

　インスリン作用による血糖低下は摂食を促すが，摂食による腸管伸展やコレシストキニン（CCK）は摂食を抑制する．これらは直接的というよりは，他のホルモンや視床下部から分泌される神経ペプチドを介して間接的に摂食を調整する（**表 7**）．視床下部から分泌されるペプチドホルモンは，直接視床下部中枢に働きかけ，摂食を調整する．**オレキシン**は満腹感を遅らせることによって摂食を促進する．**メラニン凝集ホルモン**（melanin concentrating hormone, MCH）は摂食促進と代謝の低下を起こす．NPY と**アグーチ関連ペプチド**（agouti-related peptide, AgRP）もオレキシン，MCH 分泌を刺激し，摂食を促進する．**プロオピオメラノコルチン**（proopiomelanocortin, POMC）によって生成される**αメラノサイト刺激ホルモン**（α-melanocyte stimulating hormone, αMSH）は摂食を抑制する．POMC 分泌神経細胞はまた，やはり摂食抑制に働く**コカイン・アンフェタミン調節産物**（cocaine

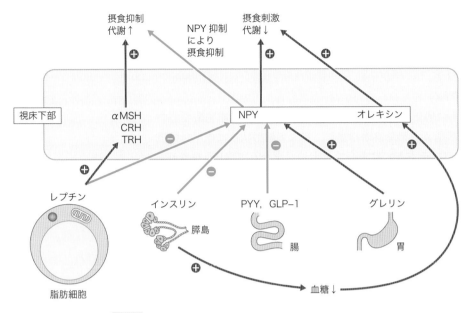

図18 消化器器官，脂肪細胞の摂食中枢への影響

表7 摂食を調整する主なペプチド

摂食促進	摂食抑制
AgRP	αMSH
NPY	CART
MCH	CRH
オレキシン	TRH
グレリン	CCK
	GLP-1
	ペプチド YY
	レプチン
	インスリン*

＊生理的濃度のインスリンは，中枢において摂食抑制に働く．非生理的に過剰な場合には，低血糖を引き起こし，これにより二次的に摂食を亢進させる．

and amphetamine regulated transcript，CART）も産生する．また，**CRH**と**TRH**はいずれも摂食抑制に働く．CRH の分泌は後述のレプチンによって刺激される．TRH の分泌はαMSH によって刺激され，NPY/AgRP によって抑制される．

b 消化管から分泌されるホルモン（☞ 2章D）
1）グレリン

　胃から分泌される強力な摂食促進に働くホルモンである．グレリンが結合して効果を発揮するための受容体が様々な器官にある．摂食に関わる受容体は，視床下部の弓状核の，NPY や AgRP を分泌する神経細胞に存在する．

したがって，これらの視床下部からの摂食促進ペプチドを介して摂食促進に働くと考えられる．また同時にグレリンは求心性迷走神経を介して摂食促進作用を発揮する．肥満者では血中濃度は低い．絶食時に血中濃度が高く，食後に血中濃度が低下する．

2）ペプチド YY（PYY）

上述の NPY とともに膵ポリペプチドファミリーに属する．脂肪酸などの栄養素の刺激で下部腸管からの分泌が増加し，視床下部弓状核に作用して摂食を抑制する．またペプチド YY は求心性迷走神経を介して NPY や AgRP および POMC の産生を抑制し，摂食を抑制する．

3）コレシストキニン（CCK）

脂肪性あるいはたんぱく質性消化物が十二指腸あるいは空腸に到達すると，小腸粘膜から血中に分泌される．胃の分泌・運動を抑制し，消化酵素を含んだ膵液分泌を促すほか，セクレチン作用の増強を介し，重炭酸イオン（HCO_3^-）の分泌も促す．また，求心性迷走神経を介し，直接満腹中枢を刺激し，摂食を抑制する．

4）グルカゴン様ペプチド（GLP）-1

小腸から分泌されるペプチドである．食後のインスリン分泌を促すのみならず，胃排出能を低下させ，グルカゴンの過剰分泌を抑制する．消化管の迷走神経末端の受容体に結合し，その刺激が迷走神経求心路から二次ニューロンを介して視床下部に伝わり，摂食抑制効果を発揮すると考えられている．また，消化管だけではなく延髄孤束核でも GLP-1 は産生され，室傍核に投射している．室傍核には受容体があり，直接投与の効果から，これらの受容体を介して摂食抑制に働くと考えられている．体内ではジペプチジルペプチダーゼ 4（dipeptidyl peptidase-4，DPP-4）により数分で代謝される．

c 脂肪細胞から分泌されるアディポサイトカイン

1）レプチン

脂肪細胞から分泌されるアディポサイトカインの一つであるレプチンの受容体は様々な組織に存在するが，とくに視床下部に発現する受容体は摂食調節に関わるとされている．レプチンにより POMC 刺激と CRH 分泌が促進され，NPY/AgRP 刺激が抑制され，摂食抑制効果が発揮される．他の疾患に起因しない単純性肥満症では，レプチンの血中濃度は高値であるにも関わらず，摂食中枢は抑制されない（レプチン抵抗性）ことが分かっている．このため非肥満者よりも相対的に血中レプチン濃度は高い．

d その他のホルモン

1）エストロゲン

いわゆる女性ホルモンとしての作用や，上述のインスリン感受性への影響のほか，視床下部における POMC 産生を刺激し，食欲を低下させることが報告されている．

2) インスリン（☞本章 G-**2**）

　視床下部弓状核にはレプチン受容体のみならずインスリン受容体があり，NPY の産生と活性を抑制する．中枢においては摂食中枢を抑制するホルモンである．

臨床医学へのリンク

インスリン濃度が生理的でないとき

　外来性に薬剤として投与された，もしくはインスリン分泌腫瘍から放出されたインスリンは，過剰となると低血糖を起こす．低血糖により摂食が促進する．また，インスリンは同化作用があり，このため臨床においてインスリンを使用すると，体重が増えることが多い．

---

3 アディポサイトカイン

▶ アディポサイトカインは脂肪細胞が産生する生理活性物質であり，炎症性サイトカインやレプチン，アディポネクチンなどのホルモンが含まれる

a 白色脂肪細胞

　古くから，整容や肥満の害悪因子として知られていた脂肪細胞が**白色脂肪細胞**である．細胞質内に中性脂肪を蓄える単房性の細胞（**図19**）で，ヒトにおいては皮下や消化管，生殖器などの器官周囲に多量に存在する．内臓周辺に存在する白色脂肪組織を内臓脂肪，皮下に存在するものを皮下脂肪と呼ぶ．内臓の位置の保持，体温維持のほか，余剰なエネルギーを中性脂肪に変

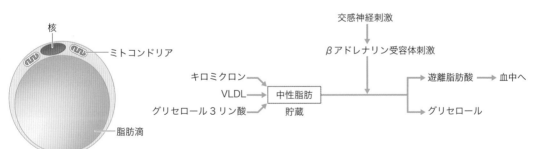

①エネルギーの貯蔵と放出

50～100μm
単房性脂肪滴
過食により肥大化

②内分泌器官：分泌する主なたんぱく質とその作用
　レプチン：摂食↓
　アディポネクチン：抗動脈硬化，インスリン感受性↑
　アンジオテンシノーゲン：血圧↑
　TNF-α，IL-6，MCP-1：動脈硬化，白色脂肪細胞増殖
　レジスチン：インスリン抵抗性↑

図19　白色脂肪細胞

VLDL：超低比重リポたんぱく質，TNF：腫瘍壊死因子，IL：インターロイキン，MCP：単球遊走因子

えて蓄え，エネルギー不足に備えた貯蔵庫としての役割を果たす.

　一方で，貯蔵庫としてのみならず，様々なホルモンを分泌し，間脳の視床下部に働き，摂食行動を調整する．エネルギーバランスの調整も行っている．またエネルギーが過剰となるとさらに中性脂肪を蓄え7〜8倍に肥大化し，さらには炎症性サイトカイン（後述）を分泌し，マクロファージなど免疫系細胞に働きかけ，血管の動脈硬化を引き起こす．同時に自身の細胞増殖を誘導し，悪循環を作り出す．この悪循環を主に引き起こすのは内臓脂肪と考えられている．白色脂肪細胞自身が分泌する主なたんぱく質には以下のようなものがある．

1）レプチン

　視床下部の摂食中枢に働きかけ，摂食を抑制するホルモンである．ギリシャ語の「痩せる（レプトス）」から名付けられた．また，視床下部における交感神経系の活性化を介して，熱産生にも関わるとされている．肥満者ではレプチンの摂食抑制効果が薄れ，レプチン作用不足となり，このため反応性に血中濃度が上昇する．また，このレプチンや摂食中枢のレプチン受容体の機能異常を起こす遺伝子異常を有する肥満家系が報告されている．

2）アディポネクチン

　そのほとんどが脂肪細胞で産生されるペプチドホルモンである．抗アテローム性動脈硬化*に働き，抗酸化作用，炎症性サイトカインによる炎症応答抑制作用がある．筋肉や肝臓における脂肪酸の取りこみを促し，肝臓での脂肪酸合成と糖新生を抑制する．したがって，抗メタボリック症候群*効果が期待される．高カロリー食による白色脂肪細胞の肥大化に伴い，分泌が低下する．

3）アンジオテンシノーゲン

　肝臓のみならず，白色脂肪細胞もアンジオテンシノーゲンを分泌し，これが腎臓の傍糸球体装置から分泌されるレニンによりアンジオテンシンⅠとなり，さらには肺の血管内皮細胞上に存在するアンジオテンシン変換酵素（ACE）にて**アンジオテンシンⅡ**となり，血圧上昇に作用する．動物実験では，循環しているアンジオテンシンの30％が脂肪組織由来と報告されている．

4）炎症性サイトカイン

　単球遊走因子（monocyte chemotachytic protein-1，MCP-1），**プラスミノゲンアクチベーターインヒビター-1**（plasminogen activator inhibitor-1，PAI-1），**腫瘍壊死因子α**（tumor necrosis factor-α，TNF-α）などが分泌され，**インターロイキン6**＊（interleukin-6，IL-6）などが誘導される．白色脂肪細胞が肥大化，増殖すると分泌が促進されて血管壁に働きかけ，動脈硬化性変化を引き起こし，さらには白色脂肪細胞の増殖刺激となり，悪循環に陥る．また PAI-1 により血栓形成も亢進するため，血管の動脈硬化とあいまって，脳卒中や心筋梗塞などの誘因ともなる．これらの因子，とくに TNF-α はインスリン抵抗性を誘導する．

5）レジスチン

　インスリン抵抗性を示す．ヒトにおいては，脂肪細胞よりも単球やマクロ

＊**アテローム性動脈硬化**
粥状硬化巣ともいう．主に大型・中型動脈に生じる，中膜由来の平滑筋細胞とマクロファージ由来の泡沫細胞，脂質の蓄積やコラーゲン，エラスチン，カルシウム沈着などによる限局性の内膜の肥厚を主体とする病変．血管腔の狭窄や弾力性の低下をもたらす．その結果，梗塞や動脈瘤を起こす．脂質異常症，とくに低比重リポたんぱく質（LDL），超低比重リポたんぱく質（VLDL）の上昇によりもたらされることから，血清脂質のコントロールがその治療・予防には大切である．

＊**メタボリック症候群**
内臓脂肪肥大に伴うインスリン抵抗性があり，動脈硬化性疾患のリスクを有する病態である．脂質異常，血圧高値，空腹時高血糖のうち2項目と内臓脂肪型肥満により診断される．

＊**インターロイキン**
細胞から分泌され，細胞間の情報伝達，相互作用を担う生理活性たんぱく質性物質であるサイトカインの一種．リンパ球や，マクロファージから分泌され，主に免疫応答の調節を行う．IL-6 は炎症反応において中心的な役割を果たし，慢性関節リウマチなど多くの炎症性疾患に影響している．

ファージからの産生が多いとされている.

 コラム 白色脂肪細胞はなくてもありすぎても困る

　白色脂肪細胞は女性ホルモンを前駆体から活性型に変化させることが分かっている. 白色脂肪細胞が分泌するレプチンは, NPY の抑制による食欲抑制とともに, 視床下部における GnRH の正常パルス分泌に関与する. このため, 脂肪細胞数が極端に低下する痩せた女性は, 無月経状態となってしまうと考えられている.

　余剰カロリー過多により, 白色脂肪細胞が肥大化し, 増殖が促進されると, アディポサイトカインのいわゆる悪玉因子が増加し, メタボリック症候群をきたすとされている.

　皮下脂肪以外の内臓脂肪および肝臓や筋肉などの実質臓器に蓄積した脂肪（異所性脂肪）によりインスリン作用としての細胞のグルコースの取りこみ, エネルギー転換が抑制される（インスリン抵抗性）. また炎症機転を惹起し, 動脈硬化や非アルコール性脂肪肝炎を起こす.

9

内分泌系

b 褐色脂肪細胞

　白色脂肪細胞と異なり, ミトコンドリアを多く持ち, 蓄えられた中性脂肪からエネルギー産生, とくに熱エネルギーを産生する. ヒトでは出生直後には多く存在するが, 成長とともに少なくなる. 成人では胸部, 肩甲骨間に**脱共役たんぱく質**（uncoupling protein, UCP, サーモジェニン）-1 を強く発現する褐色脂肪細胞塊があり, これを**褐色脂肪組織**（brown adipose tissue, BAT）と呼ぶ. 加齢によって減少傾向となり, 減少すればエネルギー産生能が落ち, 余剰カロリーが多くなり, 肥満となりやすくなる. 肥満は褐色脂肪細胞組織の減少を助長するとされている. 交感神経刺激により褐色脂肪細胞の β_3 アドレナリン受容体が刺激され, ミトコンドリアの UCP-1 の働き

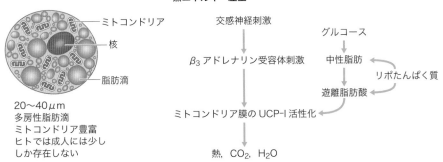

図20 褐色脂肪細胞

により，電子伝達系により発生したミトコンドリア内膜を介したプロトン勾配を，**脱共役**（uncoupling）により細胞内 ATP 産生に回さずに，熱エネルギーに供される（**図20**）．この β_3 アドレナリン受容体や *UCP-1* 遺伝子の異常により，熱エネルギー産生が低下し，余剰カロリーが増加したことよる肥満家系が報告されている．熱エネルギー産生機能が落ちるため，摂食による余剰カロリーが増加することにより肥満をきたすと考えられている．このため，β_3 アドレナリン受容体や *UCP-1* 遺伝子は，上述のレプチンやレプチン受容体の遺伝子とともに肥満関連遺伝子と呼ばれる．

　近年，肝臓でのグルコキナーゼ発現量の増大が褐色脂肪細胞での熱産生を抑制することが報告されている．すなわち，飽食により，糖代謝が亢進し，グルコキナーゼの発現が上昇すると，レプチンによる交感神経活性が低下し，褐色脂肪細胞の UCP-1 活性が低下する結果，熱産生能が落ち，エネルギー消費が低下することでますます体重増加傾向に拍車をかける結果となることが想定されている．

C ベージュ細胞

　加齢などにより，成人では，褐色脂肪細胞は，減少するのみと考えられていたが，運動刺激などにより，白色脂肪細胞が，一部エネルギー産生の能力を得られるように分化することが示されている．これを**ベージュ細胞**と呼ぶ．

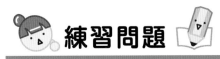

Q1 空欄に当てはまる語句を入れてみよう.

・血清 Ca^{2+} 値が（　①　）すると，その刺激で副甲状腺ホルモンの分泌が増加する. それにより，骨から（　②　）が排出され，ビタミン D が（　③　）され，腸管での Ca^{2+} とリンの吸収が（　④　）される. その結果，血液中の Ca 濃度は（　⑤　）する. 一方，リンは尿細管からの再吸収が（　⑥　）される. これにより血中の Ca 濃度は（　⑦　）mg/dL に保たれている.

・インスリンは膵臓の（　⑧　）細胞から分泌される. グルコースがグルコーストランスポーター（　⑨　）によって（　⑧　）細胞内に取りこまれ，細胞内の解糖系を介して（　⑩　）にて ATP が産生され，ATP/ADP 比が増大すると，（　⑪　）チャネルの開口率が低下し，細胞内 K 濃度が上昇し，膜電位が上昇して，電位依存性（　⑫　）チャネルが開口する. 電位依存性（　⑫　）チャネルの開口により細胞外から細胞内へ（　⑫　）が流入すると，小胞体からも放出される（　⑫　）とともに，細胞内（　⑫　）濃度が上昇し，分泌小胞中のインスリンが放出される.

・視床下部ホルモンである（　⑬　）は，下垂体に作用して甲状腺刺激ホルモン（TSH）分泌を増加させる.

・TSH は（　⑭　）に作用して，（　⑮　），T_4 の分泌を亢進させる. T_4 からヨウ素が 1 つ外れると，強力な作用を持つ（　⑮　）となる.

・視床下部ホルモンである（　⑯　）は，下垂体に作用して副腎皮質刺激ホルモン（ACTH）分泌を増加させる. ACTH は（　⑰　）に作用する.

・（　⑰　）は皮質と髄質に分けられる. 皮質はさらに 3 つの層に分けられ，球状層から（　⑱　），束状層から（　⑲　），網状層から（　⑳　）が分泌される. 髄質からは主に（　㉑　）が分泌される.

・摂食調節中枢は脳の（　㉒　）にある. 摂食を促進する系と抑制する系のバランスにより，摂食行動は制御されると考えられている. さらに消化管から分泌される（　㉓　），（　㉔　），（　㉕　），ペプチド YY などや，脂肪細胞から分泌される（　㉖　）などの末梢組織から分泌されるペプチドが摂食調節中枢に働きかけることで，摂食調節が行われる.

・グレリンは（　㉗　）から分泌される摂食を（　㉘　）するホルモンである. GLP-1 は食後に（　㉙　）から分泌され，インスリン分泌を（　㉚　）し，胃排出時間を（　㉛　）する作用があるほか，摂食を（　㉜　）する作用があるが，DPP-4 により数分で代謝されてしまう.

・レプチンは（　㉝　）から分泌される最も有名な摂食抑制ホルモンである. 食後に分泌が（　㉞　）する. しかし，過食や運動不足による単純性肥満では，レプチンによる摂食抑制効果が薄れており，その結果，血中濃度は（　㉟　）くなる.

・脂肪組織を構成する細胞として，（　㊱　）と（　㊲　）があり，（　㊱　）は，余剰に摂取した栄養を中性脂肪として蓄え，必要時に遊離脂肪酸としてエネルギー源となるように放出する. 一方で（　㊲　）は（　㊳　）神経刺激などにより，細胞内（　㊴　）の UCP-1 を介し，熱エネルギー産生に働く.

Q2 血中のビタミン D が欠乏すると，血中 Ca，リン濃度および副甲状腺ホルモン値はどのようになるか説明してみよう.

Q3 膜受容体を介するホルモンと核内受容体を介するホルモンの作用機序について，その違いを説明してみよう.

Q4 コルチゾールのフィードバック調節機構について説明してみよう.

Q5 食事をすると食欲が抑えられる機構について説明してみよう.

9

内分泌系

10 生殖器系

📋 **この章で学ぶこと** ✏️

● 生殖とは子孫を作ることをいい，生殖に関わる器官群を生殖器系という．

● 精巣は精子を産生するとともに，男性ホルモンを産生・分泌する．

● 卵巣は卵子を成熟させるとともに，女性ホルモンを産生・分泌する．

● 卵巣と子宮内膜は，下垂体や卵巣から分泌されるホルモンの働きを受けて，周期的な変化をくり返す．

● 精子と卵子が出会うことを受精といい，卵管内部で行われる．

● 受精卵が子宮内に着床してから胎児が発育し，分娩されるまでの期間を，妊娠という．

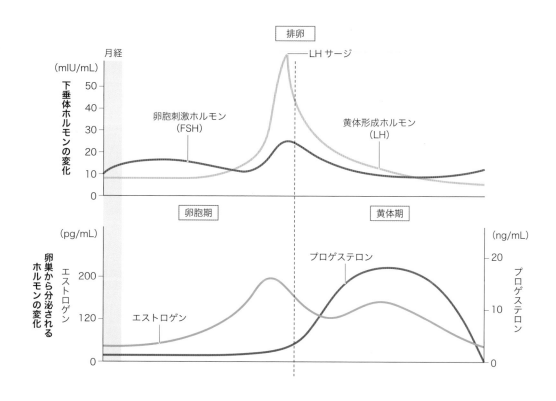

概略図 女性の性周期における下垂体ホルモンと卵巣から分泌されるホルモンの変化

Ⓐ 男性生殖器の発育過程，形態と機能（図1）

　男性生殖器は精子を作る精巣，精子と精液を運ぶ精管，精管の通り道にある前立腺と，交接器である陰茎で構成される．精巣には，精子を産生する働きと，男性ホルモン（テストステロン）を産生・分泌する2つの働きがある．

1 男性生殖器の発生（図2）

▶ 精巣以外の男性生殖器は，ウォルフ管から発生する

　胎生初期，Y染色体に含まれているY染色体性決定領域（sex-determining region Y，*SRY*）遺伝子は，未分化な性腺*を精巣へと変化させる．精巣と卵巣以外の生殖器はウォルフ管とミュラー管から発達するが，精巣以外の男性生殖器（精管や精巣上体，前立腺）は**ウォルフ管**から発生する．性腺が未分化であるときは，男女ともウォルフ管・ミュラー管を有しており，精巣から分泌されるミュラー管抑制因子と男性ホルモンは，ミュラー管を退化させ，男性生殖器のみが発達する（**図3**）．

＊未分化性腺
ウォルフ管とミュラー管は脊椎動物の発生の途中でできる1対の管のことであり，胎芽期に腎臓として働く中腎のそばに発生する．中腎は腹部に向かって隆起し，泌尿生殖隆起（生殖堤）となる．発生したばかりの生殖堤は精巣か卵巣か不明であり，未分化性腺と呼ばれる．生殖堤は染色体の情報を受けると，精巣・卵巣のどちらかに分化する．

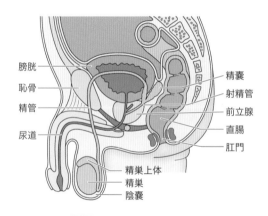

膀胱
恥骨
精管
尿道
精嚢
射精管
前立腺
直腸
肛門
精巣上体
精巣
陰嚢

図1 男性生殖器の解剖図
精巣から出た精管は膀胱の側方を通り，前立腺の内部で尿道と合流する．

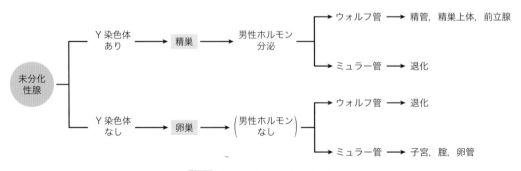

未分化性腺

Y染色体あり → 精巣 → 男性ホルモン分泌 → ウォルフ管 → 精管，精巣上体，前立腺
→ ミュラー管 → 退化

Y染色体なし → 卵巣 →（男性ホルモンなし）→ ウォルフ管 → 退化
→ ミュラー管 → 子宮，腟，卵管

図2 生殖器の発生のまとめ

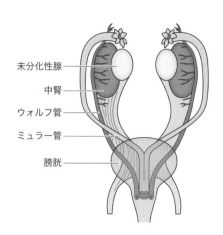

未分化性腺
中腎
ウォルフ管
ミュラー管
膀胱

図3 生殖器の発生

ウォルフ管は精巣以外の男性生殖器になり，ミュラー管は子宮や腟になる．また，中腎は性別を問わずやがて消失する．

② 男性生殖器の形態

▶ 男性生殖器は，精巣，精管，前立腺と陰茎で構成されている

a 精巣（図4）

　精巣（睾丸）は陰嚢内に収まる一対の楕円球形の器官であり，成人の1つあたりの重量は10g前後である．精巣は，表面を白膜という頑丈な膜で覆われており，外部から加わる衝撃から保護するとともに，精巣内部の環境を一定に保っている．精巣の内部は，**精細管**（seminiferous tubules）と呼ばれる細く長い管が曲がりくねりながら多数入っており，この精細管の内部で精子が作られている．

　精巣の後上部には精巣上体があり，精巣から出た複数の精巣輸出管は精巣上体の内部で合流し，1本の精管となる．精子は精巣上体を通過する間に成熟し，十分な運動能力を得る．

b 精管

　精管は，精巣で作られた精子が運ばれる長い管であり，管の壁は厚い平滑筋の層で構成されている．射精時には精管の筋層が収縮し，精子を陰茎へ送り出す．陰嚢を出た精管は恥骨の前方を通り，膀胱の側方から後方を回った後，前立腺の内部で尿道と合流する（**図1**）．

c 前立腺

　膀胱の下部にある前立腺（prostate）は，栗の実ほどの大きさをした器官である．前立腺は，精子の運動を促進するアルカリ性の前立腺液を産生し，射精時に精子とともに放出される．前立腺液には**前立腺特異抗原**（prostate-specific antigen，PSA）と呼ばれるたんぱく質が含まれており，血液中

10
生殖器系

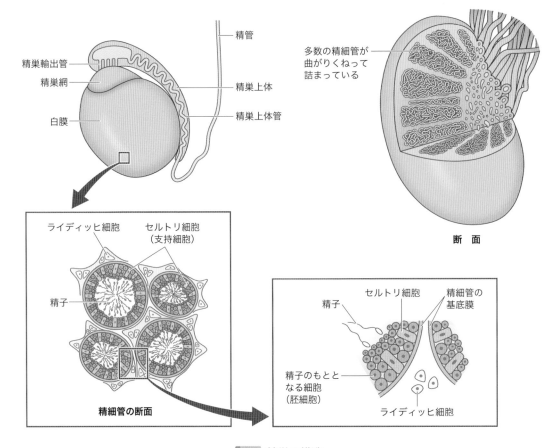

図4 精巣の構造

精巣内部の多数の精細管は，精巣上体の内部で1本の精管になる．

にも少量放出されている．がん細胞はPSAを多く分泌するため，PSAは前
立腺がんの腫瘍マーカー*として用いられている．

d 精 嚢

　膀胱の近傍にあり，左右の精管とつながる一対の小さな袋状の器官のこと．
精嚢からは精液の一部となる液が分泌され，この分泌液は精子が運動するた
めのエネルギー源として働く．

3 男性生殖器の機能

▶ 精巣は，精子を産生するとともに，男性ホルモンを分泌する

a 精子の形成

　精巣内部には，およそ500本の曲がりくねった精細管が詰まっている．精
細管の断面は，外側にある基底膜と，基底膜から内側に向かって積み重なる，

*腫瘍マーカー
がん細胞が産生し，血液中に分
泌する各種因子であり，血液を
採取して測定することにより，
がんの診断や，がん患者の病勢
の評価を行うことができる．前
立腺がんのPSAや，胃がん・
大腸がんのがん胎児性抗原
（carcinoembryonic antigen,
CEA），扁平上皮がんの扁平上
皮がん関連抗原（squamous
cell carcinoma antigen, SCC）
などがある．

表1　本章で登場するホルモン

名称	産生部位	はたらき
GnRH（性腺刺激ホルモン放出ホルモン）	視床下部	・下垂体の FSH・LH の産生を調節
FSH（卵胞刺激ホルモン）	下垂体前葉	・男性：精子の成熟を促す ・女性：卵胞の発育を促す
LH（黄体形成ホルモン）	下垂体前葉	・男性：テストステロン（男性ホルモン）の産生を調節 ・女性：黄体形成を促す．一過性に上昇すると，排卵が起きる（LH サージ）
テストステロン	精巣：ライディッヒ細胞	・男性化：男性生殖器の発達，筋肉の増大，骨を太くする，体毛を濃くする
エストロゲン	卵巣：卵胞を構成する細胞	・卵子を成長させる ・子宮内膜を増殖させる ・骨の吸収を抑制する（骨密度を保つ）
プロゲステロン	卵巣：黄体	・子宮内膜を分泌状態にする ・基礎体温を上昇させる ・妊娠を維持する
プロラクチン（PRL）	下垂体前葉	・乳汁を産生を促進する
オキシトシン	下垂体後葉	・子宮を収縮させる ・乳汁を放出させる（射乳）
hCG（ヒト絨毛性ゴナドトロピン）	受精卵：絨毛	・妊娠を維持する

精子のもととなる細胞（**胚細胞**）の層で構成されている（**図4**）．精子のもととなる細胞は基底膜に沿って存在する精祖細胞であり，精母細胞，精子細胞へと分化していく．これらの細胞は分化が進むにつれて小さくなり，精細管の内側へ向かうとともに成熟し，精子となった細胞は精細管の中に達する．

セルトリ細胞（Sertoli cell）は基底膜に沿って存在する円柱形の細胞であり（**図4**），精子のもととなる細胞に栄養を与えて，育てる働きをしている．セルトリ細胞は下垂体から分泌される卵胞刺激ホルモン（FSH）の刺激を受け，精子の成熟を促進させる（**表1**）．

成熟した精子は核を有する頭部と，運動を担う細い鞭状の尾部，およびミトコンドリアを有する中間部で構成されている（**図5**）．

[b] 男性ホルモンの分泌

精細管と精細管の間には，**ライディッヒ細胞**（Leydig cell，間質細胞ともいう）が含まれており（**図4**），男性ホルモンであるテストステロンを産生・分泌している（**表1**）．テストステロンの産生は，下垂体から分泌される黄体形成ホルモン（LH）により調節されている．

[c] 勃起と射精

骨盤神経に含まれる副交感神経が興奮すると，陰茎内部の血管が拡張し，勃起が起こる．さらに，性的な興奮が高まると，前立腺の分泌液とともに精子が尿道から放出される．これを射精（ejaculation）といい，射精は下腹神経に含まれる交感神経系が興奮することにより起きる．

10

生殖器系

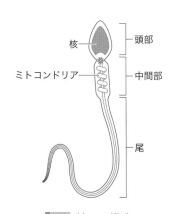

図5 精子の構造

中間部にはミトコンドリアが含まれている.

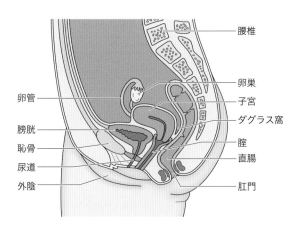

図6 女性生殖器の解剖図

子宮の体部は，体の前方に向かって倒れている（前屈）.

Ⓑ 女性生殖器の発育過程，形態と機能（図6）

　女性生殖器は卵子を成熟させる卵巣，卵巣から放出された卵子を捉えて子宮内へと運ぶ卵管，受精卵を育てる子宮，異性との交接器である腟から構成される．卵巣には卵子を成熟させる働きと，女性ホルモンを産生・分泌する働きがある．受精卵が育つ子宮の内部（子宮内膜）は，女性ホルモンの働きにより，構造が周期的に変化する．

1 女性生殖器の発生（☞図2）

▶ 子宮や卵管は，ミュラー管から発生する

　受精卵にY染色体がないと，未分化な性腺は卵巣へと変化する．体内に精巣はなく，男性ホルモンが分泌されないと，**ミュラー管**は子宮や卵管，腟へと分化する．ウォルフ管は，精巣から分泌される男性ホルモンの作用を受けないため退化し，女性生殖器のみが発達する．

2 女性生殖器の形態

▶ 女性生殖器は，卵巣，子宮，卵管と腟で構成されている

ⓐ 卵　巣

　卵巣（ovary）は白色・楕円形で，長さ3〜4cm，幅2cm程度の一対の器官であり，左右の卵管の近傍に存在する．卵巣の主な働きの1つは，**卵子**（ovum）を育てて成熟させることである．卵巣の内部には，多数の卵子が含まれているが，卵子はすべて胎生期に作られたものであり，生後に新しく作られることはない．卵巣に含まれている卵子の数は，もともと200万個程度

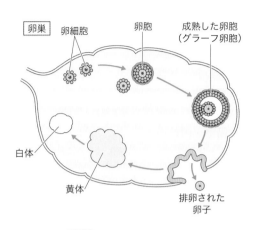

図7 卵子の成熟と排卵

卵子は卵胞の内部で成熟し，卵胞が破裂することにより
排卵が起こる．排卵後，卵胞は黄体に変化する．

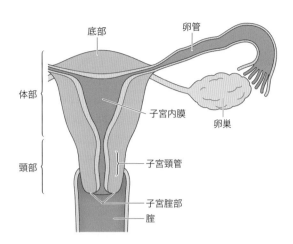

図8 子宮の解剖図

子宮頸部の先端（子宮腟部）は腟から連続する．

あり，その大半は退縮して消失していく．

　卵子は，**卵胞**（ovarian follicle）と呼ばれる液体の入った袋の中に入っており，卵胞内部の卵子の周囲は，顆粒状の細胞の層で囲まれている．これらの顆粒状の細胞が**エストロゲン**（estrogen）を産生しており，エストロゲンは卵子の成熟を促す働きをしている．成熟した卵胞はグラーフ卵胞と呼ばれ，直径は10〜15 mm 程度となる．成熟した卵胞が破裂し，内部の卵子が卵巣の外へ放出される現象を**排卵**（ovulation）という（**図7**）．

　エストロゲンは，卵巣における卵胞の発育促進以外にも，乳房や子宮・腟などの女性器の発育を促す．また，エストロゲンには，骨の成長を促す働きもある（**表1**）．

　排卵は通常，最も大きく発育した1つの卵胞が破裂することで行われる．排卵した卵胞は，**黄体**（corpus luteum）に変化する．黄体からはプロゲステロンが産生・分泌される．妊娠が成立せず，プロゲステロンの産生が終了した黄体は，**白体**へと変化する．白体には機能がなく，黄体の残骸のようなものである．

b 子　宮

　子宮（uterus）は，骨盤内にある徳利（とっくり）を逆さにしたような形状の器官であり，膀胱と直腸の間に位置する．性成熟期の子宮の大きさは，長径が7 cm 程度，鶏卵ほどの大きさであり，下部1/3のくびれた部分を子宮頸部，上方2/3を子宮体部という（**図8**）．子宮は膀胱側に前屈しており，後面の直腸との間は，腹腔の中で最も深い部分となる．この子宮と直腸の間の部分を**直腸子宮窩（ダグラス窩）**（**図6**）と呼ぶ．

　子宮は厚い平滑筋の層で包まれた中空の器官であり，子宮体部の内面は**子宮内膜**（uterine endometrium）で覆われている．子宮体部の最上方に当たる部分を子宮底部といい，底部の両側方には左右の卵管が開口している．

10

生殖器系

1）子宮腟部，子宮頸部

子宮頸部は腟から連続する子宮の下方1/3を占める部分であり，子宮体部と同じく内部は管腔状である．子宮頸部の下側で，腟と連続して腟側に突出している部分を子宮腟部という．子宮腟部は外陰部から腟を広げると，外部から観察することができる．子宮腟部は重層扁平上皮で覆われている．子宮腟部と体部の内膜の間には頸管腺*があり，円柱上皮で覆われている．子宮頸管部の重層扁平上皮層と子宮頸管*の円柱上皮層の境目を，扁平・円柱上皮接合部（squamo-columunar junction，SC-junction）と呼ぶ．

2）子宮体部・底部

子宮の上方2/3を占める部分であり，厚い平滑筋層と，内部の中空部分を縁取る内膜で構成されている．子宮内膜は子宮頸管と接しており，単層の円柱上皮で構成されている．子宮内膜は2層に分けられ，深部で筋層と接する部分を**基底層**といい，内膜の基底層より表面の部分を**機能層**という．子宮内膜は卵巣から分泌される女性ホルモンの影響を受けて，機能層の形態が周期的に変化し，月経時には機能層が剥離する（内膜の基底層は剥離しない）．卵管から運ばれてきた受精卵は，内膜の内部に着床する．

＊子宮頸管・頸管腺
子宮体部の下方に連続した円筒状の部分のこと．頸管の下方（腟側）は子宮腟部となる．頸管の内腔には円柱上皮で構成される頸管腺がある．頸管腺が分泌する液（頸管粘液）には果糖やブドウ糖が含まれており，子宮内に進入する精子にエネルギーを与える．

臨床医学へのリンク

子宮がん

子宮頸部に発生する子宮頸がんと，子宮体部の内膜から発生する子宮体がん（子宮内膜がん）がある．子宮頸がんの多くは扁平上皮がんであるが，一部は頸部の円柱上皮由来の子宮頸部腺がんも含まれる．子宮頸がんは，ヒト乳頭腫ウイルス（human papilloma virus，HPV）が感染することによって発生する例が多い．数あるHPVの中でも，子宮頸がんとの関連が深い種類（サブタイプ）が同定されており，子宮がんのワクチンや，がん検診に応用されている．子宮内膜がんは腺がんであり，閉経前後の異常な性器出血をきっかけに発見されることが多い．正常の子宮内膜と同様に，子宮内膜がんも女性ホルモン（エストロゲン）に依存して発育する．

C 卵　管

卵管（fallopian tube）は，左右の子宮底部の内膜に開口する，長さ約10 cmの細い管である．卵管は子宮から離れるにつれて径が広がっていき，先端の開口部には多数のひだが形成されている．このひだの部分を**卵管采**（tubal fimbriae）という．卵管采は，卵巣から排出された卵子を卵管内部へ取り入れる働きをしている．卵管の内側は表面に線毛を有する円柱上皮で覆われており，線毛を動かすことによって，卵管を通る卵子を子宮内へと運ぶ．卵管が広がっている部分には**卵管膨大部**があり，腟から子宮内を遡上してきた精子と卵子が出会う受精は，卵管膨大部で起こる（**図9**）．

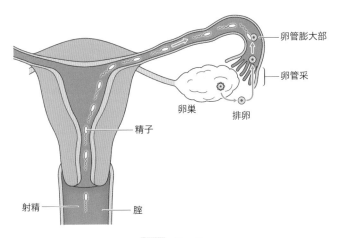

図9 受　精

子宮から卵管を遡上してきた精子と排卵された卵子は卵管膨大部で出会う．

d 腟

腟（vagina）は，外陰から連続する管状の器官であり，男性外性器との交接器としての役割と，分娩時の産道としての役割をもつ．腟の表面は重層扁平上皮で覆われており，子宮腟部に連続している．腟にはデーデルライン桿菌*が常在しており，この菌が乳酸を産生することにより，腟内は酸性に保たれており，外部から侵入してきた雑菌の繁殖を防いでいる．

C 性周期，排卵の機序

下垂体や卵巣から分泌されるホルモンの影響を受けて，卵巣・子宮は一定の周期（成人女性では28日周期）で変化をくり返す．これを**性周期**（sexual cycle）という．思春期以降，下垂体からの**ゴナドトロピン**＊（gonadotropin）の分泌が高まると，卵巣からは排卵が起こり，子宮内膜は増殖・分泌・剥離といった周期的なくり返し（月経周期）を開始する（**図10**）．

---

1 卵巣の変化

▶ 卵巣は，FSHとLHの働きを受けて排卵の周期を営む

a 卵胞期：卵胞の発育〜排卵まで

月経周期は，月経初日から次の月経の初日まで，およそ28日間の周期をくり返している．月経終了後，視床下部からの性腺刺激ホルモン放出ホルモン（GnRH）の指令を受け，下垂体から卵胞刺激ホルモン（FSH）の分泌が増加する．卵胞刺激ホルモンが卵巣を刺激すると，卵胞に含まれている細胞のエストロゲン産生が増加し，原始卵胞の成熟が始まる．原始卵胞は数十個

＊**デーデルライン桿菌**
腟内に常在するグラム陽性桿菌であり，腟の上皮細胞が産生するブドウ糖を栄養源として生存している．この桿菌はブドウ糖を分解して乳酸を産生しており，腟内のpHを酸性に保ち，他の雑菌の繁殖を予防している（腟の自浄作用）．

＊**ゴナドトロピン**
下垂体前葉細胞から産生・分泌され，卵巣や精巣を刺激するホルモンのこと（☞9章C-**2** a -5）．

10

生殖器系

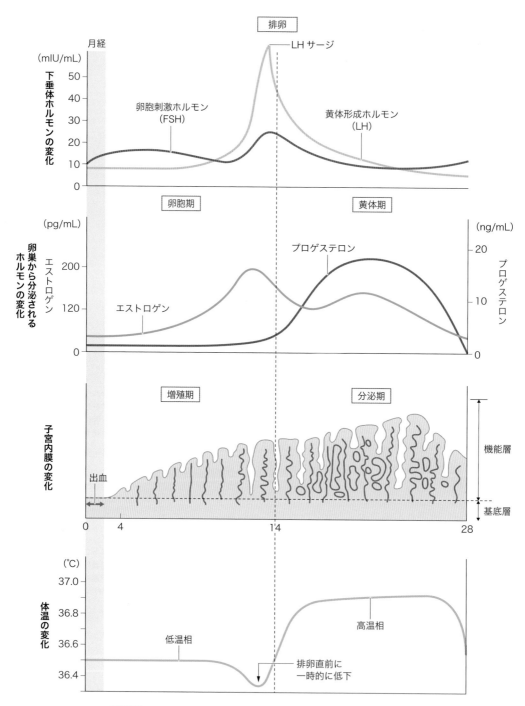

図10 性周期における各種ホルモンと子宮内膜，体温の変化

卵子と卵胞を成熟させるエストロゲンは，排卵の直前に分泌がピークとなる．子宮内膜は分泌期も肥厚を続け，最も厚くなるのは剥離する（月経）の直前である．

が同時に発育するが，途中からは1個の**グラーフ卵胞**のみが発育し，他の卵胞は発育を止めてしまう．成熟した卵胞内部には，透明な液体が貯留しており，袋状の卵胞の内部に卵子が含まれている構造となっている．グラーフ卵胞からのエストロゲンの分泌がさらに高まると，下垂体からの黄体形成ホルモン（LH）が一時的に多量に放出される（**LHサージ**）．それを刺激に，成熟した卵胞が破裂し，内部の卵子が卵巣から放出されることで，排卵が起こる．

b 黄体期：排卵〜月経

　排卵後の虚脱した卵胞では，内部の細胞が増大し，黄体（corpus luteum）が形成される．黄体からは**プロゲステロン**（progesterone）が分泌され，子宮内膜を分泌期に変化させるとともに，基礎体温*が上昇する（**表1**）．黄体は妊娠が成立するとさらに大きくなり，6ヵ月程度は活発にプロゲステロンを産生・分泌する．妊娠が成立しなければ，黄体は2週間で退行・萎縮し，白体に変化する．黄体が白体になり，プロゲステロンの分泌が終了すると，月経が起こる．月経後は次の性周期が営まれる．

＊基礎体温
生命活動を行う必要最小限のエネルギーしか消費していないときの体温のこと．排卵後，黄体から分泌されるプロゲステロンは体温を上昇させる働きがあり，基礎体温を毎日継続して測定することによって，排卵日を予測したり，正常な月経周期を営んでいるかを知ることができる．

2 子宮の変化

▶ **子宮内膜は，エストロゲンとプロゲステロンの働きを受けて，周期的に変化する**

　子宮内膜は，卵管から運ばれてくる受精卵の着床に備えて，卵巣とともに周期的な変化をくり返す．月経後，卵巣からエストロゲンの分泌が高まると，月経により薄くなった子宮内膜の機能層が増殖を開始する．月経直後から排卵が起こるまでの2週間の子宮内膜の状態を，**増殖期**（proliferative phase）という．排卵後も，子宮内膜は引き続いて増殖・肥厚し，子宮内膜が最も肥厚するのは，月経の直前である．排卵後は，卵巣の黄体が分泌するプロゲステロンの影響を受けて，内膜の細胞による粘液の産生が高まる．この粘液は，着床した受精卵に栄養を与える働きをしている．排卵後2週間の子宮内膜の状態を，**分泌期**（secretory phase）と呼ぶ．

　妊娠が成立せず，卵巣からプロゲステロンの分泌が低下すると，肥厚した子宮内膜の機能層は剥離し，血液とともに子宮外へ排出される．これが**月経**（menstruation）である．

　月経後，子宮内膜の基底層の一部が機能層へと変化し，子宮内膜は再び増殖を開始する．

③ 閉　経

▶ 閉経とは，加齢により月経周期が終了した状態である

　卵巣内にもともと 200 万個あった卵子（原始卵胞）は，大部分が退縮するとともに，排卵が 1 回起こるごとに数百個が退縮して失われていく．卵子の減少に伴って，排卵や月経は年齢を重ねるごとに不規則となっていき，最終的に卵巣から卵子がなくなり，月経周期が停止する．この状態を**閉経**（menopause）という．

　閉経後は，卵胞からのエストロゲンの分泌が急激に低下するため，女性の体調に様々な変化を及ぼす．これを**更年期障害**（climacteric disturbance）という．エストロゲンは骨の新陳代謝に重要な役割をしているため，卵巣からのエストロゲンの分泌が低下すると，骨の形成よりも骨の吸収が優位となり，**骨粗鬆症**（osteoporosis）による骨密度の低下を引き起こす．また，皮膚の血管が拡張することにより，ほてりやのぼせ感を自覚するようになる．エストロゲンの減少は行動障害を引き起こすこともあり，不眠や抑うつといった精神的不調の原因にもなる．

臨床医学へのリンク

骨粗鬆症

　骨は常に破壊と形成をくり返し，新しく生まれ変わっている．破壊と形成のバランスが崩れると，骨がもろくなり骨粗鬆症になる．骨粗鬆症は女性に多く，骨塩量（骨のミネラル成分）が減少した状態で，骨の新生よりも破壊が亢進する場合（高回転型）と，加齢により骨の新生・破壊ともに減少する場合（低回転型）に分類される．エストロゲンは骨の破壊を抑制する働きがあり，閉経による卵巣からのエストロゲンの分泌低下は，骨の破壊が骨形成よりも亢進する高回転型の骨粗鬆症を引き起こす．骨密度の測定には，二重X線吸収法（DEXA法※）が用いられる．

＊ **DEXA 法**
dual energy X-ray absorptiometry．X 線を用いて骨の密度を評価する方法．

Ⓓ 妊娠と分娩

① 受　精

▶ 卵管内で精子と卵子が出会うことを，受精という

　ヒトの一生は，卵子と精子が出会い，受精卵となった時点から開始する．卵子と精子が合体することを，**受精**（fertilization）という．

　ヒトの細胞は 46 本の**染色体**（chromosome）を有する．46 本のうち 44 本は 2 本ずつの対になっており，常染色体と呼ばれる．常染色体を除いた残り

2本は，Xあるいは Y の性染色体のペアで構成される．性染色体は XX（女性）と，XY（男性）のいずれかであり，性染色体の組み合わせが，ヒトの性別を決定している．

受精前，卵子は 22 本の常染色体と X の性染色体で構成されているのに対して，精子には性染色体が X のものと Y のものの 2 種類が存在する．射精される精液には，X 染色体・Y 染色体のいずれかを有する精子が同数ずつ含まれており，どちらの精子が卵子と合体するかによって，受精卵の性別が決定する仕組みとなっている．

2 妊　娠

> 妊娠とは，受精卵が着床してから分娩までの期間を指す

妊娠（pregnancy）とは，受精卵が子宮に接着・埋没（**着床**）してから，胎児の娩出（分娩）までの期間をいう．卵子と精子が出会う受精は卵管の膨大部で起こる．受精卵は卵管を通って子宮内部に運ばれ，肥厚した子宮底部の内膜に埋没する．受精卵は卵管内を通過する間に，卵割と呼ばれる細胞分裂を繰り返し，着床するときには多数の細胞で構成される集合体となっている．受精卵が子宮内膜に入りこむことを，着床（implantation）という．

受精卵は子宮内膜に着床すると，表面から無数の突起を伸ばす．この受精卵の表面の膜が突起状に変化したものを，**絨毛**（chorionic villi）という．絨毛の細胞からは，**ヒト絨毛性ゴナドトロピン**（human chorionic gonadotropin, hCG）が産生される．hCG は，妊娠黄体でのプロゲステロン産生を促進し，妊娠を維持する働きをもつ．また，hCG は受精卵が産生・分泌するホルモンであり，非妊娠時には血液中に含まれていない．血液・尿中の hCG の測定は，妊娠検査試薬にも応用されている．

受精卵が着床した周囲の子宮内膜は，卵巣が産生するプロゲステロンの働きを受けて，**脱落膜**（decidua）に変化し，絨毛と脱落膜は複雑にからみ合う．子宮（母体）側の脱落膜と，受精卵（胎児）の絨毛との間で物質のやりとりが行われ，胎児は発育していく．

3 胎児付属物（胎盤，臍帯）

> 胎盤と臍帯は，母体と胎児を結ぶ役割を果たしている

受精卵が着床した部分の脱落膜・絨毛は，他の部分よりも大きく円盤状に肥厚し，**胎盤**（placenta）が形成される．胎盤では，母体から酸素や栄養分が胎児側へ供給され，胎児が排出する老廃物や二酸化炭素を母体側の血液へ送っている．胎盤の内部では，胎児側・母体側の血液が混ざり合うことはない．胎盤には血液の関門があり，薬物などの胎児にとって有害な物質から，胎児を保護する役割を果たしているが，母体血液中の免疫グロブリンのうち，

IgG は胎盤の関門を通過することができる．胎盤を介した児の免疫能の獲得（受動免疫）は，出生後およそ半年間の児の生体防御に役立っている．

発育した胎児と胎盤は，**臍帯**（umbirical cord）で結ばれる．臍帯には 3 本の血管が入っている．血管の周囲は，ワルトン膠様質という弾力性に富んだ結合組織で覆われており，血管が保護されている．臍帯の 3 本の血管は，臍動脈 2 本と臍静脈 1 本で構成されており，酸素や栄養分が豊富な母体からの血液は臍静脈を流れ，胎児からの老廃物・二酸化炭素の多い血液は臍動脈を流れる．すなわち，臍静脈には動脈血が流れ，臍動脈には静脈血が流れている．

4　妊娠週数と胎児の発育

▶ 妊娠週数は，最終月経の初日から数える

妊娠期間は，母体の最終月経初日を妊娠 0 週 0 日とし，その後の 1 週間（7 日）ずつを妊娠週数として計算する（**図11**）．受精と着床は，正確な時期を同定することができない．最終月経初日である妊娠 0 週 0 日から 2 週後に排卵と受精が起こるとして，実際の妊娠は第 2 週 0 日から開始することになる．妊娠 0 週 0 日から 280 日後（妊娠 40 週 0 日）を，**分娩予定日**（expected date of confinement，EDC）と決める．妊娠第 4 週以降の期間を 3 分割し，妊娠第 4 週〜15 週までを妊娠初期，第 16 週〜27 週を妊娠中期，第 28 週以降を妊娠後期とする．

妊娠初期において，妊娠 9 週まで**胎芽**と呼び，以後を**胎児**と呼ぶ．胎芽期の妊娠 6 週までには，様々な器官の形成が完了し，妊娠第 8 週以降には，超音波検査で胎児の心拍を確認することができる．妊娠初期は，外部からの影響が児に最も及びやすい時期であり，催奇形性を持つ薬剤や，X 線検査を避ける必要がある．さらに，この時期に母体が風疹に感染・発病すると，児に白内障や心奇形などの先天性風疹症候群をもたらす恐れがある．

妊娠中期には胎児の体重が大きく発育し，母体が胎動を自覚するようになる．妊娠後期から分娩直前には，児は肺の形成が完了して呼吸することが可能となり，体重はおよそ 3,000 g，身長 50 cm ほどに達する．

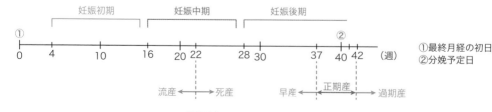

図11　妊娠週数のまとめ

5 妊娠に伴う母体の変化

▶ 胎児が発育すると，母体に様々な影響を及ぼす

　妊娠によって子宮は大きくなり，非妊娠時では，子宮の長径は7cmほどであるが，妊娠末期になると30cmほどに延び，妊婦の腹部前面の大半を子宮が占めるようになる．

　児の発育と子宮の増大に伴って，母体の循環血液量は増加し，心拍出量も増加する．妊娠中は血液量の増加により，血液は希釈されたような状態となり，非妊娠時と比較して，赤血球数・ヘモグロビン（血色素量）・ヘマトクリット値は，いずれも低下する．

　増大した子宮は周囲の血管を圧迫し，下肢や陰部に静脈瘤ができやすくなる．妊娠末期の産婦が仰臥位*をとった際に，増大した子宮が大静脈を圧排すると，急激に血圧が低下し，失神することがある．これを**仰臥位低血圧症候群**という．

＊仰臥位
仰向けで横になった姿勢.

　増大した子宮が膀胱を圧迫すると，妊婦は頻尿を自覚するようになり，膀胱炎が起こりやすくなる．また，妊娠中はメラニンを産生する細胞の活動が高まり，皮膚の色素沈着がみられやすくなる．

コラム　妊娠中の貧血と葉酸摂取の重要性

　妊娠すると，母体の血液中の水分が増えるのと，胎児に鉄がとられることから，特別な病気がなくても貧血が起こりやすい状態になっている．他に原因がなく，妊娠そのものが原因で起こる貧血を，妊娠性貧血と呼ぶ．妊娠中は初期・中期・後期の3回，赤血球数・ヘモグロビン（血色素量）・ヘマトクリット値の測定が行われ，貧血の有無をチェックする．妊娠性貧血のほとんどは鉄欠乏性貧血であり，妊婦には鉄を多く含む食品（海藻類やレバーなど）の積極的摂取が勧められるとともに，処方が必要となる貧血には，鉄剤が投与される．

　葉酸（folic acid）は，ホウレン草の中から発見されたビタミンB群の1つである．葉酸は赤血球の産生を助ける働きがあり，欠乏すると巨赤芽球性貧血の原因となるが，妊娠初期の葉酸摂取の欠乏は，胎児に神経管閉鎖不全症を引き起こすリスクとなることが知られている．神経管の発生に障害が起こると，二分脊椎（椎弓が融合せず，重度になると脊髄形成異常を合併する病態）や，無脳症の原因となる．したがって，厚労省は2000年に，妊娠1ヵ月以上前から妊娠3ヵ月までの間は，1日0.4mg以上の葉酸を摂取するよう勧告した．また，2002年からは，母子手帳にも葉酸の摂取に関する記述がみられる．葉酸は過剰に摂取しても弊害が認められないため，2010年版の食事摂取基準以降，妊娠の可能性のある女性は，食事以外に付加的なサプリメントなどによるプロテイルモノグルタミン酸（葉酸）1日0.4mgの摂取が勧告されている．

10
生殖器系

6　分　娩

> ▶ 分娩が近づくとオキシトシンの分泌が高まり，陣痛が発来する

　胎児・胎盤を娩出することを，**分娩**（delivery）という．最終月経初日から計算した妊娠40週0日が分娩予定日であり，妊娠37週0日から妊娠41週6日までの間に行われる分娩を，正期産という．妊娠37週0日以前（36週6日まで）の分娩を早産，妊娠42週0日以降の分娩を過期産という．妊娠22週以前（21週6日まで）は，胎児が子宮外で生存することがむずかしく，妊娠21週6日までの死産は，流産（abortion）として取り扱われる．

　分娩が近づくと，子宮の平滑筋層は不規則な収縮を開始し，下垂体からオキシトシンの分泌が高まると，子宮の収縮が周期的となる．周期的な子宮の収縮を**陣痛**（labor pain）と呼ぶ．陣痛が強まり，胎児が娩出された後，胎盤は子宮内面から剥離して，子宮外へ排出される．陣痛が開始してから胎盤が排出されるまでの時間を，分娩時間とする．経産婦の分娩時間は，初産婦のおよそ半分である．オキシトシンは胎盤娩出後も，子宮を収縮させる働きをもつ．

臨床医学へのリンク

妊娠高血圧症候群

　妊娠高血圧症候群（pregnancy-induced hypertension, PIH）は，妊娠20週以降，分娩後12週までの間に高血圧，または高血圧にたんぱく尿を伴う場合のいずれかで，これらの症状が偶発的な合併症ではないもの，すなわち妊娠以外に原因がないものと定義されている（分娩後の発症も，妊娠高血圧症候群と診断されることに注意）．本症は初産婦にみられることが多く，妊娠による母体の体内環境の変化が，本症の原因と考えられている．

　本症候群の合併症では子癇が重要であり，妊娠20週以降に初めて起こった痙攣発作を表し，母体の脳に障害を及ぼすことがある．妊娠高血圧症候群の治療は，高血圧を考慮しての安静，食事療法（減塩食）とともに，降圧薬にはヒドララジン塩酸塩やメチルドパ水和物などが用いられる．

臨床医学へのリンク

妊娠糖尿病

　妊娠すると，胎盤が産生するホルモンの影響により，インスリン抵抗性となる．妊娠中に発見される血糖値の異常は，妊娠する前から糖尿病と診断されていた糖尿病合併妊娠，妊娠を契機として発症した妊娠中の明らかな糖尿病，妊娠中に初めて発見され，糖尿病の診断基準までを満たしていない血糖の異常を示す妊娠糖尿病（gestational diabetes mellitus，GDM）で認められる．妊娠中の糖代謝異常は，巨大児や子宮内胎児死亡のリスクとなる．

　妊娠糖尿病の診断は75gブドウ糖負荷試験（75g OGTT）を用いて行われ，①空腹時血糖値92mg/dL以上，②75g OGTT 1時間値180mg/dL以上，③2時間値153mg/dL以上のうち，いずれか1つ以上を満たした場合，妊娠糖尿病と診断される．妊娠中の明らかな糖尿病は，非妊婦の糖尿病の診断基準（空腹時血糖値126mg/dL以上，HbA1c 6.5%以上など）と同じである．妊娠糖尿病患者の血糖のコントロールは，食事療法を基本とし，食事療法のみでコントロールが不良であれば，胎児への影響を考慮して経口の血糖降下薬は使用せず，ヒトインスリン製剤の注射が用いられる．

7 産褥

▶ 産褥とは，母体が妊娠前の状態に戻るまでの期間を指す

　分娩後，性器を含めた全身の状態が，妊娠前の状態に復帰するまでの期間を，**産褥期**（post-partum period）といい，分娩後およそ6〜8週間の期間を指す．分娩後，子宮の収縮（復古）を直ちに開始し，分娩翌日には子宮底の高さは臍の位置となり，6週後には，子宮は妊娠前とほぼ同じ大きさになる．授乳時，児が乳頭に刺激を加えると，下垂体からオキシトシンの分泌が促される．授乳は子宮の収縮を促進させる．

　分娩直後，母体の体重は妊娠の後期からおよそ6kgの減少がみられ，6週後には妊娠前の体重に戻る．

　分娩後数日間の母乳を，**初乳**と呼ぶ．初乳は，その後に分泌される乳汁（成乳）と比較して，免疫グロブリンやラクトフェリンが豊富に含まれており，新生児の感染防御に重要な役割を果たしている．

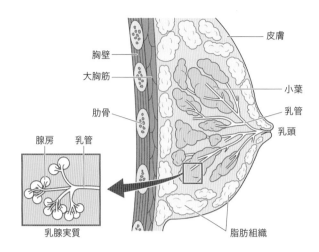

図で確認される各部のラベル：皮膚，胸壁，大胸筋，肋骨，腺房，乳管，乳腺実質，小葉，乳管，乳頭，脂肪組織

図12 乳房の断面図

乳汁は腺房で作られ，乳管を通って乳頭に運ばれる.

8 乳腺

▶ **プロラクチンは乳汁の産生を促進し，オキシトシンは乳汁を放出させる**

　乳腺（mammary gland）は，皮膚の付属腺が発達したものであり，女性では児の哺乳器官として発達する.　乳腺は，前胸部に位置する乳房の中に脂肪組織とともに入っており，組織学的には乳汁を産生するブドウの房状の腺房と，腺房で産生された乳汁を運ぶ乳管で構成されている.　乳管が集まり，乳頭で開口する（**図12**）.

　乳腺は，女性の思春期以降に分泌が亢進する女性ホルモン（エストロゲン，プロゲステロン）の働きにより発達する.　分娩後，児による吸引の刺激が乳頭に加わると，下垂体前葉からのプロラクチン分泌が促進し，腺房における乳汁の産生が促進する.　さらに，下垂体後葉から分泌されるオキシトシンは，乳管を収縮させ，乳管内に溜まった乳汁を乳頭から勢いよく放出させる（射乳）（☞ p297 **表1**）.

臨床医学へのリンク

乳がん

　乳がんは，世界的にみても女性に最も多く発生するがんの1つであり，わが国でも増加傾向が続いている.　ある程度大きな乳がんでは，乳房にしこりを触知することで発見されるが，初期の乳がんの多くは無症状であり，40歳以上の女性では，マンモグラフィ（乳房専用のX線検査）を用いた乳がん検診の受診が勧められる.　乳がんは乳管の細胞から発生するものが多く，女性ホルモン（エストロゲン）が乳がんの発生に関与することが知られている.

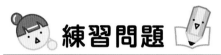 **練習問題** ✏️

解いてみよう!!

Q1 空欄に当てはまる語句を入れてみよう.

- 精巣は（　①　）から発生し，精巣上体や前立腺は（　②　）から分化する.
- （　③　）染色体に含まれる（　④　）は，性腺を精巣へと分化させる.
- 発生の過程で，精巣から分泌される（　⑤　）は（　⑥　）を退化させる.
- 精子は（　⑦　）の内部で作られており，（　⑧　）細胞は，精子のもととなる細胞を成熟させる.
- 男性ホルモンであるテストステロンは，精巣内部の間質に含まれている（　⑨　）細胞が産生する.
- 下垂体から分泌されるホルモンである（　⑩　）は精子の成熟を促進させ，（　⑪　）はテストステロンの産生を調節する.
- （　⑫　）神経が興奮すると勃起が起こり，射精は下腹神経に含まれる（　⑬　）神経が興奮することにより起こる.
- 卵巣は（　⑭　）から発生し，子宮や卵管は（　⑮　）から発生する.
- 腟と子宮腟部は（　⑯　）上皮で覆われており，子宮の頸管腺と子宮内膜は（　⑰　）上皮で構成されている.
- 骨盤の中で子宮は膀胱側へ（　⑱　）屈しており，子宮と直腸の間を（　⑲　）と呼ぶ.
- 卵子は卵胞の内部で成熟し，発育した卵胞を（　⑳　）卵胞と呼ぶ. 排卵後，卵胞は（　㉑　）へと変化し，（　㉒　）というホルモンを産生する.
- 排卵後の月経周期後半では，基礎体温は（　㉓　）する.
- 精子と卵子が出会うことを（　㉔　）といい，卵管の（　㉕　）部で起こる.
- ヒトの染色体は合計（　㉖　）本あり，男性の性染色体は（　㉗　），女性の性染色体は（　㉘　）と表す.
- 着床後，受精卵の表面は（　㉙　）という無数の突起を形成し，（　㉚　）というホルモンを産生する. 受精卵が着床後，子宮内膜は（　㉛　）へと変化する.
- 妊娠が成立すると，（　㉜　）初日から妊娠週数を数える. 分娩予定日は妊娠（　㉝　）週0日であり，妊娠（　㉞　）週0日から（　㉟　）週6日までに行われる分娩を正期産という.
- 下垂体から分泌されるホルモンである（　㊱　）は，乳汁の産生を促す働きがあり，（　㊲　）は，乳汁を乳頭から射乳させる働きがある.

Q2 精巣の構造と働きをまとめてみよう.

Q3 エストロゲンの働きをいくつか挙げてみよう.

Q4 月経周期における卵巣の変化をまとめてみよう.

Q5 月経周期における子宮内膜の変化をまとめてみよう.

10

生殖器系

11 運動器（筋・骨格）系

O━ Key words

骨，軟骨，関節，靱帯，骨の成長，軟骨内骨化，膜性骨化，骨のリモデリング，骨芽細胞，破骨細胞，骨細胞，骨格筋，筋線維

この章で学ぶこと

- 骨は表層の皮質骨，内部の蜂巣状の海綿骨，骨髄腔中の骨髄から成り立ち，表面は骨膜で覆われている．関節腔に面した骨に骨膜や皮質骨は存在せず，表面は軟骨に覆われている．
- 骨基質を形成するコラーゲンは主にⅠ型コラーゲンで，軟骨基質を形成するのは主にⅡ型コラーゲンである．
- 長管骨の成長には，縦径成長と横径成長があり，それぞれが軟骨内骨化と膜性骨化の様式で行われる．
- 骨組織では，古くなった骨基質が破骨細胞により吸収され，骨芽細胞により骨基質が新しく置換されることで絶えず骨のリモデリングが行われている．
- 骨格筋の収縮は，筋小胞体からの Ca^{2+} 放出をきっかけに，筋フィラメントであるアクチンフィラメントとミオシンフィラメントが滑走することで行われている．

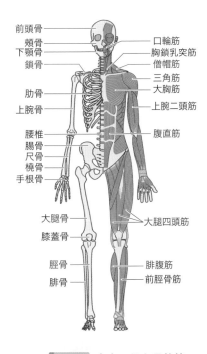

前頭骨
頬骨
下顎骨
鎖骨
肋骨
上腕骨
腰椎
腸骨
尺骨
橈骨
手根骨
大腿骨
膝蓋骨
脛骨
腓骨

口輪筋
胸鎖乳突筋
僧帽筋
三角筋
大胸筋
上腕二頭筋
腹直筋
大腿四頭筋
腓腹筋
前脛骨筋

概略図 全身の骨と骨格筋

（A） 骨・軟骨・関節・靱帯の構造と機能

1 骨の構造と機能

> ▶ 皮質骨と海綿骨を合わせて骨質と呼び，内部に骨髄が存在して骨を形成する．ハバース管を中心とした同心円状の微小区域を骨単位（オステオン）と呼ぶ

　人体には約200もの骨があり，それらが組み合わさって骨格を形成している．骨は細胞成分と細胞外基質から構成される結合組織である．基質の大部分が**石灰化***されているため，骨はきわめて堅固な組織として体の支持と内部器官の防御を担うことができる．骨には加えられた機械的刺激に適合するように形態を変化させる生理的な機能がある［ウォルフ（Wolff）の法則］．つまり，機械的刺激がかかった場所では骨が増殖し，機械的刺激がかかっていない，あるいは少ない場所では骨は吸収される．一方で，石灰化成分としてカルシウム（Ca）やリンを含むため，骨はこれら無機質の貯蔵庫としても機能する．骨は外殻である緻密な**皮質骨**とその内部に存在する蜂巣状の**海綿骨**からなり，両者を合わせて骨質と呼ぶ．この骨質の表面は**骨膜**で覆われており，内部には多くの未分化細胞を含む骨髄が存在し，造血の役割を担っている．

*石灰化
血中のカルシウム塩が組織に沈着すること．人体の骨は主にリン酸カルシウムや炭酸カルシウムが沈着している．一方，変性した組織にも起こりやすく，軟骨や靱帯，硬化した動脈にもみられる．

ⓐ 骨の細胞間質（骨基質）
　骨の細胞間質は，たんぱく質や糖などの有機成分（有機基質）とCaやリンなどのミネラルからなる無機成分，および細胞外水分からなる．

1）骨の有機成分（有機基質）
　骨基質の主な構成成分はⅠ型コラーゲンであり，骨基質たんぱく質の90%を占める．残りの10%は，プロテオグリカンなどの水分保持に富んだ糖たんぱく質とその他の分子量の小さい非コラーゲンたんぱく質である．コラーゲン分子が凝集し線維構造を形成する．その間隙に水を含んだプロテオグリカンが入りこむことにより，骨の粘弾性を維持している．

2）骨の無機成分（無機基質）
　骨基質の無機質はCa，リン，重炭酸（HCO_3^-）が主で，骨における結晶成分はハイドロキシアパタイトとして存在するリン酸カルシウムである．他に少量のマグネシウム，ナトリウム，亜鉛などが含まれる．

　骨を鉄筋コンクリートの建築物に例えると，コラーゲン線維は鉄筋，ハイドロキシアパタイトはセメントに相当し，弾力と硬度を両立させている．

ⓑ 骨の構造
　骨には骨基質のコラーゲン線維が不規則に配列した**線維性骨**と，配列に規則性があり層状構造をもった**層板骨**がある．皮質骨や海綿骨はすべて層板骨

である．一方で，線維性骨は骨の発育途中で形成され，胎生期にはみられるが通常4歳までに消失し，健常成人ではみられない．線維性骨は骨折後の治癒過程でみられる仮骨（かこつ）や骨腫瘍などの急速な骨形成が行われる際にみられる．

1）皮質骨の構造とオステオン

皮質骨は**外層**，**内層**，**中間層**の3つの層からなる．骨膜に面した外層と骨髄に面した内層には，層状に上に配向した骨層板（外基礎層板，内基礎層板）がある．中間層には，血管を中心に同心円状に骨層板が配列した直径200～300μmの微小区域がみられる．この微小区域の中心部の管状領域を**ハバース管**といい，この管の中に血管が通っている．ハバース管を中心とした同心円状の3～20層の微小区域を**骨単位**（**オステオン**，osteon）と呼ぶ（**図1**）．オステオンとオステオンの間隙は介在層板で充填されている．ハバース管と横方向に連結する血管孔を**フォルクマン管**といい，これらの管を通る血管は皮質骨外へとつながっている．皮質の外側を覆う骨膜は線維性の被膜であり，血管と神経の分布が豊富である．

2）海綿骨の構造とパケット

海綿骨は骨梁（こつりょう）と呼ばれる柱状構造の骨で，周囲には骨髄組織がある．骨梁の断面には50～70μmの三日月型をした微小区域があり，皮質骨のオステオンに対して**パケット**（packet）と呼ばれる．

C 骨の形態分類

骨は形態により長管骨，扁平骨（へんぺい），短骨，種子骨（しゅし）に分類される（**図2**）．

1）長管骨

管状の骨を長管骨という．成長期には骨端と骨幹端の間に骨端軟骨（**図3**）

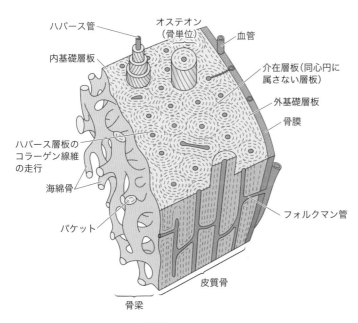

図1 層板骨の立体構造

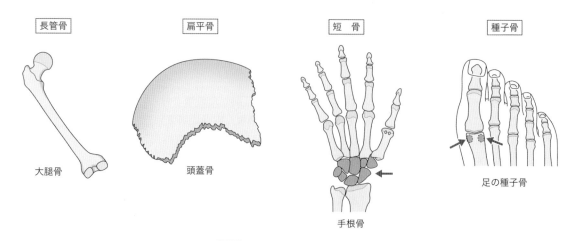

図2 形状における骨の分類

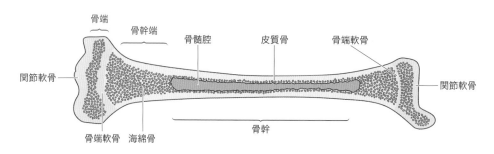

図3 長管骨の一般的構造

があり，軟骨内骨化により長軸方向への成長を行っている（☞本章 B-**1**）．骨端軟骨は成長が進むとともに線状となり，成長完了とともに消失し，骨端と骨幹端は癒合して骨髄は連続する．

2）扁平骨

扁平骨は頭蓋骨，肩甲骨，腸骨などの扁平な骨の総称で，膜性骨化（☞本章 B-**2**）により作られる．

3）短　骨

短骨は手根骨，足根骨などの関節軟骨を含んだ短小な骨で，皮質骨と海綿骨からなる．

4）種子骨

種子骨と小骨は足，手，膝などの近傍にみられる卵円形の小さな骨で，大きな骨に付着する腱内にあることが多い．膝蓋骨は大腿四頭筋腱内の種子骨であり，腱に対する滑車の役割をし，骨への力の伝達を円滑にする働きがある．

d 長管骨の構造

代表的な長管骨では，その部位によって**骨端**，**骨幹端**，**骨幹**に分類される．

1）骨　端

長管骨の両端にある横径の広い部分を骨端という．関節腔に面した表面は関節軟骨で覆われ，海綿骨の骨梁構造に移行する．成長期には骨端軟骨により骨幹端と明瞭に分かれている．

2）骨幹端

骨端軟骨の骨幹側に位置し，骨端と骨幹の移行部に当たる．骨幹端の骨髄には海綿骨が豊富に含まれている．

3）骨　幹

長管骨の中央の厚い皮質骨に囲まれた管状の部分である．中心部にある空洞は骨髄腔と呼ばれ，造血組織である骨髄で満たされている．

② 軟骨の構造と機能

▶ 軟骨は軟骨細胞と軟骨基質で成り立ち，軟骨基質の違いにより，硝子軟骨，線維軟骨，弾性軟骨に分類される

軟骨は運動器においては関節表面にある関節軟骨や骨端軟骨に存在する．本項では関節軟骨について述べる．骨端の表面は平滑な関節軟骨で覆われており，関節液とともにほとんど摩擦のない表面を形成している．関節軟骨により関節は摩擦の少ない運動や，大きな負荷に対する緩衝作用・弾性を有する．

ⓐ 軟骨細胞

軟骨は**軟骨細胞**と豊富な細胞間質（**軟骨基質**）から構成され，血管，リンパ管，神経に欠ける組織である．そのため，軟骨細胞は血管から直接栄養を受け取ることができず，軟骨細胞への栄養の供給あるいは老廃物の排出は関節内の関節液を介して行われる．軟骨細胞は軟骨全体のわずか5％を占めるにすぎず，軟骨中にみられる細胞は軟骨細胞1種類だけである．軟骨細胞は，基質の産生・維持にきわめて重要である．一方で軟骨の95％以上が軟骨基質であり，この成分が軟骨の機能を決定する．軟骨には**硝子軟骨**，**線維軟骨**，**弾性軟骨**がある．

1）硝子軟骨

最もみられる軟骨である．肉眼的には光沢があり，半透明な乳白色である．基質には膠原線維（Ⅱ型コラーゲン）が網目状に配列している．関節面や発生中の骨，鼻中隔，気管支に分布する．

2）線維軟骨

基質のうちほとんどに膠原線維（Ⅰ型コラーゲン）を含む．椎間板・恥骨結合などがこれにあたる．

3）弾性軟骨

基質は弾性線維で構成されているため弾力を持っている．外耳道，耳介軟骨，喉頭蓋軟骨に分布している．

b 軟骨基質

軟骨基質は重量の約70%が水分で占められている．水分以外の構成物質は主に有機成分である**コラーゲン**と**プロテオグリカン**である．硝子軟骨ではコラーゲン成分のうち約90%以上は**Ⅱ型コラーゲン**であり，軟骨組織の形態維持と張力に抵抗する役割を果たしている．一方，プロテオグリカンはたんぱく質とムコ多糖が結合したものであり，軟骨基質の主要な巨大分子で，コアたんぱく質と呼ばれるたんぱく質の幹に多くの硫酸基（$-SO_4$）を含む枝が多数結合した構造を持ち，陰性に荷電している．軟骨内ではプロテオグリカンがヒアルロン酸と結合し，凝集体を形成する．軟骨基質はコラーゲン線維が網目構造を作り，その間に凝集体が入りこむように存在し，凝集体の陰性荷電によって大量の水分を引きこんでいる（図4）．大量の水分が引きこまれた結果，軟骨基質が膨らみ，この膨化（ぼうか）する力が軟骨に弾性を与えている．

c 軟骨の構造

成人の関節軟骨は1〜4 mmの厚さで，年齢とともに徐々に薄くなっていく．関節軟骨は硝子軟骨からなり，肉眼的には白色で光沢があり，弾性に富んでいる．表面は一見平滑にみえるが，電子顕微鏡では細かい凹凸を持っていることが分かる．軟骨の構造は軟骨表面から深さごとに異なる構造を呈している．成熟した関節軟骨は，軟骨細胞の形態とコラーゲン線維の走行により表層，中間層，深層，石灰化層の4つの層に分けられ，最深層の石灰化層の下には軟骨下骨が存在し，骨組織に移行する（図5）．

1）表　層

軟骨細胞は円盤状の形状を呈しており，関節面に対して平行に配列する．コラーゲン線維も関節面に対して平行で，互いに交差するように配列する．この層は軟骨表面の強度の維持と円滑な軟骨間の活動に関与する．

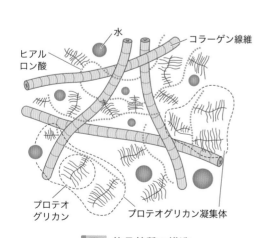

図4　軟骨基質の構造

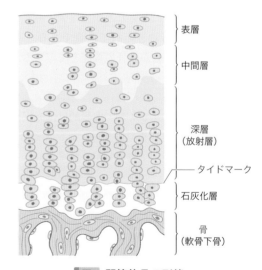

図5　関節軟骨の形態

2) 中間層

軟骨の細胞形態は球形・大型化し，細胞配列も不規則となる．コラーゲン線維の走行は若干縦方向になってくる．表層と比べてコラーゲンの含有量が少ないが，代わりにプロテオグリカンの含有量が高く，水分を保持することで軟骨の弾性に関与する．

3) 深　層

この層は関節軟骨の主要な部分であり，球形の軟骨細胞が柱状に配列する．コラーゲン線維もほぼ垂直に走行するが，疎となりプロテオグリカンが豊富となる．深層と石灰化層は，タイドマークと呼ばれるヘマトキシリンで青染する波状構造により分けられる．関節軟骨はタイドマークを境に非石灰化層と石灰化層に分かれる．

4) 石灰化層

細胞密度は低く，コラーゲン線維は垂直に配列している．線維間は石灰化物で埋められ，プロテオグリカンを含まないことから，荷重の吸収には寄与しない．

---

③ 関節の構造と機能

▶ 可動関節は骨，関節軟骨，関節包，滑膜，靱帯などから成り立ち，可動性と支持性の機能を有する

a 関節の分類

関節は，可動性および形態に基づき**可動関節**と**不動関節**の2つに分類される．

1) 可動関節

可動性を有する関節で，四肢の関節のほとんどがこれに当たる．骨と骨が関節腔によって隔てられており，運動性と支持性を担う．相対する骨は硝子軟骨で覆われており，関節包と呼ばれる線維性の袋に包まれている．関節包内には関節腔と呼ばれる空隙があり，関節包の内面に存在する**滑膜**[*]から関節液が分泌される．可動関節は形状によって車軸関節（近位橈尺関節），蝶番関節（腕尺関節），鞍関節（第1手根中手骨関節），楕円関節（橈骨手根関節），球面関節（肩関節）がある（**図6**）．可動関節の形態は，人体の動作に要求される動きや機能と密接に関わっている．例えば肩関節や股関節は形態的に球面関節であり，多方向への運動が可能であるとともに，荷重負荷を支えるのに有利な安定した構造である．一方，腕尺関節は蝶番関節であり，生理的方向（肘の屈曲・伸展）以外は側副靱帯の作用により動きが制限されており，きわめて安定した構造である．

2) 不動関節

可動関節とは異なり滑膜や関節腔といった構造をもたず，相対する骨同士が結合組織により強固に連結しているため可動性がまったくないか，あったとしてもごくわずかであり，支持性を担う．結合組織の種類によって以下の

11

運動器（筋・骨格）系

＊滑膜
滑膜細胞やマクロファージからなる軟らかい疎な結合組織で，関節包の内層を形成する．滑膜細胞からは関節液が産生され，関節の潤滑と軟骨細胞への栄養を司る．

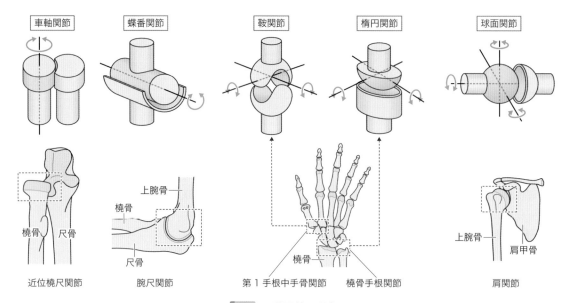

図6 可動関節の分類

［医療情報科学研究所（編）：病気がみえる vol.11 運動器・整形外科，メディックメディア，p19，2017 より許諾を得て改変し転載］

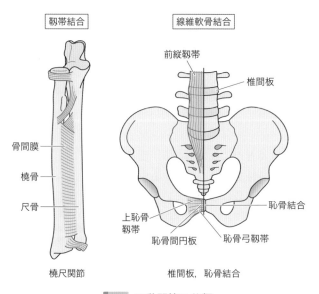

図7 不動関節の分類

2つに分類される（**図7**）．

① **靱帯結合**：2つの骨が線維性組織で直接結合しているもので，橈尺関節，
　脛腓関節，頭蓋骨の縫合がこれに当たる．

② **線維軟骨結合**：相対する両骨間に線維軟骨が存在し，さらに靱帯により強
　固に結合するもので，椎間板や恥骨結合がこれに当たる．

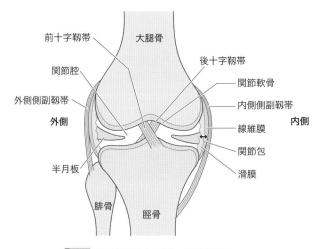

図8 可動関節の構造（膝関節）

b 関節の構造

　可動関節は骨，関節軟骨，関節包，滑膜，靱帯などから構成されている（図8）．関節包は内外2層の膜からなり，外層は密な結合組織からなる線維膜で関節の安定性に寄与し，内層は疎な結合組織で血液に富んだ滑膜で形成されている．滑膜は関節腔内を満たす関節液の産生と代謝に寄与している．関節液はヒアルロン酸を含んだ粘稠な液体で，関節軟骨面同士の摩擦を軽減するほか，関節軟骨を栄養する働きがある．また一部の関節では，補助構造として靱帯や関節唇，半月板などが存在する．

c 関節の機能

　可動関節は可動性と支持性の2つの機能を持つ．一方，不動関節は支持性が重要な機能である．

4 靱帯の構造と機能

> 靱帯を構成するコラーゲン線維束は，長軸方向に並行して密に配列した強靱な構造を有する

　靱帯は関節の構造体の1つであり，対向する骨と骨とを関節を挟んで結合する索状の組織である．関節の安定性は，動的には関節近傍に付着する筋肉などが関与しているが，静的には関節面の形状と靱帯の機能が重要である．靱帯は関節の種類により関節内であったり，関節包と一体化した構造を示したり，あるいは関節外に存在する．組織学的にはコラーゲン線維束（大部分がⅠ型コラーゲン）と線維芽細胞からなる．コラーゲン線維は長軸方向に並行して配列し，密に束ねられた強靱な構造になっている．

　靱帯の形態やその中の線維配列は，関節の種類や運動形式によって大きく異なる．膝関節では前十字靱帯，後十字靱帯，内側側副靱帯，外側側副靱帯

11

運動器（筋・骨格）系

の４靱帯が存在する（**図8**）．これらの靱帯はそれぞれ複数の線維層から構成され，膝関節の異なる肢位で常に適度な緊張と安定性が得られる構造となっている．また，脊柱のような部位では靱帯は弾力性を必要とする．ほとんどの靱帯ではコラーゲン線維が主な線維成分であるが，脊椎の靱帯では弾性線維が主成分を占め，コラーゲン線維は少ない．

Ⓑ 骨の成長

　胎生期から成長期にかけて骨が形成される現象を骨化といい，骨化は軟骨内骨化と膜性骨化の２つの様式がある．

1 軟骨内骨化

▶ 長管骨の長径は軟骨内骨化の様式で成長する

　軟骨内骨化（enchondral ossification）は，軟骨が形成された後に，骨に置換される骨化様式であり，長管骨の長径成長はこの様式で行われる．

　軟骨内骨化では，まず未分化間葉組織が分化し，軟骨細胞となって，硝子軟骨の骨格モデルができる（**図9①**）．中央の軟骨組織では軟骨の肥大，変性石灰化が生じる（**図9②**）．血管とともに侵入した骨芽細胞やマクロファージの働きによって変性軟骨は吸収され，骨が形成される（一次骨化中心*）（**図9③**）．その後，骨端部軟骨組織の中央部にも変性・石灰化が生じ，この変性部位に骨芽細胞とともに血管が侵入し，骨を形成する（二次骨化中心）（**図9④**）．

　骨端に接して存在する軟骨細胞は，長軸方向に柱状に配列しており，これを軟骨柱という．各軟骨柱間には幅広い軟骨基質が存在し，またそれぞれの軟骨柱内では各軟骨細胞層を分ける幅の狭い軟骨基質がみられる．

　骨端における軟骨柱を構成する軟骨細胞は，骨端部から骨幹部への方向に特徴的な分化を示し，細胞層はそれぞれ静止帯，増殖帯，成熟帯，石灰帯と呼ばれる．

　出生後の骨の成長は，主に骨端軟骨にて行われるが，成長中の軟骨細胞は細胞増殖と細胞死とが均衡しているため，骨端軟骨はほぼ一定の厚さを保つようになる．成長期が終わりに近づくと，軟骨細胞の増殖能は低下し，骨幹端骨梁は骨端の海綿骨と連続し，骨端軟骨は消失（閉鎖）する．骨端軟骨が消えると骨は長軸方向へは成長しなくなり，身長の増加が終了する．

＊**骨化中心**
骨化が最初に起こる部位をいう．骨化はこの部分を中心に周辺に広がっていく．

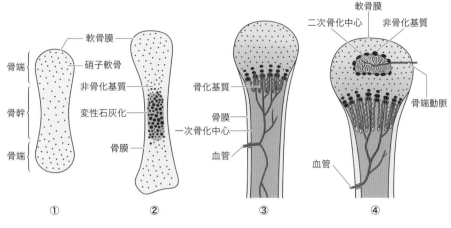

図9 軟骨内骨化の流れ

② 膜性骨化

▶ 扁平骨や長管骨の横径は膜性骨化の様式で成長する

　膜性骨化（intramembranous ossification）は，軟骨形成を介さずに直接に骨が形成される骨化様式で，扁平骨の形成や長管骨の横径成長はこの様式で行われる．

　骨膜にまず間葉系幹細胞が集積することによって膜性骨化は開始される．集積した**間葉系幹細胞**[*]は直接骨芽細胞に分化し，Ⅰ型コラーゲンや非コラーゲン性たんぱく質を盛んに細胞外に分泌しながら**類骨**[*]を形成する．骨芽細胞の分泌する基質小胞[*]や基質たんぱく質の作用によって，分泌された類骨の石灰化が生じ，骨化が完成する．

Ⓒ 骨のリモデリング

　骨組織には，石灰化骨基質を合成する**骨芽細胞**（osteoblast），骨基質の中に埋めこまれている**骨細胞**（osteocyte），そして骨基質を吸収する**破骨細胞**（osteoclast）が存在する．骨基質は，**Ⅰ型コラーゲン線維**と**ハイドロキシアパタイト**からなり，骨芽細胞によって合成・分泌される．骨は常に，破骨細胞が古い骨基質を吸収し，そこに骨芽細胞が新しい骨基質を形成することで，骨基質の入れ替えが行われている．この新旧の骨基質の置換を**骨のリモデリング**といい，骨量はこの2つの異なる細胞系列間の機能的平衡状態により維持されている．そこには，Ca調節ホルモンなどの全身因子や各種サイトカイン，成長因子などの局所因子による複雑な調節機構が存在している．

　骨のリモデリングは，皮質骨の**オステオン**あるいは海面骨の**パケット**などの basic multicellular unit（BMU）と呼ばれる局所的な機能的微小単位にお

＊間葉系幹細胞
間葉（中胚葉）に属する細胞への分化能をもつ細胞．骨芽細胞，脂肪細胞，筋細胞，軟骨細胞などへの分化能を持つとされる．

＊類骨
るいこつ
石灰化する前の骨組織．Ⅰ型コラーゲンが90％を占める．

＊基質小胞
骨芽細胞より分泌され，骨基質の石灰化に関与する単位膜で囲まれた小胞構造物．大きさは40〜200 μm．

11

運動器（筋・骨格）系

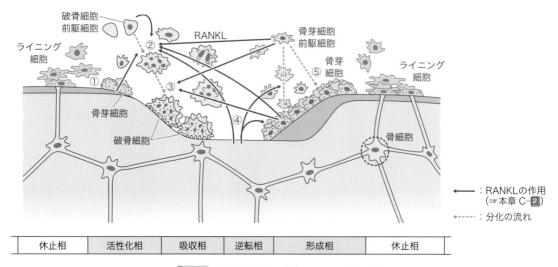

図10 骨リモデリングと細胞間相互作用

①ライニング細胞（☞ p325 の用語解説）から骨芽細胞への変化
②破骨細胞前駆細胞から破骨細胞への分化
③破骨細胞の成熟
④骨基質の分解（骨吸収）
⑤骨芽細胞前駆細胞から骨芽細胞への分化・成熟，骨基質の産生（骨形成）

いて起こり，**活性化相**（activation）→ **吸収相**（resorption）→ **逆転相**（reverse）→ **形成相**（formation）→ **休止相**（quiescence）という過程を経て骨芽細胞と破骨細胞がバランスを保ちながら新たな骨基質を作る現象である（**図10**）[1]．皮質骨および海綿骨にはこれらの BMU が多数存在しており，それぞれがランダムに常にリモデリングを行っている．

1 骨芽細胞の役割

▶ 骨芽細胞は，骨基質たんぱく質の合成以外に，破骨細胞の分化・機能を調節する役割を担う

　骨芽細胞は，骨形成において中心的な役割を果たしている細胞である．軟骨細胞，筋細胞，脂肪細胞，線維芽細胞などと同じく，未分化間葉系幹細胞に由来する．骨芽細胞は，主に皮質骨や海綿骨の表面に存在し，盛んにコラーゲン線維などの骨基質を合成しながら，同時にアルカリホスファターゼ活性と酸性リン脂質を有する**基質小胞**を分泌し，骨基質を石灰化する．このように活発に骨基質合成を行う活性型骨芽細胞は類円形を呈しており，豊富なミトコンドリアとゴルジ装置を有している．一方で，骨芽細胞には扁平化

---

[1] リモデリングサイクル：扁平なライニング細胞（lining cell）で覆われた休止期の骨の表面に骨質の劣化が生じると，骨細胞のアポトーシス（細胞死）が生じ，破骨細胞が誘導されることから開始される．破骨細胞による骨吸収の後に，吸収部位に骨芽細胞が誘導され，骨基質の産生と石灰化を誘導する．ヒトにおいて吸収相は 2〜4 週間，形成相は 4〜6ヵ月持続するとされている．

表1 主な骨芽細胞調節因子

全身性ホルモン	局所性サイトカイン・成長因子
・副甲状腺ホルモン（PTH） ・活性型ビタミン D ・エストロゲン ・糖質コルチコイド	・BMP$_5$（骨形成たんぱく質） ・プロスタグランジン（PG）：PGE$_2$ など ・IGF（インスリン様成長因子） ・FGF（線維芽細胞増殖因子） ・PDGF（血小板由来成長因子） ・インターロイキン（IL）：IL-1，IL-4，IL-6，IL-11 ・TNF-α，$-\beta$ など

し細胞小器官の乏しい休止骨芽細胞［**ライニング細胞***（lining cell）］と呼ばれる状態が存在する．細胞体が扁平となり，ミトコンドリアやゴルジ装置の発達が悪く，骨基質合成能は低いが，周囲の細胞や基質からの各種情報（**表1**）を受け取り，骨細胞や破骨細胞に伝達するとともに，骨からの Ca などのミネラルを骨基質から組織液中に放出して調節している．骨芽細胞は骨基質合成などの骨形成作用以外にも，破骨細胞の分化・機能も調節しているため，骨代謝調節の中心的役割を担っているといえる．

＊ライニング細胞
骨の表面に存在する扁平の間葉系細胞で，リモデリングが行われている部分を覆っていると考えられている．骨形成能を失った骨芽細胞がライニング細胞になったり，ライニング細胞が活性化されて骨芽細胞として骨形成を行ったりすると考えられている．

2 破骨細胞の役割

▶ 破骨細胞誘導因子（RANKL）は破骨細胞やその前駆細胞に発現される受容体（RANK）に作用して，破骨細胞の分化，活性化，生存の調節に中心的な役割を果たしている

破骨細胞は骨吸収を中心的に担う造血系幹細胞に由来する多核巨細胞であり，骨組織においては骨表面の吸収窩に存在する．破骨細胞には極性があり，骨表面に接した細胞膜にはアクチンに富む明帯と波状縁と呼ばれる構造がある．破骨細胞の分化・機能の調節は，骨芽細胞に発現する**破骨細胞誘導因子**（receptor activator of NF-kB ligand，**RANKL**）が破骨細胞やその前駆細胞に発現される受容体（RANK）と結合することで制御されており，RANKL は中心的な役割を果たしている．骨吸収を促進する活性型ビタミン D，副甲状腺ホルモン（PTH），プロスタグランジン E$_2$（PGE$_2$）などは骨芽細胞の細胞膜上へ RANKL の発現を誘導し，破骨細胞系細胞は RANKL 受容体である RANK を介して分化，活性化される（**図11**）．

3 骨細胞の役割

▶ 骨細胞は物理的ストレスに対するメカノセンサーとしての役割や，Ca のホメオスタシスに重要な役割を有する

骨細胞は骨基質中に最も多く存在し，骨代謝の中心的働きを持つ細胞と考えられるが，骨芽細胞や破骨細胞に比べて科学的知見はまだ少ない．すべて

11

運動器（筋・骨格）系

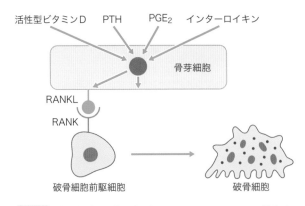

活性型ビタミンD　PTH　PGE$_2$　インターロイキン

骨芽細胞

RANKL

RANK

破骨細胞前駆細胞　　　　　　　破骨細胞

図11　破骨細胞形成における RANKL，RANK シグナル

の骨芽細胞が骨細胞になるわけではなく，約 12 個に 1 つの骨芽細胞が骨細胞へと分化すると算定されている．骨細胞は，骨表面上の骨芽細胞が自ら産生した骨基質中の**骨小腔**（bone lacuna）中に埋めこまれて存在し，多数の細長い細胞突起を骨基質中に伸ばし，骨細胞同士や骨表面上の骨芽細胞や破骨細胞と互いにギャップ結合を介して接触し，骨組織中に高度に発達した細胞間ネットワークを形成している．骨細胞の突起は三次元的に骨基質中に張りめぐらされ，骨にかかる物理的ストレスに対する**メカノセンサー***としての役割を有しており，その情報が骨芽細胞や破骨細胞にも伝達され骨代謝が亢進すると考えられている．

*メカノセンサー
骨基質に負荷される力学的刺激を感知し，その情報を周囲の細胞に伝達することでリモデリング活動を調節している．

D 筋肉の構造と機能

　骨格筋（skeletal muscle）は大小合わせて 400 種類以上存在し，人体の各部位で複数の骨格筋が協調して運動を行っている．人体において，骨格筋重量は体重の約 40％を占める．図 12，図 13 に主要な骨格筋を示す．

1 骨格筋の構造

▶ 骨格筋は中央の筋腹を挟んで，両端は腱へと移行して異なる骨に付着する

　骨格筋の両端は**腱***（tendon）へと移行し，主に骨に付着する．そして，骨格筋は 1 つ以上の関節をまたいで異なる骨に付着することで，関節の様々な運動を可能にしている．筋が骨に付着する部位で，始まる部位（中枢側）を**起始**，終わる部位（末梢側）を**停止**と呼ぶ（図 14）．起始に近い部分を**筋頭**，停止に近い部分を**筋尾**，筋の中央を**筋腹**と呼ぶ．筋頭が複数ある筋はその数により二頭筋，三頭筋，四頭筋と呼ばれる．一方で，筋の中間部を横切るような腱成分（腱画）で筋腹が分断されている筋は，筋腹の数に応じて二腹筋や多腹筋と呼ばれる．

*腱
骨格筋が骨に付着する手前の繋ぎ目に存在する，線維性結合組織．骨と骨を繋ぐ靱帯とは区別する．代表的な腱に踵のアキレス腱や肩の腱板などがある．

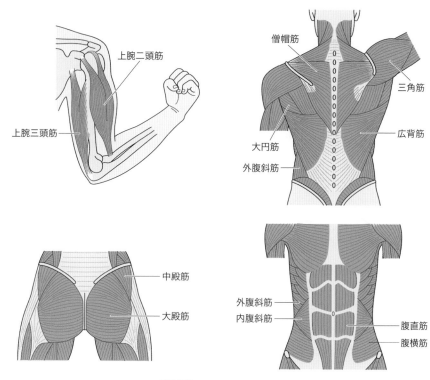

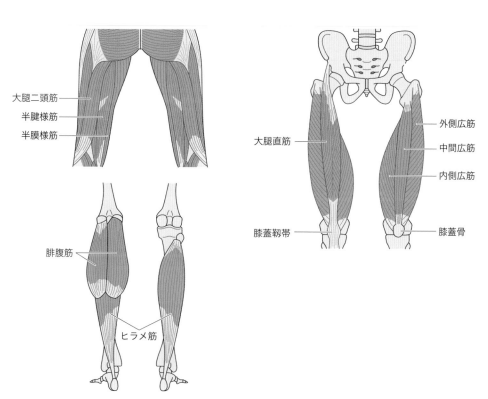

図12 上肢・体幹の筋

図13 下肢の筋

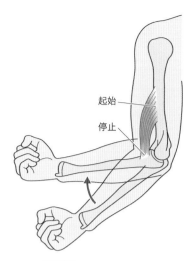

起始

停止

図14 骨格筋の起始と停止

② 骨格筋の作用

▶ 複数の骨格筋が協調性をもって作用することにより，関節は多様な形式で運動する

　骨格筋が収縮し骨格が運動する際，目的とする運動に作用を起こす主な筋を**主動筋**と呼び，主動筋と同一方向の運動を行う筋は**協力筋**と呼ぶ．一方で，反対方向に作用する筋を**拮抗筋**<ruby>拮抗<rt>きっこう</rt></ruby>と呼ぶ．これらの相互作用により様々な運動が行われる．

①**屈曲 / 伸展**：骨同士が形成する角度を小さく（**屈曲**，flexion），または大きく（**伸展**，extension）する［例：膝関節を屈曲 / 伸展する］．

②**外転 / 内転**：骨を体軸から遠ざける（**外転**，abduction），または近づける（**内転**，adduction）［例：肩関節を外転 / 内転する］．

③**外旋 / 内旋**：骨の長軸に対して外向きに（**外旋**，external rotation），または内向きに（**内旋**，internal rotation）回す［例：股関節を外旋 / 内旋する］．

④**回外 / 回内**：前腕における外旋に相当する動作（**回外**，supination），または内旋に相当する動作（**回内**，pronation）［例：前腕を回外 / 回内する］．

③ 筋線維の構造

▶ 筋線維内に多数に存在する筋原線維は，筋フィラメントが規則的に配列した構造を有する．骨格筋は大きく白筋と赤筋，速筋と遅筋に区別される

a 筋線維の構造

筋線維（myotube）は**筋細胞**と同義である．通常の細胞と比較して筋線維は非常に大きく円柱状で，直径は 10〜100 μm，長さは長いもので 30 cm 以上になるものもある．筋線維は多くの**筋芽細胞**（myoblast）が分化・融合してできる多核細胞であり，1 個の筋線維あたり数百個の核が存在する．一度融合して成熟した筋線維は分裂能を失っている．

筋線維は細胞膜である**筋線維鞘**に覆われており，筋線維の細胞質である**筋形質**には数百から数千本の**筋原線維**が含まれている．筋原線維は**筋フィラメント（筋細糸）**が規則的に配列した直径 1〜2 μm の束である（**図 15**）．

筋フィラメントには細い線維（アクチンフィラメント）と太い線維（ミオシンフィラメント）がある．この両者が交互に配列することにより，偏光顕微鏡では横縞構造が確認できる．また，両者が滑走することで筋線維は収縮を行う．

横縞は明調に見える **I 帯**と暗調に見える **A 帯**から成り立つ．I 帯の中央には **Z 線**があり，Z 線の両側からアクチンフィラメントが突き出し，先端が A 帯のミオシンフィラメントと並んでいる．A 帯の中央には **M 線**があり，M 線から両側に突き出たミオシンフィラメントだけの部分が **H 帯**である（**図 15**）．

b 神経筋接合部の構造

骨格筋に分布する運動神経は多数の枝に分岐して，筋原線維の集合体であ

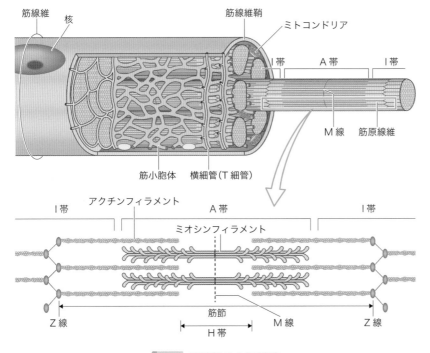

図15 筋線維の内部構造

る筋線維を覆う**筋内膜**[*]レベルで神経筋接合部（**シナプス**）を形成する．1本の筋線維につき，1本の神経線維の分枝がシナプスを形成する．シナプスを形成する筋線維の表面は**運動終板**と呼ばれる．運動終板は接合部ひだを有してシナプス後膜の表面積を増大する．

　運動神経終末には多数のシナプス小胞が存在し，多数の**アセチルコリン分子**が含まれている．活動電位が運動神経終末に伝わるとCa^{2+}チャネルが開口し，神経終末内にCa^{2+}が流入する．これによりシナプス小胞が開口しアセチルコリンがシナプス間隙に放出される（**図16**）．

　一方で，骨格筋は運動神経だけではなく，感覚神経にも支配されている．痛覚や触覚などの皮膚感覚に対して，骨格筋の筋線維間には**筋紡錘**（ぼうすい）と呼ばれる深部感覚の受容器が存在している．筋紡錘は筋線維の張力を感知することで，筋線維の収縮または弛緩が適切に行われているかを感じ，調節を行っている．類似の深部感覚受容器が関節包や腱にも存在し，これらの相互作用により骨や関節の位置や動き，筋緊張の程度が感知され，スムースな運動の一役を担っている．

[C] 筋線維の種類

　骨格筋は色調によって**赤筋**（せっきん）（red muscle）と**白筋**（はっきん）（white muscle）に分類される．赤筋はミオグロビンを多く含み，長時間の姿勢維持に必要な**抗重力筋**[*]に多く，**遅筋**（slow muscle）とも呼ばれる．白筋は瞬発性の高い動きや，緻密な動きに関わる筋に多く，**速筋**（fast muscle）とも呼ばれる．

　筋線維は組織学的にⅠ型，ⅡA型，ⅡB型の3型に分類される．Ⅰ型は赤筋に多く含まれ，主に好気的代謝によりエネルギーを産生し，収縮は遅いが

＊筋内膜
筋線維鞘の外側にある膜性の構造．

＊抗重力筋
重力に対抗して姿勢を保持するために作用している骨格筋．立っていたり，座っているとき，または寝ているだけのときも，常に抗重力筋がバランスよく収縮することで姿勢が安定している．代表的な抗重力筋には脊柱起立筋や腹直筋，大殿筋などがある．

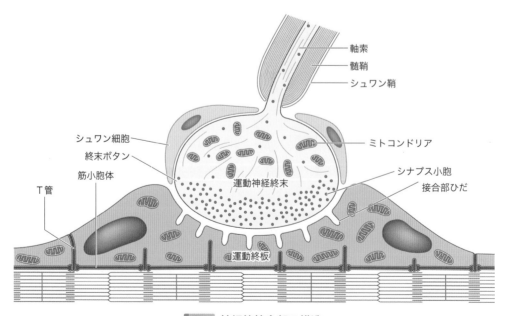

図16 神経筋接合部の構造

疲労しにくく，持久性に富んでいる．一方でⅡB型は白筋に豊富に存在する．嫌気的代謝によりエネルギーを産生し，早く収縮できるが疲労しやすい．ⅡA型は両者の中間型だがヒトでは少ない．

4 骨格筋の収縮と弛緩のメカニズム

> ▶ 神経筋接合部からアセチルコリンが分泌されると，細胞内 Ca^{2+} が上昇し，トロポニンと結合することでアクチンとミオシンが結合し，アクチン上を滑りこむように移動し，収縮を引き起こす

　神経筋接合部からアセチルコリンが分泌されると，筋形質膜に活動電位が発生し，これが横細管（T細管）によって筋線維全体に伝わり，筋が収縮する．その際に Ca^{2+} が**筋小胞体**から排出され，細胞内で濃度が上昇することで Ca^{2+} がトロポニン*と結合すると，トロポニンの構造変化が発生する．これをきっかけにアクチンのミオシンとの結合部が露出し，ミオシンに存在するミオシン頭部と結合する．

　ミオシン分子は**ATP**（アデノシン三リン酸）の加水分解によって得られた化学エネルギーを機械的エネルギーに変え，ミオシン頭部を首振りにより動かすことでアクチンフィラメント上を滑りこむように移動することができる（**図17**）．

＊**トロポニン**
筋収縮を制御するたんぱく質で，3種類のサブユニット（トロポニンC，T，I）1分子ずつから構成される複合体である．トロポニンCはCa結合たんぱく質で，トロポニンTはアクチンフィラメント上のトロポミオシンと結合している．トロポニンIはアクチンと結合することでミオシンとの相互作用を阻害して筋収縮に抑制的に働く．この複合体が筋小胞体から放出される Ca^{2+} と結合することで，筋収縮が開始する．

11
運動器（筋・骨格）系

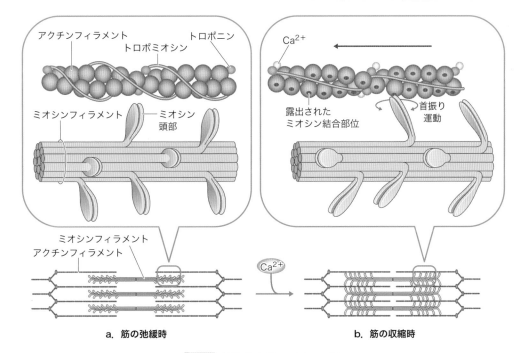

図17 骨格筋収縮のメカニズム

[坂井健雄ほか（著）：系統看護学講座 専門基礎分野 人体の構造と機能①解剖生理学，医学書院，東京，p232，2019より作成]

　筋形質膜の電気的興奮が終わる（再分極）と，トロポニンと結合していたCa^{2+}が外れ，筋小胞体に再吸収される．これによりアクチンとミオシンの結合が外れ，アクチン上を滑りこむように移動していたミオシンが元の位置に戻り，筋が弛緩する．

⑤ 骨格筋のエネルギー代謝

▶ 骨格筋が収縮するためのエネルギー源は ATP である．ATP は主に酸素が存在する環境において，グルコースを利用して細胞内のミトコンドリアで好気的代謝により合成される

　上述のように，筋が収縮するためのエネルギー源は ATP である．ATPは主に細胞内の**ミトコンドリア**から産生され，筋線維は体内でもとくにミトコンドリアが豊富な細胞である．

　骨格筋は活発に活動しエネルギーが必要な状態になると，**グルコース**や，肝臓・骨格筋に貯蔵された**グリコーゲン**をグルコースに分解して燃料として利用する．グルコースは**解糖系**や **TCA 回路**[*]の反応を経て，二酸化炭素や水に分解される．この過程で発生した脱水素酵素の補酵素（NADH，$FADH_2$）により H^+ が**電子伝達系**で利用され，**酸化的リン酸化反応**によりグルコースから大量の ATP が合成される．この反応経路では酸素が必要なため，この経路は**好気的代謝**と呼ばれる．一方で，酸素が十分に存在しない環境ではこの経路は機能せず，解糖系からは乳酸が産生され，乳酸は TCA 回路で利用できないため蓄積し，ATP 合成は著しく減少する．この酸素が十分に存在しない環境での ATP 合成経路は**嫌気的代謝**と呼ばれる．

　また，骨格筋は反復する強い負荷に反応して太くなり（**筋肥大**），逆に負荷のかからない状態が続くと細くなる（**筋萎縮**）．筋肥大が起きる理由は，筋線維内の筋原線維が増加することにより筋線維 1 本 1 本が太くなるからである．筋線維が太くなれば，筋線維の集合体である筋線維束，ひいては骨格筋が肥大する．

＊**TCA 回路**
発見者のクレブス（Krebs）や中間代謝産物であるクエン酸にちなみクレブス回路，クエン酸回路とも呼ばれる．主な役割はアセチル CoA を利用して，ATP合成の過程で必要になる脱水素酵素の補酵素である還元型ニコチンアミドアデニンジヌクレオチド（NADH）と還元型フラビンアデニンジヌクレオチド（$FADH_2$）を合成することだが，アミノ酸代謝や尿素回路，糖新生など様々な代謝経路の仲立ち的な役割も担う．

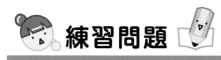

Q1 空欄に当てはまる語句を入れてみよう．

・骨基質の有機成分の90％は（　①　）型コラーゲンである．残りの10％は（　②　）などの水分保持に富んだ糖たんぱく質とその他の分子量の小さい非コラーゲンたんぱく質である．無機質はカルシウム，リン，重炭酸が主で，骨における結晶成分はハイドロキシアパタイトとして存在する（　③　）である．

・軟骨の基質は重量の約（　④　）％が水分で占められている．水分以外の構成物質は，有機成分であるコラーゲンとプロテオグリカンが主体で，コラーゲンのうち約90％以上は（　⑤　）型コラーゲンである．軟骨内ではプロテオグリカンが（　⑥　）と結合し，凝集体を形成する．

・可動関節は骨，（　⑦　），関節包，（　⑧　），靱帯などから構成されている．（　⑧　）は関節腔内を満たす（　⑨　）の産生と代謝に寄与している．関節液は（　⑩　）を含んだ粘稠な液体で，関節軟骨面同士の摩擦を軽減するほか，関節軟骨を栄養する働きがある．

・四肢長管骨において，（　⑪　）径成長は（　⑫　）骨化の様式を，（　⑬　）径成長は（　⑭　）骨化の様式をとる．また（　⑭　）骨化は扁平骨の骨化様式と同様である．

・骨組織には，石灰化骨基質を合成する（　⑮　），骨基質の中に埋めこまれている（　⑯　），そして骨基質を吸収する（　⑰　）が存在する．骨は常に，（　⑰　）が古い骨基質を吸収し，そこに（　⑮　）が新しい骨基質を形成することで，骨基質の入れ替えが行われている．この新旧の骨基質の置換を（　⑱　）という．

・骨細胞は，骨基質中の（　⑲　）中に埋めこまれて存在し，多数の突起を骨基質中に伸ばし，骨細胞同士や骨表面に位置する（　⑳　）や（　㉑　）と互いに連絡し，骨組織中に細胞性ネットワークを形成している．

・骨格筋の中央部を（　㉒　）と呼び，筋の両端は（　㉓　）へと移行し，それぞれ関節をまたいで骨に付着する．筋が骨に付着する部位で，中枢側を（　㉔　），末梢側を（　㉕　）と呼ぶ．

・（　㉖　）（筋細胞）は（　㉗　）が分化・融合してできる多核細胞であり，（　㉖　）の細胞質である筋形質には数百から数千本の（　㉘　）が含まれている．（　㉘　）は筋フィラメントが規則的に配列した直径1〜2μmの束である．

・骨格筋の筋線維は，ミオグロビンを多く含み，抗重力筋に豊富に存在する（　㉙　），瞬発性の高い動きや，緻密な動きに関わる筋に豊富に存在する（　㉚　）に分類される．

・筋線維は組織学的に（　㉛　）型，（　㉜　）型，（　㉝　）型の3型に分類される．（　㉛　）型は赤筋に多く含まれ，主に好気的代謝によりエネルギーを産生し，収縮は遅いが疲労しにくく持久性に富んでいる．一方で（　㉝　）型は白筋に豊富に存在する．

Q2 四肢長管骨の成長過程において，骨端軟骨はどのようになるのか説明してみよう．

Q3 筋線維が収縮するメカニズムを説明してみよう．

12 皮膚と体温調節

○━━ Key words

皮膚，表皮，真皮，皮下組織，皮膚感覚，体温調節，熱産生，熱放散

この章で学ぶこと

- 皮膚は，表皮，真皮，皮下組織からなり，その中に皮膚付属器が存在している．
- 表皮は上皮組織である．ほとんどの細胞が角化細胞であり，角化する．
- 表皮にはメラノサイト，メルケル細胞，ランゲルハンス細胞も存在する．
- 真皮は結合組織である．基質と線維からなる細胞間質が発達している．
- 皮膚は生体防御，免疫，体温調節，知覚などの様々な機能を担っている．
- ヒトの体温の変化は温度受容器で受容され，視床下部の体温調節中枢で制御される．
- 皮膚の血管，骨格筋，内臓は，熱産生を行う効果器である．

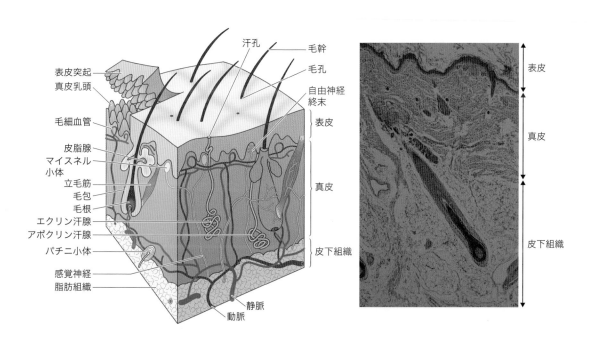

■概略図 皮膚の構造

Ⓐ 皮膚と皮膚付属器の構造と機能

❶ 皮膚の概要

▶ 皮膚は表皮，真皮，皮下組織の3層からなる

　皮膚は，表面積が約1.6 m²，重量は体重の約16%の生体最大の器官である．皮膚の表面には**皮溝**という細かい溝が多数存在し，互いに交叉する．一方，皮溝と皮溝との間は盛り上がって**皮丘**を形成する．手掌や足底の皮溝は太く，流紋状に配列して指紋，掌紋，足紋となる．

　その他，皮膚の表面には**毛孔**や**汗孔**という孔が存在する．毛は毛孔から外界に向かって伸びている．また，これらの孔から物質が皮膚に吸収されたり，排泄されたりしている（☞概略図）．

　皮膚は，体表から深部に向かって**表皮，真皮，皮下組織**の3層からなり，その中には毛器官，皮脂腺，汗腺などの皮膚付属器が存在する（☞概略図）．

❷ 表　皮

▶ 表皮の主要な細胞は角化細胞である．メラノサイトはメラニンを産生する

ⓐ 表皮の構造

　表皮（epidermis）は外胚葉由来の上皮組織（重層扁平上皮）である．細胞は密に重層して配列し，細胞間質は少ない．深部から体表に向かって**基底層**[1]，**有棘層，顆粒層，角質層**の4層からなる（図1）．

　表皮に存在する細胞の95%以上は**角化細胞**である．その他，メラニンを産生する**メラノサイト**，触覚を担う**メルケル細胞**，免疫を担う**樹状細胞（ランゲルハンス細胞***）が存在する．

　表皮に血管は存在しない．ガス交換，栄養素や老廃物の運搬は，真皮との間の浸透によって行われる．

*ランゲルハンス細胞
表皮内に存在する樹状細胞であり，皮膚の免疫を司っている．

ⓑ 角化細胞
1）角　化

　角化細胞（keratinocyte）は，基底層〜角質層の各局在に対応して，**基底細胞**[2]，**有棘細胞，顆粒細胞，角質細胞**に分類される（図1）．

---

[1] 基底層は最下層の一層である．有棘層は基底層と顆粒層の間の最も厚い層であり，表皮の大部分を占める．顆粒層は有棘層の上に存在し，顆粒を含有する細胞（顆粒細胞）が存在する層である．角質層は最上層である．手掌と足底の皮膚には，顆粒層と角質層の間に透明層が存在しており5層となっている．

[2] 角化細胞のうち，基底層にあるものが基底細胞である．有棘層には有棘細胞，顆粒層には顆粒細胞，角質層には角質細胞がそれぞれ存在する．

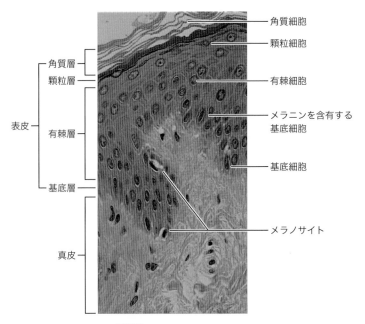

図中のラベル：
- 角質細胞
- 顆粒細胞
- 有棘細胞
- メラニンを含有する基底細胞
- 基底細胞
- メラノサイト

（左側）
- 角質層
- 顆粒層
- 表皮
- 有棘層
- 基底層
- 真皮

図1　表皮と角化細胞

　基底層には角化細胞のもととなる幹細胞が存在する．幹細胞から生じた角化細胞は基底細胞→有棘細胞→顆粒細胞→角質細胞の順に分化して各層に移動する．この一連の過程を**角化**という．顆粒細胞から角質細胞に分化すると，細胞の核や細胞小器官が失われ，抜け殻の死んだ細胞になり，顆粒層の直上で層状に重なってみえる（**図1**）．

　角質細胞は最終的に皮膚から剥がれて脱落する．角化の開始から角質細胞の脱落まで約45日かかる．

2）角化細胞の機能

　角化細胞は**ケラチン**[3]を産生する．ケラチンは角化細胞同士の連結に関与し，表皮を強固に構築する．角化細胞はサイトカインや成長因子[*]も産生・分泌し，皮膚の自然免疫も担っている．

　その他，顆粒細胞にはケラトヒアリン顆粒[*]が存在し，プロフィラグリン，セラミドなどの皮膚の保湿成分を含有している．角質細胞はセラミド，コレステロール，遊離脂肪酸を豊富に含んでいる．これらの各物質は，皮膚への異物の侵入やたんぱく質の喪失を阻止したり，皮膚を保湿したりするなどして，皮膚のバリア機能という重要な役割を担っている．

12

皮膚と体温調節

＊**成長因子**
細胞の増殖や分化を促進するたんぱく質であり，増殖因子とも呼ばれる．

＊**ケラトヒアリン顆粒**
顆粒細胞に存在する顆粒であり，保湿作用をもつたんぱく質のプロフィラグリンやスフィンゴ脂質のセラミドが存在している．

---

[3] 表皮では2種類のケラチンがペアとなって二量体を形成する．さらに，この二量体は互いに重合してケラチン線維となり，表皮を強固に構築する．基底細胞はケラチン5とケラチン14を，有棘細胞や顆粒細胞はケラチン1とケラチン10をペアのケラチンとして産生する．

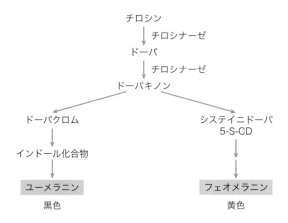

図2 メラニンの合成経路

c メラノサイト

1) メラニン産生機構

　メラノサイト（melanocyte）は生体色素[4]のメラニン（melanin）を産生する細胞であり，基底層に存在する（**図1**）．

　メラノサイトは，酵素のチロシナーゼによりチロシンからドーパを合成する．次いでドーパはドーパキノンとなり，最終的に黒色の**ユーメラニン（真性メラニン）**と黄色の**フェオメラニン（黄色メラニン）**の2種類のメラニンになる（**図2**）．そして，これらのメラニンはメラノサイトから基底細胞へと運搬されて貯蔵される．

2) メラノサイトとメラニンによる肌の色の違い

　ユーメラニンとフェオメラニンの含有比率の違いにより，皮膚の部位による肌の色の違いや，人種による肌の色の違いを生じる．

　メラノサイトに関しては，黒色人種のメラノサイトは白色人種よりも大型で，メラニンの産生量も多い．このことも人種による肌の色の違いに関与する．しかし，メラノサイトの数や分布は，人種による違いがない．

3) メラニンの機能

　太陽からの紫外線を吸収し，皮膚の老化，皮膚腫瘍の発生などを阻止する．

3 真 皮

> **真皮は細胞間質が非常に発達している**

---

[4] 代表的な生体色素はメラニン，ヘモグロビン，カロテンである．メラニンとヘモグロビンは生体内で合成されるが，カロテンは生体内で合成できず，ニンジンなどの食物を摂取することで体内に取りこまれる．メラニンは皮膚を淡黄色〜黒色にする．赤血球のヘモグロビンは皮膚をピンク色〜赤色にし，カロテンは皮膚を黄色〜オレンジ色の色調にする．

a 真皮の構造

　真皮（dermis）は中胚葉由来の結合組織（密性結合組織）である．したがって，細胞間質は密に配列し，細胞成分は少ない（☞概略図）．血管や神経は豊富に存在する．また，様々な皮膚付属器を含んでいる．

b 真皮の構成成分と機能

1）細胞間質

　細胞間質（細胞外マトリックス）の成分は基質と線維からなる．

　基質の代表的なものは**ヒアルロン酸**，**プロテオグリカン**，**フィブロネクチン**[*]である．シグナル伝達，細胞接着，細胞の分化，創傷治癒を担う．さらに，ヒアルロン酸[5]は強力な保湿作用も担っている．

　線維は**膠原線維**と**弾性線維**である．膠原線維は**コラーゲン**（collagen）からなり，真皮を強固に構築する．弾性線維は**エラスチン**とフィブリリンからなり，皮膚に弾力を与える．

2）細胞成分

　代表的な細胞成分は，線維芽細胞，組織球，肥満細胞，形質細胞である．

　線維芽細胞（fibroblast）は真皮に最も多く存在する細胞である．基質と線維を産生する．**組織球**はマクロファージ[*]の一種である．皮膚の中の異物を貪食する．**肥満細胞**は**ヒスタミン**[*]を産生・分泌する細胞である．皮膚の炎症やⅠ型（即時型）アレルギー反応に関与する．**形質細胞**は白血球のB細胞が分化したものである．**免疫グロブリン**（immunoglobulin，抗体）を産生して体液性免疫を司る．

4 皮下組織

▶ 皮下組織は脂肪組織の層である

　皮下組織（subcutaneous tissue）は中胚葉由来の結合組織であり，大部分が脂肪組織で構成される（☞概略図）．真皮と同様に，血管と神経が豊富に存在する．

　皮膚と深部の筋肉との連結，脂質の貯蔵，**アディポサイトカイン**[*]（**レプチン**[6]，**アディポネクチン**[7]）の産生，体温喪失の阻止，衝撃に対する緩衝の機能を担う．

---

*フィブロネクチン
細胞間質（細胞外マトリックス）に存在する糖たんぱく質の1つ．細胞の接着・移動・増殖・分化を促進し，細胞間質の構築を司る．

*マクロファージ
白血球の単球由来の食細胞である．炎症に関与し，生体内に異物が侵入すると，単球は血流中から血管壁を通り抜けて炎症組織に移動する．そしてマクロファージへと分化し，異物を貪食する．

*ヒスタミン
肥満細胞や好塩基球が産生・分泌する．血管を拡張させたり，血管の透過性を亢進させたりして，炎症に関与する．また，蕁麻疹，アレルギー性鼻炎，結膜炎などのⅠ型（即時型）アレルギー反応が関与する疾患を生じさせる．

12
皮膚と体温調節

*アディポサイトカイン
脂肪細胞が産生する生理活性物質であり，レプチンとアディポネクチンが代表的なものである．

---

5 ヒアルロン酸はグルクロン酸とN-アセチルグルコサミンの2糖がくり返し結合した，分子量100万を超える巨大分子である．そのため，水分子を巻きこむ力（抱水性）があり，強力な保湿作用を有している．

6 レプチンは摂食を抑制させたり，エネルギーの消費を促進させたりする．内臓型肥満の患者ではレプチンの産生が促進しており，レプチンが正常に作用しないレプチン抵抗性の状態にあると考えられている．

7 アディポネクチンは，グルコースの細胞内への取りこみとインスリンの作用を促進させることから，糖尿病の発症を抑制する効果を有している．その他，動脈硬化や炎症を抑制する．

5 皮膚の神経と皮膚感覚

> 皮膚には様々な感覚の受容器と感覚神経が存在する

a 皮膚の神経

自律神経と感覚神経が存在する.

自律神経は, 立毛筋を収縮したり, 汗腺や皮脂腺の筋上皮細胞を収縮して汗や皮脂を分泌させたりする. 感覚神経は, 以下に示す様々な皮膚感覚の認知を司っている.

b 皮膚感覚

1) 分 類

表皮の感覚は触覚のみ存在する. 真皮には触覚, 圧覚, 振動覚, 温度感覚 (冷覚, 温覚), 痛覚, 痒覚, くすぐったい感覚などの多種多様な感覚が存在する. 皮下組織には圧覚, 振動覚や痛覚が存在する.

2) 感覚の受容と認知機構

各感覚に対応するそれぞれの**受容器**が存在する. 刺激が受容器で受容されると, 受容器に接合／結合する感覚神経に活動電位が発生し, **伝導路**を流れて大脳の**体性感覚野** (受容器と反対側の頭頂葉) に到達し, ここで認知される (**図3**). 各感覚の受容器と伝導路を**表1**に示した.

6 皮膚付属器

> 毛器官, 皮脂腺, 汗腺, 耳道腺, 爪が皮膚付属器である

皮膚には, 毛器官, 皮脂腺, 汗腺 (エクリン汗腺, アポクリン汗腺) の皮膚付属器が存在する (☞概略図). その他, 耳垢となる分泌物を分泌する耳道腺, 爪が存在する.

a 毛器官

1) 毛器官の分布と構造

毛器官 (hair apparatus) は毛を産生する皮膚付属器であり, **毛** (hair) と**毛包** (hair follicule) からなる. 口唇, 手掌, 足底, 亀頭, 亀頭包皮内面, 陰核, 大陰唇内面, 小陰唇を除く全身の皮膚に存在する.

毛は体表面に対してやや斜めに傾いて伸びている. 皮膚から外に出ている部分を**毛幹**, 皮膚の中の部分を**毛根**という (**図4**).

毛包は毛根を取り囲む組織であり, 真皮, ときには皮下組織にまで伸びている. 底部は膨らみ毛球となり, ここにはメラノサイトが存在する. そのために毛に色が付く. 毛包の一部は膨らんで毛隆起となり, ここに**立毛筋**が結合する (**図4**). 寒所への移動や驚愕などによって交感神経が作動すると, 立毛筋は収縮する. その結果, 毛は体表面に対して垂直に逆立ち, それによ

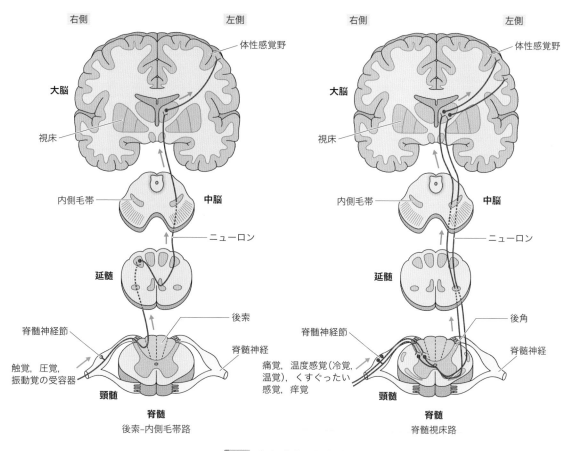

図3 皮膚感覚の伝導路

表1 皮膚感覚の受容器と伝導路

感覚		受容器	伝導路
触覚・圧覚	表皮	メルケル細胞*	後索−内側毛帯路
	真皮	メルケル盤，マイスネル小体，毛包周囲神経叢，ルフィニ小体，クラウゼ小体	後索−内側毛帯路
振動覚		パチニ小体	後索−内側毛帯路
温度感覚	冷覚	自由神経終末	脊髄視床路
	温覚	自由神経終末	脊髄視床路
痛覚，痒覚，くすぐったい感覚		自由神経終末	脊髄視床路

*表皮のメルケル細胞には真皮からのメルケル盤が接合している.

り毛孔周囲の皮膚は少し盛り上がって鳥肌になる.

2）毛の発生と制御因子

　毛隆起に毛の幹細胞が存在する．幹細胞から生じた細胞は，毛球に移動して毛母細胞へと分化し，毛を発生させる（**図4**）．その代表的な制御因子は**男性ホルモン**［**アンドロゲン**（androgen）］である．思春期になると精巣で大量のアンドロゲンの1つである**テストステロン**（teststerone）が産生され

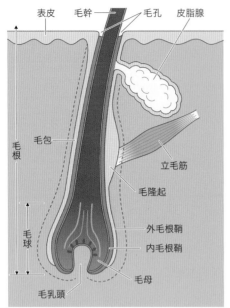
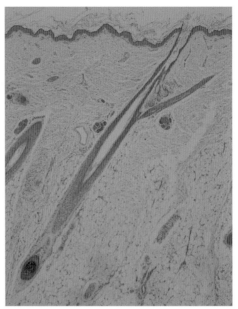

図4 毛包の構造

る．そのため，男性のひげや体毛が濃くなる．一方，アンドロゲンは頭髪の毛の発生を阻害するため，男性型脱毛の原因となる．

3）毛の機能

皮膚の保護，皮膚への異物の侵入阻止，保温を担う．毛包には毛包周囲神経叢がからみついており，触覚も担っている．

b 皮脂腺（脂腺）

1）皮脂腺の分布と構造

皮脂腺（sebaceous gland）は**皮脂**を産生する外分泌腺である．手掌・足底を除く全身の皮膚に存在する．導管は毛包に開口するため，皮脂は毛包を通って毛孔から体外へ排出される（**図4**）．

2）皮脂の組成と機能

皮脂の主成分はワックスエステル*，トリグリセリド，スクワレン*などの脂質であり，皮膚の保湿，微生物の繁殖阻止などを担っている．一方，思春期にアンドロゲンが増えると，皮脂腺は増殖して皮脂の分泌も亢進する．その結果，アクネ桿菌*が繁殖して，痤瘡（にきび）を発症する．

c エクリン汗腺

1）エクリン汗腺の分布と構造

エクリン汗腺（eccrine gland）はエクリン汗を産生する外分泌腺である．口唇，亀頭，陰核を除く全身の皮膚に存在し，前額，手掌，足底に非常に発達している．導管は真皮から表皮内を貫通して汗孔に開口するため，エクリン汗は汗孔から体外に排出される（☞概略図）．

*ワックスエステル
単純脂質の1つ．長鎖脂肪酸とアルコールがエステル結合したものであり，蝋やワックスとも呼ばれる．

*スクワレン
脂質に属するテルペンの1つ．スクアレンとも呼ばれる．生体内でスクワレンはコレステロールへと変換される．

*アクネ桿菌
毛包内の常在菌の1つ．皮脂の主成分であるトリグリセリドを分解して遊離脂肪酸へと変換し，これが炎症反応を引き起こして痤瘡を発症させる．

2）エクリン汗の組成と機能

　エクリン汗の99％以上は水である．その他，塩化ナトリウム，尿素，乳酸を含む，サラサラとした汗である．体温調節，体液の量と組成の調節，体表面に付着した異物を洗い流して除去する自然免疫を担う．

d　アポクリン汗腺

1）アポクリン汗腺の分布と構造

　アポクリン汗腺（apocrine gland）はアポクリン汗を産生する外分泌腺である．腋窩，乳輪，鼠径部（そけい），外陰部などに限局する．アポクリン汗腺の導管は毛包に開口しているため，分泌されたアポクリン汗は，毛包を通って最終的には毛孔から体外へ排出される（☞概略図）．

2）アポクリン汗の組成と機能

　アポクリン汗の主成分は脂質とたんぱく質である．水は極少量であり，粘性と芳香のある汗である．機能はフェロモン*として作用する．その一方で，アポクリン汗は，皮膚常在菌により分解を受け，腋臭（えきしゅう）などの体臭の原因となっている．

＊フェロモン
生体内で産生された後に体外に分泌され，同種の他の個体に一定の行動や生理的状態の変動を引き起こす物質である．発情と性行動を誘発する性フェロモンが最もよく知られている．

7　皮膚の機能

▶ 皮膚は生体を単に覆うだけの皮ではない．多種多様な機能を担っている

　これまで述べてきたように，皮膚は単に生体を覆うだけの"皮"ではなく，様々な機能を有する生体最大の器官である．

a　生体防御・免疫機構

　皮膚の緻密な構造は，外界の衝撃から生体を防御し，異物侵入を阻止する第一関門となっている．異物が侵入した場合にも，樹状細胞，角化細胞，組織球，形質細胞などが自然免疫および獲得免疫の仕組みにより対処する．すなわち，生体最大の免疫担当器官である．

b　体温調節

　エクリン汗腺からの発汗作用と，血管の拡張・収縮により調節される．

c　知　覚

　様々な感覚を司り，生体のホメオスタシス（恒常性）を維持する．皮膚に異物が付着して侵入しようとすると，その際に，触覚，痒覚や痛覚が認知される．その結果，手で払いのけたりして次の対処に移れるなど，早期に異物を除去できる．

d　分　泌

　汗腺から汗が，皮脂腺から皮脂がそれぞれ分泌される．異物除去，体温調

節，保湿，抗菌作用を担っている．

e 吸収，排泄

皮膚は物質の吸収と排泄を司っている．外界からの物質は角質層を直接通過したり，毛孔を通過したりして吸収される．一方，体内の物質は，角質層を直接通過したり，毛孔や汗孔を通過したりして体外へと排泄される．

f ビタミンDの合成（☞9章E-②）

皮膚は**ビタミンD**を合成する．最初に皮膚でコレステロールが7-デヒドロコレステロールになり，太陽光の紫外線を浴びるとビタミンDが生成される．

Ⓑ 体温の調節

① 体温とは

▶ ヒトは恒温動物である

a 核心温度

ヒトは恒温動物であり，体温は36〜37℃と一定である．しかし，体表面の温度は外気の温度により変動し，一定なのは体幹深部の内臓の温度である**核心温度**である．

b 部位による体温の差

核心温度の測定は困難である．そこで，通常は直腸，腋窩，口腔，鼓膜の温度を核心温度とする．直腸温は最も核心温度に近く，鼓膜温，口腔温は直腸温より0.4〜0.6℃，腋窩温は0.8〜0.9℃低い．しかしながら，直腸温の測定は体温計を5〜6cm以上も肛門の奥に挿入する必要があり，簡単な方法ではない．そのため，腋窩温や口腔温，最近は鼓膜温が測定される．

② 熱産生と熱放散

▶ ヒトには体温を一定に保つための熱産生と熱放散の機構が存在する

a 体温の制御

生体内には，体温を上げる**熱産生**と体温を下げる**熱放散**の機構が存在する．通常は両者の割合は同じであり，体温は一定である．このバランスが崩れると，発熱や低体温を生じる．

b 熱産生

　熱は，摂取した栄養素が生体内で異化を受け，その過程で得られたエネルギーにより生じる．とくに食事による熱産生を食事誘発性熱産生（diet induced thermogenesis，DIT）という．食物を摂取し，消化・吸収および異化を受けることによる熱産生であり，エネルギーの消費が促進している．産生量は摂取された栄養素により異なり，たんぱく質＞糖質＞脂質の順である．

　安静時には心臓，肝臓，腎臓などの内臓が熱産生の主役である．運動時には骨格筋が収縮し，熱産生は促進する．また，急に寒いところに移動すると，骨格筋は不随意性に収縮して，いわゆる"震え"を起こし，熱産生が促進する．

c 熱放散

　熱放散は体表面からの輻射（放射）[8]，伝導，対流，蒸発（不感蒸泄，発汗）により行われる（**図5**）．

　輻射は，皮膚から外界への放熱であり，実体は赤外線による熱の移動である．**伝導**は，皮膚から皮膚に接触する物体への直接的な熱の移動である．**対流**は，皮膚の表面上に存在する空気の気流による，周囲への熱の移動である．

　蒸発は生体内の水分が水蒸気となることであり，その際に熱が放散する．蒸発には不感蒸泄と発汗の機構が存在する．**不感蒸泄**は，皮膚からあるいは呼吸により口から，体内の水分が水蒸気となり蒸散したものである．通常，肉眼では確認できない．**発汗**はエクリン汗が汗孔から体外に排出されるものである．皮膚表面でエクリン汗は蒸発し，熱が放散される．

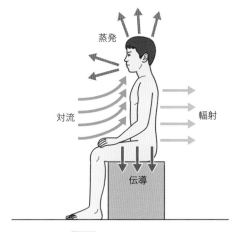

図5　熱放散の機序

---

[8] 冷蔵庫に手を入れて冷たく感じているときは輻射が生じている．氷に手を触れて冷たさを感じているときは伝導が生じている．扇風機を顔に当てて冷たさを感じているときは対流が生じている．寒いところで息が白くなるのは，口からの不感蒸泄の水蒸気が冷却され，細かい水滴になったためである．

3 体温の制御機構

> 体温の変動の受容器，体温調節中枢，効果器の作用で体温は一定になる

a 体温のホメオスタシスの調節

　ヒトを含めた恒温動物では，体温が上昇すると平熱まで低下し，逆に低下すると平熱まで上昇する．このようなホメオスタシス（恒常性）を維持するためのネガティブフィードバック機構が存在する．

b 体温の制御機構

　受容器，調節中枢，効果器の一連の作動により制御される（図6）．
　体温の変動は，皮膚の冷覚受容器の**クラウゼ小体**（体温の低下を受容）と温覚受容器の**ルフィニ小体**（体温の上昇を受容），視床下部の温度受容器により受容される．
　受容器には神経細胞が結合しており，活動電位が発生すると入力情報となって調節中枢である視床下部の体温調節中枢に到達する．ここで入力情報は統合されて出力情報に変換され，以下に述べるような効果器に伝えられ，実際の体温の変動が行われる．

c 体温を変動させる効果器

　皮膚の血管，骨格筋，内臓は代表的な効果器であり，平熱になるまで作動する（図6）．
　体温を上昇させるために，交感神経が作用して皮膚の血管は収縮する．骨格筋は不随意収縮し，内臓での異化も促進する．**甲状腺ホルモン**，交感神経の軸索終末や副腎髄質からの**カテコールアミン（ノルアドレナリン，アドレナリン）**の産生・分泌は促進し，異化はさらに増強する．

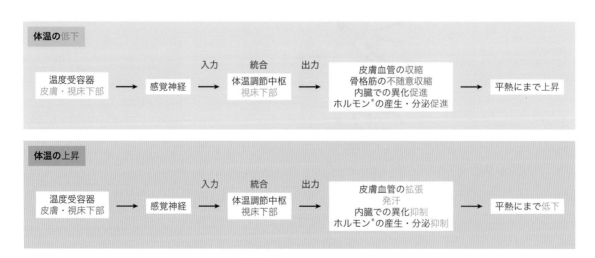

図6 体温の制御機構
*甲状腺ホルモン，カテコールアミン（ノルアドレナリン，アドレナリン）

　体温を低下させるために，皮膚の血管は拡張し，発汗が促進する．内臓での異化は抑制され，甲状腺ホルモン，カテコールアミンの産生も低下し，異化はさらに抑制される．

4 体温の生理的変動

▶ 多様な因子が体温の変動を起こしうる

a 年　齢
　成長期までは体温が高く，成長期以降は加齢とともに低下する．

b 日内変動
　サーカディアンリズム*により，体温は午前 3～6 時が最も低く，午後 3～6 時は最も高い．

c 内分泌系・神経系
　交感神経刺激，甲状腺ホルモン，カテコールアミン（ノルアドレナリン，アドレナリン），**プロゲステロン**（progesterone）は体温を上昇させる．女性の月経周期では，プロゲステロンの産生が促進する黄体期は，卵胞期（排卵前期）よりも体温が上昇する．

d その他
　激しい運動，微生物の感染，食後は体温が上昇する．逆に睡眠，低栄養，アルコール，フェノチアジン系の抗うつ薬は体温を低下させる．

*サーカディアンリズム
概日リズム，体内時計ともいわれる．約 24 時間周期で変動する生理現象であり，体温や血圧，睡眠・覚醒のパターン，ホルモン分泌などで認められる．

12

皮膚と体温調節

臨床医学へのリンク

熱　傷

　熱傷は熱による傷害である．その程度は，熱の温度にのみ依存するのではなく，作用時間も大きく関与している．皮膚が1,400℃の炎に一瞬触れた場合には，温度は高いが，障害は皮膚の浅い層で留まり，症状は軽いことがしばしば経験される．しかし，使い捨てカイロや湯たんぽのような，44〜50℃ほどの比較的低温の物体に長時間接触すると，深部にまで傷害が及び，治癒に相当な時間を要することが多い．

　熱傷は，傷害の深達度によりⅠ〜Ⅲ度に分類される．Ⅰ度熱傷は表皮レベルまでの熱傷である．疼痛，紅斑（発赤），浮腫がみられるが，水疱は認められない．皮膚は瘢痕（いわゆる"やけどの跡"）を残すことなく完全に再生する．

　Ⅱ度熱傷は真皮レベルまでの熱傷である．真皮内の深達度と予後の違いにより，さらに真皮浅層熱傷と真皮深層熱傷に分類される．真皮浅層熱傷は疼痛と水疱がみられる．しかも水疱の底の部分に紅斑を伴う．予後は良好で，皮膚は瘢痕を残さず完全に再生する．一方，真皮深層熱傷は，水疱はみられるが，真皮内の神経，血管の傷害も強いために疼痛はあまり感じられず，水疱の底も白色調にみえる．予後は悪く，治癒に時間がかかる．治癒しても瘢痕を残す．

　Ⅲ度熱傷は，表皮〜皮下組織の皮膚全層の熱傷である．皮膚は焼けただれて，水疱はみられず，灰白色になったり，炭化して黒色になったりする．疼痛は感じない．真皮深層熱傷と同様に，治癒に時間が非常にかかり，瘢痕を残す．

　Ⅱ度真皮深層熱傷とⅢ度熱傷は，瘢痕を形成するため，熱傷部の皮膚の機能は完全に失われる．そのため，治療として植皮などの外科的処置を施される場合が多い．

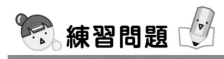

Q1 空欄に当てはまる語句を入れてみよう．

・表皮の細胞のほとんどは（　①　）であり，（　②　）を産生して表皮を強固に構築する．その他，表皮には（　③　）が存在する．黒色人種の（　③　）は白色人種よりも大型で，（　④　）の産生量も多い．このために肌の色が異なる．しかし，（　③　）の数や分布は，人種による違いがない．

・（　⑤　）が産生する膠原線維は（　⑥　）からなり，真皮を強固に構築する．肥満細胞は（　⑦　）を分泌する細胞であり，Ⅰ型アレルギー反応の惹起の原因となる．

・寒所への移動や驚愕により交感神経が作動すると，平滑筋である（　⑧　）が収縮する．その結果，毛は逆立ち，鳥肌になる．

・（　⑨　），交感神経の軸索終末や副腎髄質から分泌される（　⑩　），月経周期を調節する（　⑪　）の各ホルモンは体温を上昇させる．

・熱放散の（　⑫　）は，皮膚からや呼吸により口から体内の水分が水蒸気となり蒸散したものである．通常，肉眼では確認できない．（　⑬　）はエクリン汗が汗孔から体外に排出されるものである．皮膚表面でエクリン汗は蒸発し，熱が放散される．

Q2 角化細胞の角化を説明してみよう．

Q3 皮膚の感覚はどのようにして大脳で認知されるか説明してみよう．また，皮膚の感覚の受容器，伝導路の名称をまとめてみよう．

Q4 エクリン汗腺とアポクリン汗腺の構造，分泌物，機能の違いをまとめてみよう．

参考図書

第1章　人体の概観と細胞・組織
- 河田光博，樋口　隆（著）：シンプル解剖生理学，南江堂，2004
- Albert B（著），中村桂子ほか（監訳）：Essential 細胞生物学，原書第4版，南江堂，2016
- Tortora GJ ほか（著），佐伯由香ほか（訳）：トートラ人体解剖生理学，原書10版，丸善出版，2017
- Mescher AL（著），坂井建雄ほか（訳）：ジュンケイラ組織学，第5版，原書14版，丸善出版，2018
- 牛木辰男（著）：入門組織学，改訂第2版，南江堂，2013

第2章　消化器系
- 山本敏行ほか：新しい解剖生理学，改訂第12版，南江堂，2010
- 藤田恒太郎：人体解剖学，改訂第42版，南江堂，2003
- Hansen JH ほか（著），相磯貞和ほか（訳）：ネッター解剖生理学アトラス，南江堂，2006
- 杉　晴夫（編）：人体機能生理学，改訂第5版，南江堂，2009
- 坂井建雄ほか（編）：カラー図解 人体の正常構造と機能（全10巻縮刷版），改訂第3版，日本医事新報社，2017
- 山田好秋：よくわかる摂食・嚥下のメカニズム，改訂第2版，医歯薬出版，2013

第3章　血液，造血器，リンパ系
- 岡田隆夫（編）：カラーイラストで学ぶ集中講義 生理学，改訂第2版，メジカルビュー社，2014
- 佐久間康夫（監訳）：カラー図解 よくわかる生理学の基礎，改訂第2版，メディカル・サイエンス・インターナショナル社，2017
- 岡田泰伸ほか（監訳）：ギャノング生理学，原書25版，丸善出版，2017
- 山本一彦ほか：カラー図解 人体の正常構造と機能 Ⅶ. 血液・免疫・内分泌，改訂第3版，日本医事新報社，2017
- 大地陸男：生理学テキスト，改訂第8版，文光堂，2017
- 坂井建雄：系統看護学講座 専門基礎分野 解剖生理学 人体の構造と機能①，改訂第10版，医学書院，2018

第8章　神経系，感覚器系
- ベアー MF ほか（著），加藤宏司ほか（監訳）：カラー版 神経科学—脳の探求，西村書店，2007
- 坂井建雄ほか（編）：カラー図解 人体の正常構造と機能（全10巻縮刷版），改訂第3版，日本医事新報社，2017
- Tortora GJ ほか（著），佐伯由香ほか（訳）：トートラ人体解剖生理学，原書10版，丸善出版，2017

第9章　内分泌系
- バーン RM ほか（著），坂東武彦（監訳）：カラー基本生理学，西村書店，2003
- 福井次矢ほか（監修）：ハリソン内科学，第5版，メディカル・サイエンス・インターナショナル，2017
- 日本内分泌学会（編）：内分泌代謝科専門医研修ガイドブック，診断と治療社，2018

第10章　生殖器系
- Chiras DD（著），永田恭介（訳）：ヒトの生物学 体のしくみとホメオスタシス，原書第5版，丸善出版，2007
- 全国栄養士養成施設協会ほか（監），加藤昌彦ほか（著）：サクセス管理栄養士講座 人体の構造と機能及び疾病の成り立ちⅡ 解剖生理学・病理学，第4版，第一出版，2016
- 津田謹輔ほか（監）：Visual栄養学テキスト 人体の構造と機能および疾病の成り立ちⅠ 解剖生理学，中山書店，2016
- 多久和典子ほか（著）：なるほどなっとく！解剖生理学，南山堂，2017
- 志村二三夫ほか（編）：栄養科学イラストレイテッド 解剖生理学 人体の構造と機能，改訂第2版，羊土社，2014

第 11 章　運動器（筋・骨格）系
・Ross MH ほか（著），内山安男ほか（訳）：Ross 組織学，原書第 5 版，南江堂，東京，2010
・医療情報科学研究所（編）：病気がみえる Vol.11. 運動器・整形外科，メディックメディア，東京，2017
・織田弘美ほか（著）：系統看護学講座 専門分野 II 成人看護学 10. 運動器，第 15 版，医学書院，東京，2019
・中村利孝ほか（監）：標準整形外科，第 13 版，医学書院，東京，2017
・須田立雄ほか（編著）：新 骨の科学，第 2 版，医歯薬出版，東京，2016
・Lieber RL（著），望月　久（訳）：骨格筋の構造・機能と可塑性，原書第 3 版，医歯薬出版，東京，2013

第 12 章　皮膚と体温調節
・Tortora GJ ほか（著），佐伯由香ほか（訳）：トートラ人体解剖生理学，原書 10 版，丸善出版，2017
・吉岡忠利ほか（著）：栄養管理と生命科学シリーズ 生物・解剖生理学 人体の構造と機能 記入式ノートつき，理工図書，2013
・山本敏行ほか（著）：新しい解剖生理学，改訂第 12 版，南江堂，2010
・大塚藤男（著）：皮膚科学，第 10 版，金芳堂，2016
・澤村大輔（著）：やさしい皮膚科学，診断と治療社，2009

練習問題解答

序章　人体の構造と機能を学ぶにあたって

Q1　①ポジティブフィードバック

Q2　大出血すると，循環血液量が著減し，血圧が正常範囲から下へ逸脱する．出血が止まらなければ，血圧がさらに低下してショック状態に陥る．このとき，正常範囲まで血圧を上昇させようとする．また同時に止血系やホルモン系なども作用して出血を止め，減少した血液量を回復させようとする．

第1章　人体の概観と細胞・組織

Q1　①繋，②リン（グリセロリンでも可），③受容体（レセプターでも可），④マトリックス（基質でも可），⑤褐色脂肪，⑥滑面小胞体，⑦加水分解，⑧ポリユビキチン，⑨ユー，⑩重層扁平，⑪全，⑫コラーゲン，⑬ギャップ，⑭リボソーム RNA（rRNA）

Q2　（解答例）
・類似点：いずれも脂質二重膜である生体膜を親水性分子が通過するために必要な膜たんぱく質であること．
・異なる点：チャネルは，たんぱく質のサブユニットによりできた生体膜の穴であり，物質の受動輸送しかできない．一方，トランスポーターは，膜たんぱく質の立体構造変化により結合した物質を輸送し，受動輸送と能動輸送の両方が可能である．

Q3　（解答例）ミトコンドリアでは，電子伝達系の働きによって膜間腔にプロトンが蓄積される．膜間腔に蓄積したプロトンが内膜にある ATP 合成酵素を通過し，マトリックスに流入する際に，ATP 合成が行われる．脱共役は，膜間腔に蓄積したプロトンを，ATP 合成酵素ではなく，内膜にある脱共役たんぱく質を通じて，マトリックスに流入させるもので，ATP は合成されないが熱を発生する．

Q4　（解答例）どちらも上皮細胞の頂端面から伸びる多数の細長い突起であるが，線毛の方が微絨毛よりも長い．内部の細胞骨格に違いがあり，微絨毛はアクチン線維，線毛は微小管でできた骨格をもつ．線毛は顕著な運動性をもち，上皮の表面にある粘液に流れを作り出すが，微絨毛にはそのような機能はない．

第2章　消化器系

Q1　①耳下腺，②重層扁平上皮，③主細胞，④輪状，⑤肝小葉，⑥グリコーゲン，⑦糖新生，⑧尿素回路，⑨コレシストキニン（CCK），⑩トリプシノーゲン，⑪延髄，⑫ガストリン，⑬重炭酸イオン（HCO₃⁻），⑭GLP-1（グルカゴン様ペプチド-1），⑮内肛門括約筋，⑯フルクトース，⑰ペプシン，⑱胆汁酸

Q2　（解答例）肝臓は，心拍出量の20〜30%程度もの血流を受ける．30%は固有肝動脈から，70%は門脈から供血され，食後には血流が増え，運動時には減少する．門脈血は，いったん消化管や脾臓を環流した静脈血で酸素分圧は高くないが，小腸で消化・吸収された栄養素を豊富に含むほか，膵臓からはインスリンやグルカゴンなどのホルモン，脂肪細胞からはアディポサイトカイン，脾臓からは赤血球の老廃物であるビリルビンなど，肝臓で代謝する必要のある重要な物質を豊富に含む．

Q3　（解答例）膵液の主な機能の1つは，膵導管細胞で産生される重炭酸イオン（HCO_3^-）を豊富に含むアルカリ性の溶液を十二指腸に分泌し，胃酸によって酸性になった食塊の pH を中和して，中性領域にある膵消化酵素の至適 pH へと調節することである．膵腺房細胞によって産生される消化酵素は，三大栄養素である炭水化物（アミラーゼ），脂質（膵リパーゼ），たんぱく質（トリプシン，キモトリプシンなど）の分解酵素を含み，小腸における食物の消化を進める上で中心的な役割を果たす．たんぱく質分解酵素は，膵臓内では前駆体（プロ酵素）（トリプシノーゲン，キモトリプシノーゲンなど）として産生・存在し，小腸へ外分泌されて初めて活性型に変換され効果を発揮する．

Q4　（解答例）腸管運動は，中枢性および内在性に制御されている．中枢性の制御は自律神経系であり，副交感神経の興奮により亢進し，交感神経の興奮により抑制される．腸管壁の内部では，マイスネル神経叢およびアウエルバッハ神経叢がネットワークを形成し，自律神経と連携しながら腸管運動を調整している．

Q5　（解答例）小腸においてトリグリセリド（TG）が胆汁酸により乳化され，リパーゼで分解されると脂肪酸やモノ・ジアシルグリセロールが遊離する．長鎖脂肪酸は水に不溶性のため，胆汁酸とともにミセルを形成し，小腸吸収上皮細胞に接近する．吸収された後は，細胞内で再度トリグリセリドに合成され，カイロミクロンを形成し，リンパ管を経て静脈系に入り全身を循環する．一方，中鎖脂肪酸は水溶性が高いため，腸管内でのミセル化の必要がなく，そのまま吸収上皮細胞を通過し，門脈に吸収され肝臓に運ばれて，速やかに代謝される．

第3章　血液，造血器，リンパ系

Q1　①8，②55，③血漿，④ヘマトクリット，⑤血清，⑥血餅，⑦血漿，⑧赤色骨髄，⑨造血幹細胞，⑩T細胞（Tリンパ球），⑪B細胞（Bリンパ球），⑫約120日，⑬脾臓，⑭間接ビリルビン（非抱合型ビリルビン），⑮好中球，⑯化学走性，⑰貪食，⑱マクロファージ，⑲抗原提示，⑳巨核球，㉑止血，㉒アルブミン，㉓血漿膠質浸透圧，㉔カルシウム（Ca^{2+}），㉕活性化第 IX 因子（IXa），活性化第 X 因子（Xa），活性化第 VII 因子（VIIa），活性化第 II 因子（IIa，トロンビン），㉖A 抗原（A 凝集原），㉗抗 B 抗体（抗 B 凝集素）

Q2　（解答例）血液は，酸素や二酸化炭素の運搬，消化管で吸収された栄養分や組織で産生された代謝産物の運搬，内分泌腺から分泌されたホルモンの標的器官への運搬など，物質の運搬を担っている．また，血液は免疫機構，止血・凝固機構や体温調節機構にも関わっている．

Q3　（解答例）血漿は，血液にクエン酸ナトリウムなどの抗凝固薬を加えて遠心分離を行うことによって，上層に得られる液体成分である．血液が凝固していないので，血漿には活性化されていない凝固因子が含まれる．また，血液凝固の最終反応であるフィブリノゲンからフィブリンへの変換も行われていないので，血漿には可溶性のフィブリノゲンが含まれる．一方，血清は，血液凝固反応が起こった後に得られる血液の液体成分である．したがって，活性化されていない凝固因子やフィブリノゲンは含まれていない．

Q4　（解答例）血液の細胞成分には，赤血球，白血球，血小板があり，白血球には顆粒球（好中球，好塩基球，好酸球），リンパ球，単球がある．赤血球は，酸素の肺から末梢組織への運搬と，二酸化炭素の末梢組織から肺への運搬に役立っている．白血球は，貪食機能や免疫機能を介して生体防御に役立っている．血小板は，粘着能・凝集能・放出能を有しており，止血に役立っている．

Q5　（解答例）血漿たんぱく質の一種であるアルブミンは栄養源として重要である．また，血漿たんぱく質は膠質浸透圧の発生，物質の運搬，免疫系（抗体や補体），凝固・線溶系（凝固因子や線溶系因子）に重要な役割を担っている．

第4章　免疫系

Q1　①先天性，②即応性，③非特異性，④後天性，⑤特異性，⑥記憶，⑦多様性，⑧一次リンパ器官，⑨二次リンパ器官，⑩ペプチドグリカン，⑪肝臓，⑫ウイルス，⑬中和，⑭凝集，⑮補体活性化，⑯オプソニン化，⑰NK 細胞活性化，⑱IgG，⑲IgA，⑳IgM，㉑IgD，㉒IgE，㉓胸腺，㉔細胞傷害性，㉕ヘルパー，㉖制御性，㉗IgE 抗体，㉘細胞膜上の抗原，㉙抗原抗体複合体，㉚T 細胞

Q2　（解答例）細菌が侵入してきたとき，身体はまずリゾチームやディフェンシンで細菌を破壊し，マクロファージにより貪食しようとする．それで排除できなければ，炎症を誘導し，補体による破壊，好中球による貪食を試みる．それでも排除できなければ，獲得免疫系を駆動して，B 細胞に抗体を産生させ，またヘルパーT 細胞によって食細胞を活性化させる．

Q3　（解答例）ウイルスが侵入してきたとき，Q2 の細菌の場合と同様のことに加えて，I 型インターフェロンによる抗ウイルス活性の誘導，NK 細胞による感染細胞の破壊，細胞傷害性 T 細胞による感染細胞の破壊などが起こる．

第5章　循環器系

Q1　①下大静脈，②肺動脈，③左心房，④前負荷，⑤心拍数，⑥迷走神経，⑦脂肪酸，⑧グルコース，⑨血漿膠質浸透圧，⑩浮腫，⑪血管抵抗，⑫神経性，⑬ノルアドレナリン

Q2　（解答例）大動脈の起始部から左右の冠動脈が分岐しており，左冠動脈は最も太い主幹部を経て，左前下行枝と左回旋枝に分岐し，右冠動脈と合わせてこれら主要3本が枝分かれして，心筋に栄養と酸素を供給する．労作時に心拍数が増えると，その酸素必要量に応じて，冠動脈は拡張して多量の血液が流れることになり，より多くの栄養と酸素を供給できる．

Q3　（解答例）上腸間膜動脈，下腸間膜動脈からの血液が腸管で栄養を吸収し，上腸間膜静脈，下腸間膜静脈から門脈を経て肝臓に流入する．

Q4　（解答例）血圧が低下すると，圧受容器の求心神経活動が減少し，反射的に心臓および血管を支配する交感神経活動が増加し，逆に心臓迷走神経活動は減少する．同時に副腎髄質からのカテコールアミン分泌が増加し，交感神経の亢進と同じ効果をもたらす．このため，心臓では心拍数が上がり，収縮力が増加すると静脈還流量増加も起こり，心拍出量が増加する．その結果，血圧の上昇が起こる．

第6章　呼吸器系

Q1　①鼻腔，②咽頭，③喉頭，④気管，⑤気管支，⑥交感神経，⑦線毛，⑧肺胞，⑨毛細血管，⑩ガス交換，⑪静脈，⑫動脈，⑬縦隔，⑭吸息，⑮呼息，⑯肺気量，⑰％肺活量，⑱拘束性，⑲1秒率，⑳閉塞性，㉑㉒酸素（O_2），二酸化炭素（CO_2）（順不同），㉓外呼吸，㉔内呼吸，㉕拡散，㉖赤血球，㉗ヘモグロビン（Hb），㉘重炭酸イオン（HCO_3^-），㉙酸素解離曲線，㉚CO_2分圧，㉛pH，㉜体温

Q2　（解答例）右主気管支は左主気管支に比べて，太く短くて傾斜が急である．このため，異物の誤嚥は右側に多い．右肺は左肺に比べて容量が大きい．左胸腔には心臓が突出しているためである．右と左では肺葉と気管支の数が異なる．右肺は上葉・中葉・下葉の3葉に，左肺は上葉・下葉の2葉に分かれる．したがって，右の葉気管支は右上葉支・右中葉支・右下葉支の3本で，左の葉気管支は左上葉支・左下葉支の2本となる．右肺は10区域，左肺は8区域に分かれる．したがって，右区域気管支は10本，左区域気管支は8本になる．

Q3　（解答例）呼吸運動の調節は，主に呼吸中枢と化学受容器によってなされる．呼吸中枢は脳幹部の延髄に存在する．化学受容器には，延髄にある中枢化学受容器と，頸動脈と大動脈弓にある末梢化学受容器がある．末梢化学受容器はO_2分圧の低下を感知し，中枢化学受容器はCO_2分圧の上昇によるpHの低下を感知する．呼吸運動が弱くなると，吸息によるO_2の取りこみと呼息によるCO_2の排出が減り，PaO_2は低下し$PaCO_2$は上昇する．これにより，中枢化学受容器と末梢化学受容器が活性化して呼吸中枢を刺激し，呼吸筋を動かし，呼吸を深く速くしてPaO_2と$PaCO_2$を正常化する．PaO_2と$PaCO_2$が正常化すると，化学受容器の活性化はなくなり，呼吸中枢への刺激はなくなる．呼吸中枢は常に化学受容器からの情報を得て瞬時に呼吸運動を調節し，PaO_2と$PaCO_2$を一定に保つ．

Q4　（解答例）呼吸状態が悪化すると，吸息によるO_2の取りこみと呼息によるCO_2の排出が減り，PaO_2の低下や$PaCO_2$の上昇がみられる．呼吸状態の悪化に応じてPaO_2は徐々に低下し，$PaO_2 \leq 60$ mmHgになると呼吸不全という．$PaCO_2$の上昇を伴わない場合をⅠ型呼吸不全，$PaCO_2$の上昇を伴う場合をⅡ型呼吸不全という．PaO_2やSaO_2，$PaCO_2$は動脈血ガス分析によって測定される．パルスオキシメータではSpO_2を測定でき，SpO_2はSaO_2とほぼ同じ値である．酸素解離曲線ではPaO_2 60 mmHgのときSaO_2 90%であるため，パルスオキシメータで$SpO_2 \leq 90\%$の

ときには呼吸不全状態と考えられる．パルスオキシメータでは動脈採血をしなくても簡便にSpO_2からPaO_2を推測することができるが，$PaCO_2$は動脈採血なしで推測することができない．呼吸不全の病態には，換気障害（拘束性，閉塞性）と拡散障害，換気血流比不均等があり，いずれもPaO_2の低下する原因となるが，換気障害では加えて$PaCO_2$の上昇を伴うことが多い．

第7章　腎・尿路系

Q1　①②③レニン，エリスロポエチン，活性型ビタミンD（順不同），④動脈，⑤輸出細動脈，⑥バソプレシン，⑦7.35〜7.45，⑧アルドステロン，⑨アンジオテンシン変換酵素（ACE），⑩アンジオテンシンⅡ，⑪収縮

Q2　（解答例）ネフロンは腎小体（糸球体，ボウマン嚢）とそれに続く尿細管（近位尿細管，ヘンレのループ，遠位尿細管）よりなる．糸球体で血液が濾過されて原尿が作られ，尿細管で再吸収と分泌が加わる．

Q3　（解答例）レニン-アンジオテンシン-アルドステロン系とは，生体の血圧を維持するために重要なシステムである．細胞外液量が低下した場合，傍糸球体装置からのレニン分泌を始めとして，強力な血管収縮作用があるアンジオテンシンⅡ，Na^+の再吸収を促進する作用があるアルドステロンが順次生成され，血圧が維持される．

第8章　神経系，感覚器系

Q1　①脊髄，②中脳，③ナトリウム（Na），④髄鞘，⑤ノルアドレナリン，⑥腰髄，⑦第Ⅹ脳神経（迷走神経），⑧ノルアドレナリンと例外的にアセチルコリン（唯一の例外として，汗腺の場合アセチルコリン），⑨椎骨，⑩ツチ骨，⑪キヌタ骨，⑫アブミ骨，⑬⑭オプシン，レチナール（ビタミンA）（順不同）

Q2　（解答例）前根は脊髄の両側の腹側から発する神経線維の束で，骨格筋，平滑筋，腺などに向かう運動性の遠心性成分を含む．神経線維は脊髄の前角（体性神経）や側角（自律神経）にある細胞の軸索である．後根は脊髄の両側の背側に入る神経線維の束で，皮膚の触覚，温度感覚，痛覚などの線維や，骨格筋の筋紡錘からの求心性の感覚神経，内臓痛覚を伝える自律神経求心路などの線維を含む．感覚神経の細胞体は脊髄の中にはなく，後根の付け根の脊髄（後根）神経節の膨らみにある．

Q3　（解答例）神経線維の末端の神経終末に小胞として存在する物質で，神経線維で発した活動電位により，放出される（放出量が増加する）．神経終末がシナプ

スを介して接続している神経細胞や筋細胞などのシナプス後細胞の細胞膜には，神経伝達物質の受容体が存在する．神経終末から放出された神経伝達物質が受容体に結合すると，シナプス後電位や様々な細胞内シグナル伝達が生じる．アセチルコリンは，運動ニューロンや副交感神経の神経伝達物質で，骨格筋のニコチン型アセチルコリン受容体を活性化して筋収縮を引き起こし，消化管の平滑筋のムスカリン型アセチルコリン受容体を活性化して消化管運動を高める．ノルアドレナリンは交感神経終末から放出される神経伝達物質で，消化管の動きを抑制する．大脳皮質には，抑制性神経伝達物質としてGABA（γ-アミノ酪酸）を放出する細胞と，興奮性神経伝達物質としてグルタミン酸を放出する神経細胞が多く存在する．

Q4　（解答例）運動系の障害としては錐体路の障害により，首から下の右半身の麻痺が起こり手足を動かせなくなる．感覚系の障害としては，右側の触覚・痛覚など皮膚感覚の低下・消失がみられる．左側大脳半球の前頭葉の下方のブローカ野には運動性言語中枢があり，この部位が障害されると意味のある言葉を発することができなくなる．その後方のウェルニッケ野には感覚性言語中枢があり，音声から文や単語の意味を理解することや，読書で内容を理解することができなくなる．問題文には壊死の範囲が示されていないが，壊死の範囲が広いと重篤な機能障害を示す．限局された部位が障害された場合には，その部位に特異的な微細な障害を示し，表面上は症状が認められず，詳細な検査をしないと分からない場合もある．

Q5　（解答例）杆体細胞にある視物質のロドプシンは，たんぱく質であるオプシンにレチナール（ビタミンA）が結合している．光が目に入り，視物質に当たることで，オプシンとレチナールが解離し，杆体細胞に電気的な変化（過分極）を生じ，情報を視神経に伝える．その後，オプシンは新たなレチナールと結合し，元の状態に戻る．レチナールの欠乏は通常のロドプシンの構造を形成できなくなるため，光に対する反応が低下し，（暗所で）見えにくくなってしまう．

第9章　内分泌系

Q1　①低下，②リン酸カルシウム，③活性化，④促進，⑤上昇，⑥抑制，⑦8.5〜10.5，⑧β，⑨（GLUT）2，⑩ミトコンドリア，⑪ATP依存性カリウム（K），⑫カルシウム（Ca），⑬甲状腺刺激ホルモン放出ホルモン（TRH），⑭甲状腺，⑮T_3，⑯副腎皮質刺激ホルモン放出ホルモン（CRH），⑰副腎，⑱鉱質コル

チコイド（あるいはアルドステロン），⑲糖質コルチコイド（あるいはコルチゾール），⑳性ホルモン［あるいはデヒドロエピアンドロステロン（DHEA），アンドロゲン］，㉑アドレナリン，㉒視床下部，㉓㉔㉕コレシストキニン（CCK），グレリン，グルカゴン様ペプチド-1（GLP-1）（順不同），㉖レプチン，㉗胃，㉘促進，㉙小腸，㉚刺激，㉛延長，㉜抑制，㉝脂肪細胞，㉞促進，㉟高，㊱白色脂肪細胞，㊲褐色脂肪細胞，㊳交感，㊴ミトコンドリア

Q2　（解答例）ビタミンD欠乏により血中のリン濃度，Ca濃度が下がるが，低Ca血症を補正するため，副甲状腺ホルモン分泌は上昇する．ビタミンD欠乏の結果，臨床症候として骨の骨幹端異形成や病的骨折による下肢変形などがみられると，くる病などのビタミンD欠乏症となる．

Q3　（解答例）膜受容体を介するホルモンは水溶性ホルモンであり，細胞の中に入らず，細胞膜に存在する受容体に結合する．ホルモンが結合すると細胞内でセカンドメッセンジャーが増減し，その結果，種々のたんぱく質がリン酸化され，それらのたんぱく質の機能が変化し，ホルモン情報が細胞に伝達される．キナーゼ型の受容体では，受容体にある（あるいは受容体に結合するたんぱく質の）リン酸化酵素活性が変化し，さらにその下流のたんぱく質のリン酸化を起こし，ホルモン作用が伝達される．一方，核内受容体を介するホルモンは脂溶性で，細胞膜を通過したり，トランスポーターによって細胞内に輸送されたりして，細胞内（あるいは核内）にある受容体に結合する．このホルモン受容体複合体は転写因子として作用し，特定の遺伝子発現を制御する．その結果，特定のmRNA産生が変化し，そのmRNAがコードするたんぱく質量が変動する．これによりホルモン作用が発揮される．

Q4　（解答例）ACTHによってコルチゾール分泌は亢進するが，分泌されたコルチゾールは下垂体に作用してACTH分泌を抑制する．また，コルチゾールは視床下部に作用してCRH分泌を抑制する．その結果，ACTH分泌は低下し，コルチゾール分泌は抑制されることになる．

Q5　（解答例）食後の血糖上昇を引き金にインスリン分泌が刺激される．また，食後には脂肪細胞からのレプチン分泌も刺激される．さらに，小腸へ脂肪酸などの栄養素が到達することでペプチドYYが分泌される．糖が小腸に到達することでGLP-1が分泌され，インスリン分泌が刺激され，胃内容の排泄が抑制される．脂肪性あるいはたんぱく質性の消化物が十二指腸，空腸に到達すると，小腸粘膜からCCKも分泌

される．これらのペプチドが中枢に対して摂食抑制に働く．また，食後に胃のグレリン産生が抑制され，摂食促進は抑えられる．

第10章　生殖器系

Q1　①未分化性腺，②ウォルフ管，③Y，④*SRY*遺伝子，⑤男性ホルモン（テストステロン），⑥ミュラー管，⑦精細管，⑧セルトリ，⑨ライディッヒ，⑩卵胞刺激ホルモン（FSH），⑪黄体形成ホルモン（LH），⑫副交感，⑬交感，⑭未分化性腺，⑮ミュラー管，⑯重層扁平，⑰円柱，⑱前，⑲直腸子宮窩（ダグラス窩），⑳グラーフ，㉑黄体，㉒プロゲステロン，㉓上昇，㉔受精，㉕膨大，㉖46，㉗XY，㉘XX，㉙絨毛，㉚ヒト絨毛性ゴナドトロピン（hCG），㉛脱落膜，㉜最終月経，㉝40，㉞37，㉟41，㊱プロラクチン，㊲オキシトシン

Q2　（解答例）白膜という頑丈な結合組織の膜で包まれており，内部には多数の精細管が詰まっている．精細管の内部で，精子のもととなる胚細胞が成熟する．セルトリ細胞は精細管の基底膜に沿って存在し，精子の成熟に携わっている．精細管と精細管の間にはライディッヒ細胞が含まれており，テストステロンを産生する．多数の精細管は合流し，1本の精管となる．

Q3　（解答例）卵子を成熟させる．子宮内膜を増殖させる．乳房などの女性器の発育を促す．骨の吸収を抑制する．

Q4　（解答例）卵巣に含まれている卵子はエストロゲンの働きを受けて，卵胞の内部で成熟する．成熟した卵胞（グラーフ卵胞）が破裂すると，排卵が起こる．排卵後，黄体へと変化し，プロゲステロンを産生する．妊娠が成立しないと，黄体は白体へと変化する．

Q5　（解答例）月経周期の前半は，卵巣が分泌するエストロゲンの働きを受けて，子宮内膜は増殖する．排卵後，黄体が産生するプロゲステロンの働きを受けて，内膜は分泌期となる．黄体の働きが終了し，プロゲステロンが低下すると，子宮内膜の機能層が剥離し，月経が起こる．

第11章　運動器（筋・骨格）系

Q1　①I，②プロテオグリカン，③リン酸カルシウム，④70，⑤II，⑥ヒアルロン酸，⑦関節軟骨，⑧滑膜，⑨関節液，⑩ヒアルロン酸，⑪長，⑫軟骨内，⑬横，⑭膜性，⑮骨芽細胞，⑯骨細胞，⑰破骨細胞，⑱骨リモデリング，⑲骨小腔，⑳骨芽細胞，㉑破骨細胞，㉒筋腹，㉓腱，㉔起始，㉕停止，㉖筋線維，㉗筋芽細胞，㉘筋原線維，㉙赤筋（遅筋），㉚白筋（速筋），㉛I，㉜IIA，㉝IIB

Q2　（解答例）出生後，成長中の骨端軟骨の軟骨細胞は細胞増殖と細胞死とのバランスが維持されているため，骨端軟骨はほぼ一定の厚さを保っている．成長期の終期に至ると軟骨細胞の増殖能は低下し，最終的に骨幹端骨梁は骨端の海綿骨と連続し，骨端軟骨が消える．

Q3　（解答例）神経筋接合部からアセチルコリンが分泌されると，Ca^{2+}が筋小胞体から排出される．細胞内でCa^{2+}の濃度が上昇するとCa^{2+}がトロポニンと結合し，トロポニンの構造変化が発生する．これをきっかけにアクチンのミオシンとの結合部が露出し，ミオシン分子はATPの加水分解によって得られた化学エネルギーを機械的エネルギーに変え，ミオシン頭部を首振りにより動かしてアクチンフィラメント上を移動することで，収縮が発生する．

第12章　皮膚と体温調節

Q1　①角化細胞，②ケラチン，③メラノサイト，④メラニン，⑤線維芽細胞，⑥コラーゲン，⑦ヒスタミン，⑧立毛筋，⑨甲状腺ホルモン，⑩カテコールアミン（ノルアドレナリン，アドレナリンも可），⑪プロゲステロン，⑫不感蒸泄，⑬発汗

Q2　（解答例）角化細胞の分化する過程を角化という．表皮の基底層には角化細胞のもととなる幹細胞が存在し，幹細胞から生じた角化細胞は基底細胞→有棘細胞→顆粒細胞→角質細胞の順に分化して，表皮の基底層，有棘層，顆粒層，角質層にそれぞれ移動する．

Q3　（解答例）感覚刺激が皮膚の受容器で受容されると，受容器に接合／結合する神経細胞から活動電位が発生する．これが伝導路を流れて大脳（反対側の頭頂葉）の体性感覚野に到達して認知される．

感覚		受容器	伝導路
触覚	表皮	メルケル細胞	後索-内側毛帯路
	真皮	メルケル盤，マイスネル小体，毛根周囲神経叢	後索-内側毛帯路
圧覚，振動覚		パチニ小体	後索-内側毛帯路
温度感覚		クラウゼ小体（冷覚），ルフィニ小体（温覚），自由神経終末	脊髄視床路
痛覚，痒覚，くすぐったい感覚		自由神経終末	脊髄視床路

Q4　（解答例）

①エクリン汗腺

・構造：全身の皮膚に存在．前額，手掌，足底に発達している．導管は汗孔に開口し，エクリン汗は汗孔から体外に排出される．

・分泌物：主成分は水．塩化ナトリウム，尿素，乳酸を少量含む．サラサラとした汗．

・機能：体温調節，体液の量と組成の調節，異物除
　去．
②アポクリン汗腺
・構造：腋窩，乳輪，鼠径部，外陰部に限局．導管
　は毛包に開口し，アポクリン汗は毛孔から体外へ
　排出される．
・分泌物：主成分は脂質とたんぱく質．水は極少量．
　粘性と芳香のある汗．
・機能：フェロモン．

索　引

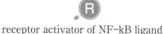

健康・栄養科学シリーズ
解剖生理学─人体の構造と機能及び疾病の成り立ち

2020 年 3 月 30 日　第 1 刷発行	監修者　国立研究開発法人
2022 年 8 月 25 日　第 2 刷発行	医薬基盤・健康・栄養研究所

編集者　上嶋 繁，濱田 俊
発行者　小立健太
発行所　株式会社 南 江 堂
〒113-8410 東京都文京区本郷三丁目42番6号
☎(出版)03-3811-7236　(営業)03-3811-7239
ホームページ https://www.nankodo.co.jp/
印刷・製本 シナノ書籍印刷
組版 明昌堂

Anatomical Physiology
© Nankodo Co., Ltd., 2020

定価は表紙に表示してあります．
落丁・乱丁の場合はお取り替えいたします．
ご意見・お問い合わせはホームページまでお寄せください．

Printed and Bound in Japan
ISBN 978-4-524-24531-4